Clinical Application of PED in Intracranial Aneurysms

PED 在颅内动脉瘤中的临床应用

主 审 刘建民 张 鹏 杨新健

主 编 李天晓 李 立

中国科学技术出版社
·北 京·

图书在版编目（CIP）数据

PED 在颅内动脉瘤中的临床应用 / 李天晓, 李立主编 . — 北京：中国科学技术出版社，2021.7

ISBN 978-7-5046-9036-4

Ⅰ . ① P… Ⅱ . ① 李… ② 李… Ⅲ . ① 血流—导向装置—临床应用—颅内肿瘤—动脉瘤—外科手术 Ⅳ . ① R739.41 ② R732.2

中国版本图书馆 CIP 数据核字 (2021) 第 073397 号

策划编辑	丁亚红　焦健姿
责任编辑	丁亚红
装帧设计	佳木水轩
责任印制	李晓霖

出　　版	中国科学技术出版社
发　　行	中国科学技术出版社有限公司发行部
地　　址	北京市海淀区中关村南大街 16 号
邮　　编	100081
发行电话	010-62173865
传　　真	010-62179148
网　　址	http：//www.cspbooks.com.cn

开　　本	889mm×1194mm　1/16
字　　数	331 千字
印　　张	13.25
版　　次	2021 年 7 月第 1 版
印　　次	2021 年 7 月第 1 次印刷
印　　刷	天津翔远印刷有限公司
书　　号	ISBN 978-7-5046-9036-4 / R·2698
定　　价	128.00 元

编著者名单

主　审　刘建民　张　鹏　杨新健

主　编　李天晓　李　立

编　者（以姓氏笔画为序）

　　　　王子亮　白卫星　朱良付　许　斌

　　　　许岗勤　吴立恒　张广林　邵秋季

　　　　赵同源　段光明　贺迎坤　常凯涛

　　　　管　生　薛绛宇

内容提要

　　编者紧密围绕血流导向装置治疗颅内动脉瘤的热点和前沿内容，对血流导向装置 PED（Pipeline Embolization Device）的基本特征、发展历史、适应证选择、使用技巧、并发症防治等多方面进行了深入探讨。全书分 4 章，对 50 个典型病例进行了详细的操作分析和有针对性的点评，阐释了临床使用过程中可能会遇到问题的具体特点及解决方案。本书内容系统实用，理论联系实际，图文并茂，以点带面，涵盖了目前血流导向装置临床和理论的方方面面，真实反映了手术操作过程及围术期相关情况，可作为从事神经介入医师的重要参考书和必备工具书。

主编简介

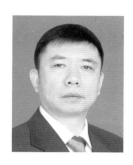

李天晓

主任医师，教授，博士研究生导师。河南省脑血管病医院常务副院长，河南省人民医院介入治疗中心主任。中国医师协会介入医师分会副会长、神经介入专业委员会主任委员。从事介入治疗专业30年，在脑血管疾病介入治疗方面有较深造诣，主持多项国家级和省级科研课题，以及多中心研究和专利化研究，获省部级科技成果奖5项，发表论文200余篇。

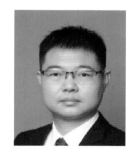

李 立

医学博士，副主任医师。血流导向装置 Pipeline 导师。中国医师协会神经介入专业委员会青年委员，中国卒中学会神经介入委员会青年委员，中国研究型医院协会脑血管病专业委员会青年委员，河南省医师协会神经介入专业委员会委员兼秘书，河南省医师协会神经介入专业青年委员会副主任委员，河南省医学科普学会神经外科及脑血管病专业委员会常务委员，河南省介入技术专家管理委员会秘书。

前　言

当手捧着一沓书稿交付编辑的时候，既感"如释重负"，又觉"任重道远"。

一直以来想组织大家写点儿东西，对我们的工作进行阶段性总结记录，也算是对自己所从事某项工作的一种留念，然而一直未能如愿。想写写历史，但内容太过厚重，需要跨越时空，引经据典，涓滴不遗，似乎是大师们才能做到的事情；想写写现状，神经介入的发展可谓是百花齐放，江东子弟多才俊，横看成岭侧成峰，且前辈已有上乘佳作，不宜再做无为之论。所以，还是决定写写未来，血流导向治疗颅内动脉瘤的理念行在当下，更代表着未来。

颅内动脉瘤的血管内治疗经历了从瘤腔内填塞，到瘤颈辅助填塞，再到瘤颈修复的几个阶段，现在的最新血流导向理念和疗法是具有里程碑意义的巨大创新，也是医疗进步的灵魂之所在。

正是得益于这种创新，越来越多的复杂性动脉瘤，甚至大型和巨大型动脉瘤、难治性复发动脉瘤等得以治愈。随着临床应用的广泛，传统的普通动脉瘤、破裂动脉瘤、夹层动脉瘤患者也都从中受益。学非探其花，要自拨其根。现在终于如愿将临床中的点点滴滴感受转化为笔尖文字，透过病例表象深剖内在本质，自觉一吐为快、如释重负。

然而科学进步的道路上永远布满荆棘。血流导向留下的认识空白还很多，有太多的问题还没有标准的处理方案，血流导向的理念和治疗也没有达到真正意义的普及……想到这些，又让人不禁感觉任重道远。

笔者作为国内第一批掌握使用 Pipeline 装置的术者和导师，精心选择了使用血流导向装置治疗颅内动脉瘤的代表性病例，并将相关认识、经验及教训分享给大家。抛砖引玉，以文会友，百家争鸣，岂不乐哉？

由于 PED 在临床的应用尚未普及，加之我们经验及收集病例有限，书中所述可能存在一些偏颇或不足之处，敬请各位读者批评指正，以期再版时能修正充实，与同道共同进步。

目　录

第 1 章

Pipeline 概述

一、发展历史与临床数据

进入 21 世纪之前，颅内动脉瘤的血管内治疗主要手段是使用弹簧圈进行瘤内栓塞，90 年代末期球囊辅助和支架辅助技术开始应用并得到了快速发展，显著扩大了动脉瘤的治疗范围，也带来了血管内治疗在临床效果上的明显提升，并逐渐使血管内治疗超越外科手术成为颅内动脉瘤治疗的主要方法。然而，一些特殊类型和复杂的颅内动脉瘤，如大型和巨大型动脉瘤、梭形动脉瘤、血泡样动脉瘤及涉及节段性血管病变的动脉瘤等类型治疗效果仍不理想。传统单纯或支架辅助栓塞动脉瘤的治疗预后与动脉瘤形态位置、使用的弹簧圈种类及术者经验技术高度相关，同时瘤内栓塞治疗这些动脉瘤的闭塞率、复发率因弹簧圈栓子结构压缩及移位常无法达到满意的结果。为解决这些动脉瘤治疗的难点，"血流导向"这一全新治疗理念逐渐被关注并开始尝试实践。

（一）Pipeline 的动物模型研究

在此过程中，采用各种厚度，金属覆盖率，网孔密度的不同装置被设计出来并在动物模型中验证。研究发现足够的径向支撑力、瘤颈覆盖和血流动力学等共同发挥其治疗作用。

2007 年，David F. Kallmes 等在 Stroke 期刊发表了他们使用 Pipeline NED 装置（Pipeline 血流导向装置早期设计原型，图 1–1）在动物模型中治疗动脉瘤的结果。这种装置由 16 根不锈钢细丝和 16 根铂金细丝编织而成，提供约 30% 的金属覆盖率。研究结果显示 Pipeline NED 装置在动物动脉瘤模型中获得了 53% 的完全闭塞率和 35% 的近完全闭塞率（随访时间 1～6 个月），并在病例标本中证实了血栓机化和内皮化等治疗机制。

2009 年，David F. Kallmes 又发表了 Pipeline Embolizaiton Device（PED）的动物模型研究结果。Pipeline 装置植入物由 32 根钴铬镍合金网丝和 12 根铂钨合金网丝编织而成，提供 30%～35% 的金属覆盖率和约 27.5 个 / 平方毫米的网孔密度（图 1–2）。改进后的 Pipeline 装置获得了 94% 的动脉瘤完全闭塞率（随访时间 1～6 个月），且装置覆盖的分支血管全部通畅（图 1–3）。David F. Kallmes 将 Pipeline 装置治疗动脉瘤的机制总结如下。

- 动脉瘤血流动力学改变（即刻）：瘤颈被 Pipeline 装置覆盖之后，高网孔密度和高金属覆盖率

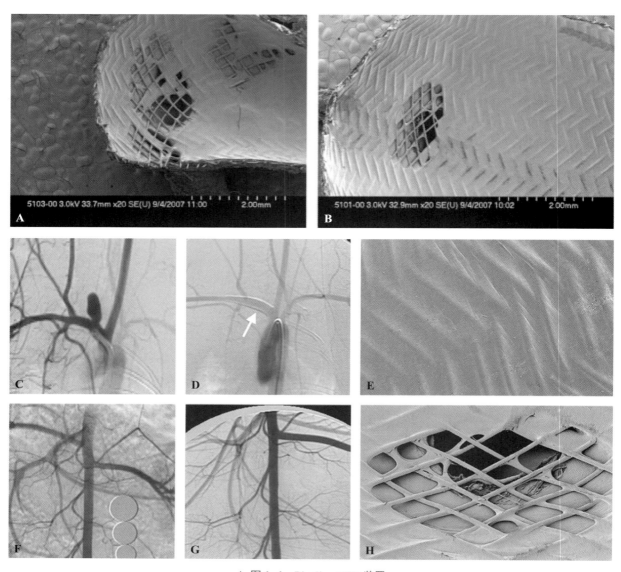

▲ 图 1-1　Pipeline NED 装置

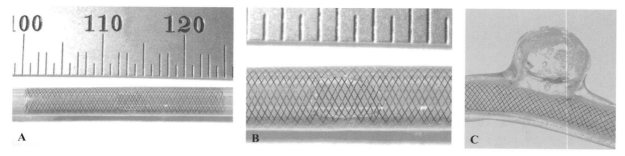

▲ 图 1-2　Pipeline 装置植入物

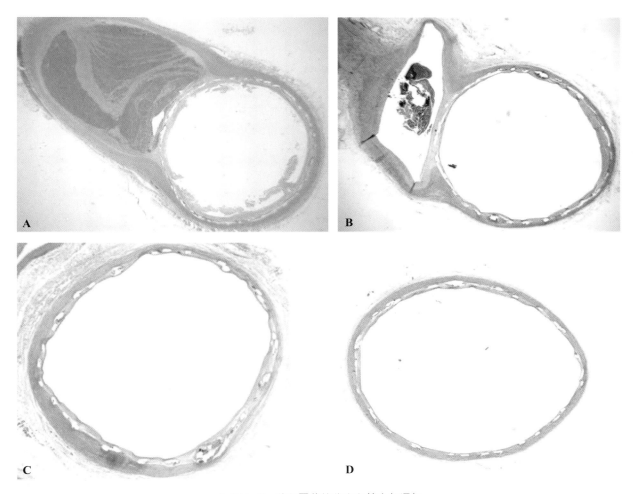

▲ 图 1-3　装置覆盖的分支血管全部通畅

的结构阻挡血流，使得瘤内血流变缓和瘤壁剪切力降低。

· 动脉瘤内血栓形成（数天至数周）：血流变缓和剪切力下降使瘤内缓慢形成血栓。

· Pipeline 装置的内皮化（数月）：Pipeline 的纤细网丝构成的致密网孔结构起到脚手架的作用，促进瘤颈内皮化，形成稳定生物性封闭结构，同时瘤内血栓逐步机化，吸收。

内皮化过程是动脉瘤治愈的最重要机制，它使得动脉瘤与血液循环完全隔绝，同时消除了复发的风险。值得注意的是 Pipeline 装置的网孔密度处于一个非常关键的范围，既有足够的内皮化促进作用，又能保证具有压力差的分支血管开口通畅。

（二）Pipeline Classic 的早期临床应用与国际多中心前瞻性研究

2008 年，David Fiorella 等发表了 Pipeline Classic 血流导向装置首次应用于临床的 2 例病例。1 例椎动脉梭形动脉瘤和 1 例椎动脉长节段瘤样病变，均获得成功治疗，均在术后 6 个月内随访显示动脉瘤闭塞且 12 个月内无神经性并发症。

2007—2008 年，Pipeline Classic 装置的单臂前瞻性试验（Pipeline Embolization Device for the Intracranial Treatment of Aneurysm，PITA）在 3 个欧洲研究中心和 1 个南美研究中心开展。平均直

径为 11.5mm 的 31 个动脉瘤入组，其中 29 个是前循环动脉瘤，12 例是前次治疗失败动脉瘤，6 个月随访动脉瘤闭塞率为 96.8%。仅 2 名患者出现围术期严重卒中，随访造影中没有出现 ≥ 50% 的支架内狭窄情况。在试验结果的基础上，Pipeline Classic 血流导向装置在欧洲和南美正式获准上市。

在美国，针对 ICA 近端至后交通段的大型巨大型宽颈动脉瘤的前瞻性多中心单臂试验（Pipeline for Uncoilable or Failed Aneurysms，PUF）于 2008 年 11 月—2009 年 6 月由 10 个研究中心入组 108 名患者 109 个动脉瘤，动脉瘤平均直径 18.2mm。PUF 试验的 5 年随访结果于 2017 年发表，其 1 年、3 年、5 年的动脉瘤闭塞率随时间推移而增加，分别是 86.8%（79/91）、93.4%（71/76）和 95.2%（60/63），同时未观察到动脉瘤复发。5 年内同侧神经源性严重并发症率为 5.6%，均发生在术后 6 个月内。PUF 试验提示我们 Pipeline 对动脉瘤的治疗是一个需要时间的过程，同时它也解决了大型和巨大型动脉瘤的复发问题。因为 PUF 试验获得的安全性和有效性结果，Pipeline 血流导向装置于 2011 年获得美国 FDA 的上市许可。

（三）Pipeline Classic 的真实世界研究

一项前瞻性单臂多中心登记研究试验（Aneurysm Study of Pipeline™ in an Observational Registry，ASPIRe）包括 191 名患者 207 个颅内动脉瘤，涉及前循环、后循环，78.3% 为大型，10.1% 为巨大型，平均瘤颈 7.1mm。随访动脉瘤闭塞率为 74.8%，随访时间中位数为 7.8 个月。严重的神经源性并发症率为 6.8%，在 6 个月后没有观察到额外的神经源性并发症，与 PUF 试验长期结果相似。

另一项登记研究试验（International Retrospective Study of Pipeline Embolization Device，IntrePED）回顾了 2008 年 7 月—2013 年 2 月在全球 17 个中心接受治疗的 793 名患者 906 个动脉瘤（包括前循环和后循环）。为了验证 Pipeline 装置治疗脑动脉瘤的安全性，该研究按照动脉瘤的位置和大小将其分为 4 个亚组。该研究中神经源性并发症和死亡率的综合比率（NMM）为 8.4%（67/793），超过半数与缺血性卒中有关。后循环组的 NMM 最高为 16.4%（9/55），破裂动脉瘤患者为 18.4%（14/76），ICA 小型（< 10mm）动脉瘤 NMM 最低（4.8%，14/294）。排除了破裂、夹层和梭形等高风险动脉瘤后，Pipeline 装置的 NMM 为 5.7%，显示其安全性高于支架辅助弹簧圈栓塞报道的安全性（SAC）。

ASPIRe 和 IntrePED 两大登记研究进一步证实了 PED 在真实世界中治疗颅内动脉瘤的安全性和有效性。

（四）输送系统升级：Pipeline Flex 血流导向栓塞器械

Pipeline Flex 血流导向栓塞器械完全沿用了已被多项大型研究证明的第一代 Pipeline Classic 装置的植入物，并全新升级了输送系统，实现了可回收功能和更可靠的远端打开，使其操作更加安全可控。因为 Pipeline Classic 和 Pipeline Flex 植入物的一致性，绝大部分研究将两种植入物合并评估，也有部分研究对 Pipeline Classic 和 Pipeline Flex 进行了对比性评估。

一项单中心对照研究显示，与第一代 Pipeline Classic 装置（$n=58$）相比，第二代 Pipeline Flex 装置（$n=40$）在射线辐射时间、手术时间、技术失败率均有降低。另一项基于 252 名应用第一代 Pipeline Classic 装置患者和 316 名应用第二代 Pipeline Flex 装置患者的单中心研究显示，第二代 Pipeline Flex 的并发症率（1.9%）比第一代 Pipeline Classic 装置并发症率（5.6%）更低。另一项于 2019 年开展的一项涵盖 901 个动脉瘤的 Meta 分析结果显示，第二代 Pipeline Flex 治疗颅内动脉瘤的严重并发症率仅为 1.8%，其中大型和巨大型动脉瘤较高（4.4%），中小动脉瘤较低（0.9%）。

有关 Pipeline Flex 的多中心回顾性研究（IntrePED 2.0）入组了来自 9 个研究中心的 205 名患者 223 个动脉瘤，30 天神经源性严重并发症率为 2.4%，显示 Pipeline Flex 在安全性方面的优良结果。

（五）Pipeline 适应证的逐步扩大

FDA 批准的 Pipeline Classic 和 Pipeline Flex 装置适应证最初仅涵盖颈内动脉岩段至垂体上动脉开口处近端的大型或巨大型宽颈动脉瘤。在实际临床应用中，第一代 Pipeline Classic 装置和第二代 Pipeline Flex 的使用范围已被扩展至其他部位颅内动脉瘤中。如 ICA 中小动脉瘤、远端动脉瘤、后循环夹层动脉瘤、血泡样动脉瘤、复发动脉瘤等。

（六）未来展望

第三代 Pipeline 产品即带有 Shield 技术的 Pipeline Flex（Pipeline Shield）已于 2015 年在欧洲上市。Shield 技术是一种表面处理工序，它将一层磷酸胆碱分子化学键合于 Pipeline Flex 植入物网丝表面，使之于红细胞表面分子结构接近，从而降低血栓形成的风险。

一项单臂前瞻性多中心研究试验（Pipeline Flex Embolization Device with Shield Technology Trial，PFLEX）评估了 Pipeline Shield 装置治疗动脉瘤的效果。该研究纳入了 50 个未破裂动脉瘤（76% 为小动脉瘤，22% 为大动脉瘤，2% 为巨大动脉瘤；47 例颈内动脉瘤，3 例椎动脉瘤）。6 个月随访动脉瘤闭塞率为 76.3%，1 年严重神经源性并发症率为 0%。PFLEX 试验显示了 Pipeline Shield 在安全性上的进一步提升。

第四代 Pipeline 产品 Pipeline Vantage 已于 2020 年 2 月获得欧洲上市许可，即将开始临床应用。Pipeline Vantage 进一步优化了植入物编织工艺，同时采用了 DFT 技术和 Shield 技术，具有更粗、更长的型号，输送系统也做了全新升级，其临床应用前景值得期待。

二、Pipeline Flex 产品结构与特性

Pipeline Flex 是 Pipeline 产品线的第二代产品，也是目前在中国大陆可供使用的 Pipeline 产品。Pipeline Flex 完全沿用了第一代 Pipeline Classic 产品的植入物设计，其材料和结构都未改变，全新升级了整套输送系统，使其获得了可回收特性，同时植入物远端打开更加精准与可靠。

（一）Pipeline Flex 植入物

Pipeline Flex 的植入物是一个高度柔顺的管状编织结构，由 48 根直径 0.0012in 的精细金属丝编

织而成，其中 36 根为钴铬镍合金丝，提供充足径向支撑力；其余 12 根为铂钨合金丝，使得整个植入物通体显影（图 1-4）。

Pipeline Flex 植入物的标称直径为 2.5～5mm，相邻直径间隔 0.25mm。在无约束状态下，植入物直径可超过其标称直径约 0.25mm。植入物标称长度为 10～35mm，10～20mm 长度间隔 2mm，25～35mm 长度间隔 5mm。Pipeline Flex 共有 93 个型号（表 1-1）。

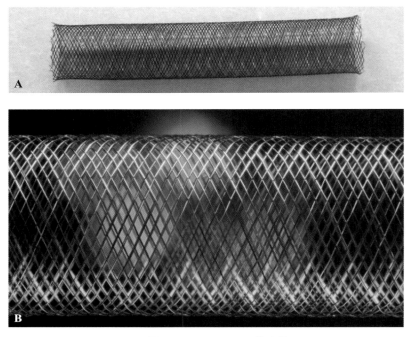

▲ 图 1-4　Pipeline Flex 植入物

表 1-1　Pipeline Flex 型号总览

直径（mm）	长度（mm）	
2.50	10、12、14、16、18、20	
2.75	10、12、14、16、18、20	
3.00	10、12、14、16、18、20、25、30、35	
3.25	10、12、14、16、18、20、25、30、35	
3.50	10、12、14、16、18、20、25、30、35	
3.75	10、12、14、16、18、20、25、30、35	
4.00	10、12、14、16、18、20、25、30、35	
4.25	10、12、14、16、18、20、25、30、35	
4.50	10、12、14、16、18、20、25、30、35	
4.75	10、12、14、16、18、20、25、30、35	
5.00	10、12、14、16、18、20、25、30、35	

扩张到标称直径时，Pipeline Flex 植入物提供约 27.5 个 / 平方毫米的网孔密度和 30%～35% 的金属覆盖率。当 Pipeline Flex 植入动脉瘤所在动脉节段后，改变动脉瘤的血流动力学，促进瘤内血栓形成。同时 Pipeline Flex 植入物的细网丝及高网孔密度特性促进植入物表面的内皮化，使得瘤颈被新生内膜覆盖，实现动脉瘤的生物性封闭。

（二）Pipeline Flex 植入物的特性

Pipeline Flex 血流导向栓塞器械完全沿用了已被多项大型研究证明的第一代 Pipeline Classic 装置的植入物，其特性、治疗作用，临床效果和数据完全继承于第一代 Pipeline Classic 装置。

与所有编织型装置一样，Pipeline Flex 的植入物在拉长后封装在输送系统中，因此它在释放过程中长度会回缩，并尽可能自然恢复到标称长度和标称直径。

Pipeline Flex 在比标称直径小的管腔中释放时，植入物的网孔密度和金属覆盖率会降低，同时长度比标称长度延长。Pipeline Flex 在弯曲的管腔中释放时，小弯侧网孔密度增加，大弯侧网孔密度下降（图 1-5）。

Pipeline Flex 输送系统如图 1-6 所示。

• 头端显影线圈：直径 0.012in，长 15mm 的铂金缠绕结构，X 线下全显影，可用于估量血管长度。头端是 55° 折角，减少进入小血管的风险。与一代相比，头端显影线圈更细更柔软，偏角更大，提高了术中操作安全性。

• 远端标记和 PTFE 保护袖套：PTFE 保护袖套固定在远端显影标记上，是柔软的片状结构，其作用是保护植入物远端的游离网丝结构，使之在从微导管近端输送到远端过程中不与微导管内壁摩擦变形。相对于第一代需旋转操作的保护线圈结构，新的结构提供了更精准和可靠的远端释放。

• 可回收标记和回收垫：可回收标记位于近端标记的远端约 3mm 处，与近端标记一样在 X 线下显影。回收垫位于可回收标记和近端标记之间，由硅胶材料制成，在输送或回收过程中利用与植入物之间的摩擦力，将输送导丝的操作传导至植入物，实现植入物的前进或回退。在释放 Pipeline Flex 的过程中，只要微导管远端标记未回退到可回收标记近端，植入物就可以实现第一代所没有的回收操作（最多 2 次）。

• 输送导丝：全长约 200cm，其中远端 91cm 是激光螺旋切割的空心海波管结构，外径 0.024in，其余部分是直径 0.020in 的实心不锈钢丝结构。在距离近端 125cm 处，有透视提示标记。激光螺旋切割海波管结构可在外径不变的同时实现输送系统"远端柔软，近端支撑力强"的特性，保证输送

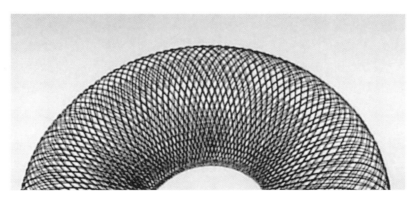

▲ 图 1-5　Pipeline Flex 在弯曲的管腔中释放

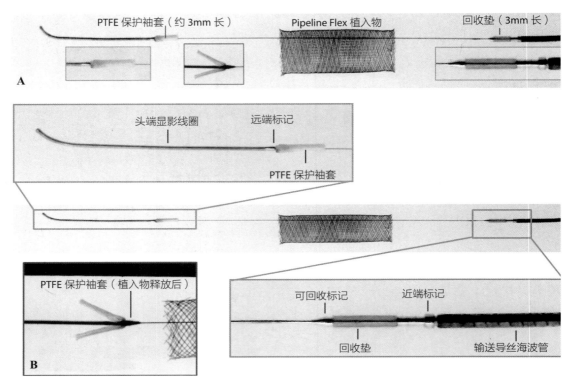

▲ 图 1-6 Pipeline Flex 输送系统结构图

系统在迂曲血管路径中的推送阻力增幅比第一代明显减小。

Pipeline Flex 的标准配套微导管是内径为 0.027in 的 Marksman 微导管和 Phenom 27 微导管。

三、Pipeline Flex 基本操作技术

（一）移除包装和器械水化

将器械从器械保护鞘中取出，同时控制住导入鞘和输送导丝，防止从保护鞘中移出时两者相对移动（图 1-7）。

在输送之前一定要水化，因为该支架的整体阻力还是较普通支架要大得多。一般可以使用一个止血阀（Y 阀 /RHV），将部分导入鞘放入 RHV，并且适度旋紧 RHV，另外两个孔一个连接装有生理盐水的注射器，一个用手指堵死。推注射器内的水并确认导入鞘的近端有反向冲洗的生理盐水流出。这种办法最快 5～10s 可以完成水化。也可将导入鞘连接 Marksman 尾端的 RHV，用连接的高压水进行水化，这个办法较慢需要 30～60s。

（二）器械输送

Pipeline Flex 手术推荐使用三同轴系统进行器械的输送以及释放，即长鞘 /8F Guiding、Navien、Marksman。

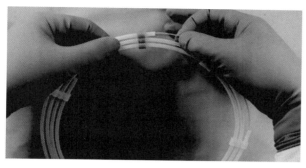
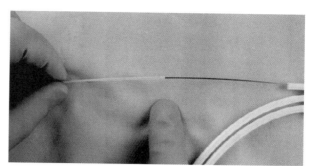
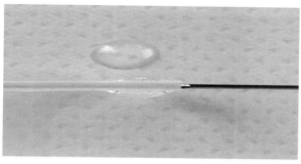

▲ 图 1-7　移除包装和器械水化

　　输送时将输送导丝完全推入保护鞘内，然后将器械保护鞘移除，继续向前推送。当透视安全标记到达 Marksman 尾端时，需要开始进行透视观察。在推送过程中系统要注意释放系统张力，避免因张力过大而造成推送困难的情况，从影像上看，要将输送系统从血管大弧侧拉向血管小弧侧。张力较大时，推送一定要非常缓慢，特别是在跨越较宽的瘤颈时（图 1-8）。

　　降低推送阻力的方式有以下几种。

- 慢慢地回撤系统 (同时回撤微导管和输送导丝)。
- Pipeline Flex 栓塞器械进入 Marksman 微导管前持续释放张力。保证微导管远端保持在原位。
- 保持微导管低张力的同时，持续推送输送导丝。
- 上高 Navien 可以提供更强的支撑，减少微导管蛇形的幅度，利于减少推送阻力。
- 用 5ml 或更小的 2ml/3ml 注射器冲洗 Marksman，降低 PED 系统和 Marksman 间的阻力（图 1-9）。
- 从推送导丝尾端穿入导引针，插入 Y 阀，纠正推送导丝在 Y 阀内的波浪状态，减少推送力

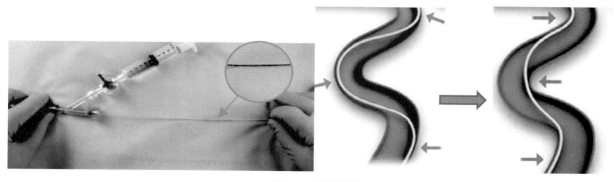

▲ 图 1-8　器械输送

量的衰减（图 1-10）。

• 使用扭控甚至双扭控，减少手上捏住输送导丝的力量，增加往前推送的力量（图 1-11）。

（三）远端释放

通常来说 Pipeline Flex 释放的方式是头端打开、回撤定位、释放支架体部、释放支架尾部。然后回拉至预计锚定位置，完成远端释放（图 1-12）。

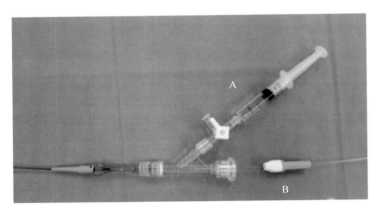

▲ 图 1-9　注射器冲洗 **Marksman**

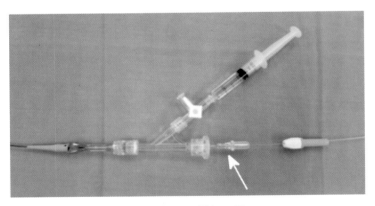

▲ 图 1-10　插入 **Y** 阀

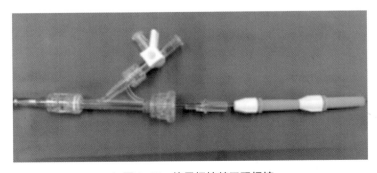

▲ 图 1-11　使用扭控甚至双扭控

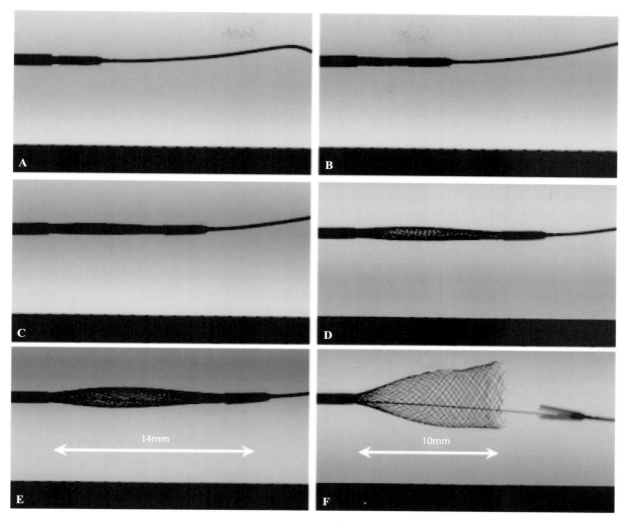

▲ 图 1-12　远端释放

　　远端释放，即为支架头端打开，采用的操作是 Marksman 上高到大脑中动脉 M$_2$ 段或以远，将 Pipeline Flex 远端推送到 M$_1$ 平直段，固定 Pipeline Flex 输送导丝，回撤 Marksman。

　　先显暴露头端 15mm 的显影线圈和 PTFE 袖套（看不到该结构），当支架头端露出 8～10mm 时，Pipeline Flex 植入物头端会从被 PTFE 袖套的束缚中弹开，有时需要提供足够的长度、时间或额外的操作让头端打开。一般直径在 4.5mm 以上的支架在大脑中动脉中往往不容易自动顺利打开，这属于正常现象不必太担心。

　　一些特殊情况我们可能会进行原位释放，此时远端释放时的操作方式仍然是固定 Pipeline Flex 输送导丝，回撤 Marksman。但是要注意，Pipeline Flex 头端在完全打开后会有 3～5mm 的短缩情况，原位释放时要在远端预留充足的长度和疏松导丝的张力，保证 Pipeline Flex 能够充分锚定。

（四）中段释放

　　远端完全打开后，将 Pipeline Flex 回拉至预计锚定点，进行中段释放。中段释放时采用的操作为，固定 Marksman，前推 Pipeline Flex 输送导丝为主，辅助以调整 Marksman 张力。在前推的过程中，要控制系统张力，做到居中推送，即使 Marksman 微导管头端时刻处在血管中间（图 1–13）。

当在推送过程中系统出现向血管大弧侧或小弧侧偏移时，可以通过整体的回拉或前推将 Marksman 微导管头端重新调整至血管中央，进行居中推送。

同样，我们不仅可以通过微导管的位置来判断系统的张力，我们还可以通过 Pipeline Flex 已释放部分的形态来判断系统张力，从而进行调整。当张力过大时，系统倾向于推动远端呈锥形的器械，使其呈现 "马提尼杯子" 类型的形态，同时会发现导管沿外弧走行，此时需要整体回撤，降低张力。反之亦然，当张力过低时，Pipeline Flex 被拉伸，将使器械前端看起来像 "细长型香槟酒杯"，输送导管位于弯曲的内弧上，此时需要整体前推，提高系统张力，而在大部分情况下，我们想要的是介于这两者之间的 "红酒杯" 形状，也就是之前所述的 Marksman "居中推送" 时的外观（图 1–14）。

在较为迂曲的血管中释放 Pipeline Flex 时，在转弯处 Pipeline Flex 可能会存在打开困难的情况，通常的表现为，在透视下，一个角度打开呈扁平状态，旋转 90° 观察，Pipeline Flex 未打开，我们将这种状态称为 "扁平化"。当 Pipeline Flex 出现这种状态时，我们可以通过以下几步操作来解除 "扁平化"。

• 继续释放一部分 Pipeline Flex，给 Pipeline Flex 的打开留有足够长的距离。

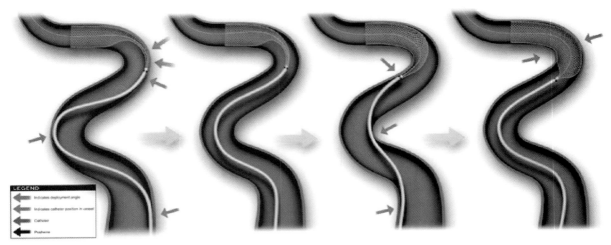

▲ 图 1–13　前推 Pipeline Flex 输送导丝

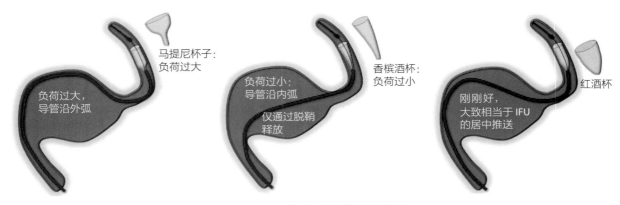

▲ 图 1–14　推动远端呈锥形的器械

- 整体减张，将系统由大弧侧拉回小弧侧。
- 锁紧 Marksman 尾端 Y 阀，将输送导丝与 Marksman 相固定，进行整体的增张、减张的摆动。
- 若以上三步无法解除扁平化，可以尝试进行重回收再释放。
- 如果扁平化现象出现在 Pipeline Flex 末端，以上方式都无法解除，可以尝试对 Pipeline Flex 减张释放后按照由远及近的顺序进行后处理。

（五）近端释放

近端释放时采用的操作为，固定 Pipeline Flex 输送导丝，回撤 Marksman，让近端自然打开，支架会自然回缩打开。也可以轻轻推送输送导丝，但力量一般不要太大，防止可能导致 Pipeline Flex 近端受损。

（六）重回收

由于 Pipeline Flex 输送系统的可回收设计，能够允许在 Marksman 远端 Marker 未超过 Pipeline Flex 输送系统可回收 Marker 时，对于 Pipeline Flex 植入物一般进行 2 次的完全回收再释放。

重回收时采用的操作是，前推 Marksman 并保持输送导丝向后的张力。大多数情况下，支架均可顺利回收。但在迂曲的解剖结构中，回拉的力量可能不会立即转化，可能需要持续回拉直到传递至 Pipeline Flex 为止。回收并不是每次都能成功，特别是在血管比较迂曲、所选支架型号较大（长度＞ 25mm，直径＞ 4.5mm）情况下，如果暴力持续加大前推 Marksman 的力量，可能会损伤 Marksman 发生前端皱褶。

（七）回收输送导丝

整个 Pipeline Flex 植入物释放后，一般像回收颈动脉保护伞一样，将微导管通过植入物，确保不会使释放的植入物移位。当微导管头端超过已释放的植入物后，回撤输送导丝进入微导管头端。此过程建议在平直血管段进行，有时会遇到回收过程中阻力过大，输送导丝无法被拉入 Marksman 中，切忌过分用力拉扯，可将输送导丝和 Marksman 小心地整体撤出。其实大多数情况下，如果支架两端均张开良好并充分贴壁，可以直接将输送导丝缓慢撤出。撤出时要注意观察翼片部位和支架头端是否有摩擦或阻力。如果后续仍需进行桥接治疗，特别是第一个支架近端处于无锚定的状态时，不要直接整体撤出。

（八）释放后观察及后处理

完全释放后，进行多角度非减影造影，观察 Pipeline Flex 植入物是否有未打开及是否完全贴合血管壁。非减影造影是最便捷也是最直观确认 Pipeline Flex 是否完全贴壁的方式。

若部分位置存在未贴壁的现象可以通过以下几种方式进行后处理，促进 Pipeline Flex 完全贴壁。

1. 微导丝 / 微导丝＋微导管按摩

导丝塑成明显的弯度，成 180° J 形，贯穿已释放器械的全程，进行按摩，在按摩过程中要注意不要损伤血管。

2. 微导管 Bumping

应用 Marksman 头端对于 Pipeline Flex 近端进行小幅撞击，用以调整 Pipeline Flex 近端位置，改善 Pipeline Flex 近端贴壁情况。

3. 球囊扩张

对于微导丝 / 微导丝 + 微导管按摩无法克服的未贴壁现象，可以采用球囊对该区域进行扩张，在进行球囊扩张时，选择的球囊的型号应尽量短，由远及近分段进行扩张（图 1-15）。

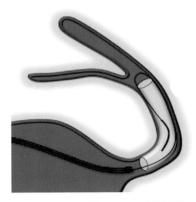

▲ 图 1-15　球囊扩张

参 考 文 献

[1] Molyneux A. J. International subarachnoid aneurysm trial (ISAT) of neurosurgical clipping versus endovascular coiling in 2143 patients with ruptured intracranial aneurysms: a randomised comparison of effects on survival, dependency, seizures, rebleeding, subgroups, and aneurysm occlusion. Lancet,2005,366 (9488):809–817.

[2] Sluzewski M, van Rooij WJ, Slob MJ, Besc6s JO. Slump Cl:!, Wijnalda D. Relation between aneurysm volume, packing, and compaction in 145 cerebral aneurysms treatM with coili. Radiology,2004,231(3):653–658

[3] Alshekhlee A, Mehta S. Edgell RC. et al. Hospital mortality and complications of electively clipped or coiled unruptured intracranial aneurysm. Stroke,2010,41(7): 1471–1476

[4] Gallas S, PasmA, Cottier j–P, et al. Amulticenter study of 705 ruptured intracranial aneurysms treated with guglielmi detachable coils. Am J NeuroradioL, 2005,26(7):1723–1731

[5] Murayama Y, Nien Yl., Duckwiler G, et al. Guglielmi detachable coil embolization of cerebral aneurysms: 11 years experience. J Neurosurg,2003,98 (5):95s–966

[6] Walchloo AK, Gounis Mj, Sandhu JS, Akkawi N, Schenck AE, Unbnte I. Complex–shaped platinum coils for brain aneurysms: higher packing density, improved biomechanical stability, and midterm angiographic outmme. NNR Amj Neuroradiol,2007,28 (7):1395–1400

[7] Wakhloo AK, Schellhammer F, de Vries J, Haberstroh J, Schumacher M. Selfexpanding and balloon–expandable stents in the treatment of carotid aneurysms: an experimental study in a canine model. Am J Neuroradiol, 1994,15:493– 502.

[8] Turjman F, Acevedo G, Moll T, Duquesnel J, Eloy R, Sindou M. Treatment of experimental carotid aneurysms by endoprosthesis implantation: preliminary report. Neurol Res,1993,15:181–184.

[9] Geremia G, Haklin M, Brennecke L. Embolization of experimentally created aneurysms with intravascular stent devices. Am J Neuroradiol,1994,15:1223–1231.

[10] Lieber BB, Sadasivan C. Endoluminal scaffolds for vascular reconstruction and exclusion of aneurysms from the cerebral circulation. Stroke,2010,41:S21–S25.

[11] Kallmes D.F. A new endoluminal, flow–disrupting device for treatment of saccular aneurysms. Stroke,2007,38(8): 2346–2352.

[12] Kallmes DF, Ding YH, Dai D, Kadirvel R, Lewis DA, Cloft HJ. A second–generation, endoluminal, flow–disrupting device for treatment of saccular aneurysms. Am J Neuroradiol,2009,30(6):1153–1158.

[13] Fiorella D, Lylyk P, Szikora I, Kelly ME, Albuquerque FC, McDougall CG, Nelson PK. Curative cerebrovascular reconstruction with the pipeline embolization device: the emergence of definitive endovascular therapy for intracranial aneurysms. J Neurointerv. Surg,2009,1(1): 56–65.

[14] Fiorella D. Definitive reconstruction of circumferential, fusiform intracranial aneurysms with the pipeline embolization device. Neurosurg. Clin, 2008,62(5):1115–1120.

[15] Nelson PK, Lylyk P, Szikora I, Wetzel SG, Wanke I, Fiorella D. The pipeline embolization device for the intracranial treatment of aneurysms trial. Am J Neuroradiol,2011,32:34–40.

[16] Becske T, Brinjikji W, Potts MB, et al. Long−term clinical and angiographic outcomes following pipeline embolization device treatment of complex internal carotid artery aneurysms: five−year results of the pipeline for uncoilable or failed aneurysms trial. Neurosurgery,2017, 80:40−48.

[17] Kallmes DF, Brinjikji W, Boccardi E, et al. Aneurysm study of pipeline in an observational registry (ASPIRe). Intervent Neurol,2016,5(1−2):89−99.

[18] Kallmes DF, Hanel R, Lopes D, et al. International retrospective study of thepipeline embolization device: a multicenter aneurysm treatment study. Am J Neuroradiol, 2015,36(1):108−115.

[19] Shapiro M, Becske T, Sahlein D, Babb J, Nelson PK. Stent−supported aneurysm coiling: a literature survey of treatment and follow−up. Am J Neuroradiol,2012, 33(1):159−163.

[20] Colby GP, et al. Declining complication rates with flow diversion of anterior circulation aneurysms after introduction of the pipeline flex: analysis of a single−institution series of 568 cases. J Neurosurg,2018,4:1−7.

[21] Le EJ, et al. Use of pipeline flex is associated with reduced fluoroscopy time, procedure time, and technical failure compared with the first−generation Pipeline embolization device. J Neurointerv Surg,2017,9(2):188−191.

[22] Bhatia KD, et al. Periprocedural complications of second−generation flow diverter treatment using pipeline flex for unruptured intracranial aneurysms: a systematic review and meta−analysis. J Neurointerv Surg,2019, 11(8):817−824.

[23] Brasiliense LB, et al. Multicenter study of pipeline flex for intracranial aneurysms. Neurosurgery,2018, 84(6):E402−E409.

[24] Hanel RA, Kallmes DF, Lopes DK, Nelson PK, Siddiqui A, Jabbour P, et al. Prospective study on embolization of intracranial aneurysms with the pipeline device: the PREMIER study 1 year results. J Neurointerv Surg,2020, 12:62−66.

[25] Primiani CT, Ren Z, Kan P, et al. A2, M2, P2 aneurysms and beyond: results of treatment with pipeline embolization device in 65 patients. J Neurointerv Surg,2019.

[26] Atallah E, et al. Pipeline for distal cerebral circulation aneurysms. Neurosurgery,2019,85(3):E477−E484.

[27] Adeeb N., Griessenauer C. J., Dmytriw A. A., Shallwani H., Thomas A. J. (2018). Risk of branch occlusion and ischemic complications with the pipeline embolization device in the treatment of posterior circulation aneurysms. Am. J. Neuroradiol. 39 1303−1309.

[28] Bender MT, Colby GP, Jiang B, Lin LM, Campos JK, Xu R, et al. Flow diversion of posterior circulation cerebral aneurysms: a single−institution series of 59 cases. Neurosurgery,2019,84:206−216.

[29] Nelson PK, Lylyk P, Szikora I, Wetzel SG, Wanke I, Fiorella D. The pipeline embolization device for the intracranial treatment of aneurysms trial. Am J Neuroradiol,2011,32(1):34−40.

[30] Yu SC, Kwok CK, Cheng PW, et al. Intracranial aneurysms: midterm outcome of pipeline embolization device−a prospective study in 143 patients with 178 aneurysms. Radiology,2012,265(3):893−901.

[31] Lylyk P, Miranda C, Ceratto R, et al. Curative endovascular reconstruction of cerebral aneurysms with the Pipeline embolization device: the buenos aires experience. Neurosurgery, 2009,64(4):632−642.

[32] Fischer S, Vajda Z, Aguilar Perez M, et al. Pipeline embolization device (PED) for neurovascular reconstruction: initial experience in the treatment of 101 intracranial aneurysms and dissections. Neuroradiology, 2012,54(4):369−382.

[33] Daou B, Starke RM, Chalouhi N, et al. Pipeline embolization device in the treatment of recurrent previously stented cerebral aneurysms. Am J Neuroradiol, 2016, 37(5):849−855.

[34] Bender MT, Vo CD, Jiang B, et al. Pipeline embolization for salvage treatment of previously stented residual and recurrent cerebral aneurysms. Interv Neurol, 2018,7(6):359−369.

[35] Mokin M, Chinea A, Primiani CT, et al. Treatment of blood blister aneurysms of the internal carotid artery with flow diversion. J Neurointerv Surg,2018,10(11):1074−1078.

[36] Martínez−Galdámez M, Lamin SM, Lagios KG, et al. Treatment of intracranialaneurysms using the pipeline flex embolization device with shield technology: angiographic and safety outcomes at 1−year follow−up. J Neurointerv Surg,2018,11(4):1−4.

[37] Fiorella D, Lylyk P, Szikora I, Kelly ME, Albuquerque FC, McDougall CG, et al. Curative cerebrovascular reconstruction with the pipeline embolization device: the emergence of definitive endovascular therapy for intracranial aneurysms. J Neurointerv Surg, 2009,1:56−65.

[38] Fischer S. Pipeline embolization device (PED) for neurovascular reconstruction: initial experience in the treatment of 101 intracranial aneurysms and dissections. Neuroradiology,2012,54(4):369−382.

[39] Becske T, Kallmes DF, Saatci I, McDougall CG, Szikora I, Lanzino G, et al. Pipeline for uncoilable or failed aneurysms: results from a multicenter clinical trial. Radiology, 2013,267:858−868.

[40] D'Urso, PI, Lanzino, G, Cloft, HJ, et al. Flow diversion for intracranial aneurysms: a review. Stroke,2011,42: 2363−2368.

第 2 章

Pipeline 适应证

FDA 批准的 Pipeline Classic 和 Pipeline Flex 装置适应证最初仅涵盖颈内动脉岩段至垂体上动脉开口处近端的大型或巨大型宽颈动脉瘤。基于适应证的范围，国内外学者在使用 Pipeline 治疗大型和巨大型宽颈动脉瘤时均取得了良好的临床结果，但并发症率与普通支架辅助弹簧圈栓塞动脉瘤几乎无明显差异。这极大激发了临床医生对该支架的思考和实践。

在上市后的前瞻性 Primer 研究中，将其入组标准限定在最大径小于 12mm 的普通动脉瘤。这些动脉瘤在临床实践中占比最大。结果显示，12 个月的动脉瘤治愈率为 76%，而其并发症率只有的 2.1%。因此，FDA 修订批准 Pipeline 装置可以用于普通中小型动脉瘤的血管内治疗。

除此之外，国内外学者们也都在进行谨慎且创新的尝试。如在夹层动脉瘤、破裂出血的颅内动脉瘤、后循环动脉瘤、Willis 环远端的动脉瘤等。绝大部分文献都证实了 Pipeline 装置治疗这类动脉瘤的有效性和安全性。因此，在临床实践过程中，使用 Pipeline 装置治疗颅内动脉瘤的病例选择范围是大于 FDA 批准的适应证范围的。2020 年 5 月《中华神经外科杂志》发布的《血流导向装置治疗颅内动脉瘤的中国专家共识》在基于国内外广泛文献基础之上，汇总了中国专家有关血流导向的理解认识和应用结果体会，提出了多种可用血流导向装置来治疗的颅内动脉瘤类型，一方面体现了中国专家学者应用 Pipeline 装置治疗颅内动脉瘤的现状，另一方面也会让临床医生选择适应证时更加 "有据可依"。

然而，需要明确指出的是，血流导向装置并不是对所有类型的动脉瘤都有理想的治疗效果，如 FD 累及基底动脉的巨大占位型夹层动脉瘤仍然面临较大的风险；有些动脉瘤在治疗后长期随访中仍有瘤腔显影；分叉部动脉瘤 FD 对被覆盖的分支 / 穿支的中长期影响仍不明确。因此，Pipeline 装置的颅内动脉瘤适应证也应进行个体化选择，需要术者在长期经验积累基础上预判疗效和风险。

一、大型动脉瘤

病例 1 患者，女性，61 岁，以头痛、视物模糊半年起病，mRS 评分 1 分。
【病变部位】左侧颈内动脉 $C_{4\sim5}$ 段。

【病变特点】左侧颈内动脉迂曲，巨大型宽颈动脉瘤，动脉瘤明显侵袭包绕载瘤动脉使其全部瘤化。动脉瘤囊性部分向两个方向生长。较大的囊腔约 25mm×20mm，向外下方生长，较小的囊腔约 4mm×3mm，向内上方生长（图 2-1）。

【手术方案】Pipeline+coil 疏松填塞。

【手术过程】右侧股动脉穿刺并经交换置入 6F Cook 90cm 抗折长鞘，头端置于左侧颈内动脉岩骨段，后经长鞘同轴引入 5F Navien 至海绵窦水平段，Tracxess-14 携 SL-10 经过瘤颈达到左侧大脑中动脉 M_2 下干；后在 Transend300 微导丝交换下将 Marksman 引入到左侧大脑中动脉 M_2 下干。左侧股动脉置入 5F 动脉鞘，从该动脉鞘引入 5F MPD 导引导管至左侧颈内动脉岩骨段，经过 5F MPD 导引导管将 Echelon-10 引入到动脉瘤较大的瘤腔内备用。沿 Marksman 引入 Pipeline 3.25mm×20mm 支架，在大脑中动脉打开定位释放完全覆盖动脉瘤瘤颈，造影见瘤腔内对比剂明显减慢；经过 Echelon-10 依次填入弹簧圈 4 枚，再次造影见动脉瘤瘤腔明显滞留，载瘤动脉通畅，生命体征平稳。手术顺利，术后恢复好（图 2-2 至图 2-5）。

【临床结局】术后 3 个月复查 DSA 见载瘤动脉通畅，填塞弹簧圈较大的囊腔已完全无对比剂充盈，较小的囊腔同术前无明显变化，大脑中动脉及分支血管未见明显异常（图 2-6）。患者自觉左眼仍视物模糊，无其他不适及神经系统症状。mRS 评分 1 分。

【病例点评】该患者是我中心使用血流导向装置 Pipeline 治疗的第一例大型动脉瘤，手术时间是 2015 年 2 月，手术全部时间是 3.5h（12:00—15:30）。当时国内的 Pipeline 都是刚刚开展起步，经验都在探索和积累当中。以现在的观点看，当时手术做的还是相当成功。

这是一例非常合适的血流导向装置治疗颅内动脉瘤的病例。动脉瘤瘤颈很宽且已经完全瘤化，大小两个囊腔向不同的方向生长；传统的治疗几乎不可能完全修复瘤颈，不能修复瘤颈的治疗几乎都会复发。而基于 PUF 试验的结果大型或巨大型动脉瘤应选择 FD 作为首选治疗。该例采用了双侧

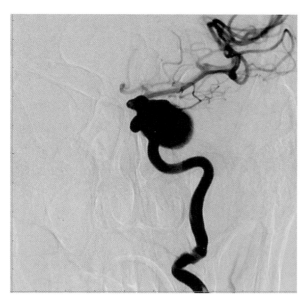

▲ 图 2-1　左侧颈内动脉迂曲，巨大型宽颈动脉瘤，动脉瘤明显侵袭包绕载瘤血管，整个载瘤动脉瘤化。较大的囊腔约 **25mm×20mm**，向外下方生长，较小的囊腔约 **4mm×3mm**，向内上方生长

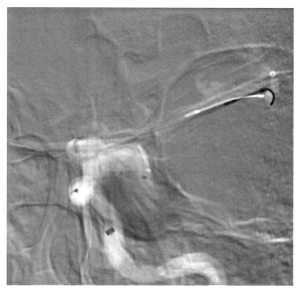

▲ 图 2-2　双侧股动脉穿刺。**Marksman** 经右侧股动脉将 **5F Navien** 放置到左侧大脑中动脉 M_2 段，Echelon-10 经左侧股动脉将 **5F MPD** 放置到动脉瘤瘤腔内

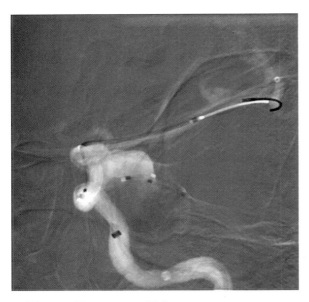

▲ 图 2-3　沿 Marksman 引入 Pipeline 3.25mm×20mm 支架，可见支架在大脑中动脉打开

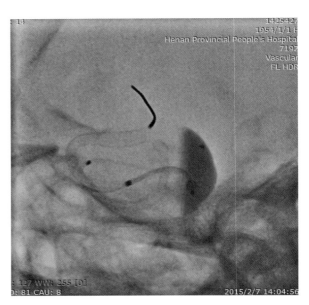

▲ 图 2-5　可见置于瘤腔内的 Echelon 导管和正在甩拉推等操作部分释放的支架系统

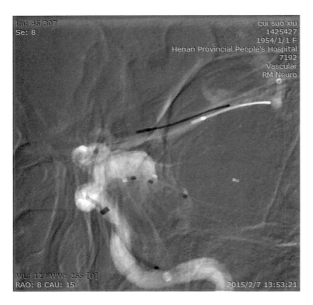

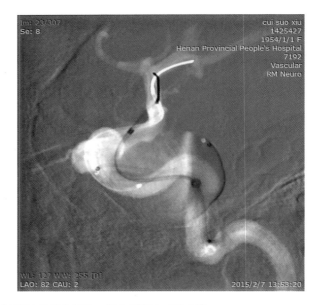

▲ 图 2-4　整体回撤打开的支架系统，到达预计的锚定部位，即左侧颈内动脉末端

穿刺分别置入 Marksman 和 Echelon 的办法。随着经验的积累，像这种需要同时填充弹簧圈的情况，完全可以单侧穿刺完成。在病例 2 总结中介绍了几种常见的办法。

　　为了慎重起见，该例是用微导丝先携 SL-10 微导管经过动脉瘤瘤颈到达理想部位后，再使用 300cm 导丝将 Marksman 交换上去。这也是比较稳妥的办法，因为 Marksman 毕竟较粗较硬，跟进性远不及普通栓塞导管，在必要的时候栓塞导管还可以预塑形更有利于协同微导丝到位。如果路径非常迂曲或瘤颈非常宽，即使 Marksman 越过瘤颈到达远端理想部位，在推送引入 Pipeline 的过程

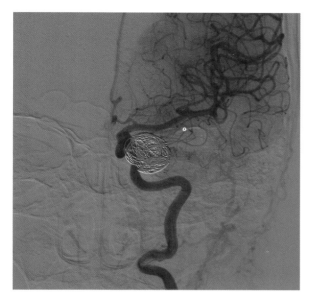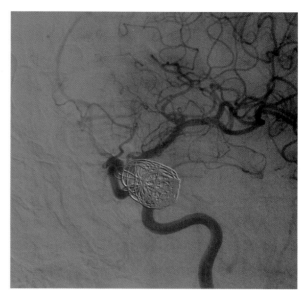

▲ 图 2-6　术后 3 个月复查 DSA 见载瘤动脉通畅，填塞弹簧圈较大的囊腔已完全无对比剂充盈，较小的囊腔同术前无明显变化，大脑中动脉及分支血管未见明显异常

中由于支架较长或较硬，也可能把 Marksman 带下来或整体疝入到瘤腔内。若是这种情况可以采用球囊或 Solitaire 锚定引导的办法。即先经过 Marksman 导管引入 Solitaire 支架到大脑中动脉并打开支架，或见用普通导丝交换引入球囊（如 Scepter 等）至大脑中动脉并充盈，利用支架 / 球囊和血管壁之间较强的锚定力将中间导管越过动脉瘤瘤颈到达远端，这样就能在较硬的中间导管里面将支架引入到位（见病例 30）。因此复杂病例首选头端更软通过性更好的导管，上行的尽可能高，必要时可以跨过动脉瘤瘤颈。

如果动脉瘤瘤颈非常宽、载瘤动脉迂曲等，支架的选择一定要够长，特别是远端支架锚定一定要足够，足够的锚定距离才能提供稳定的支架定位，否则容易因支架推拉等张力的调整、支架在瘤颈处本身扩张缩短或使用球囊等后处理时而向近端移位或直接疝入瘤腔。

关于学习曲线：血流导向不仅是一个全新的治疗理念，同时也带来了一个全新的产品。在适应证的选择、支架型号的选择等理念的东西之外，临床操作等技术层面的知识和技巧也需要总结积累，这种积累的过程只能是通过一个个实战的病例来完成。因此也是一个新的学习曲线的过程。Delgado Almandoz JE. 等使用 FD 治疗动脉瘤的 150 个手术过程中，前 75 例手术过程手术操作相关性并发症为 13.3%，显著性高于后 75 例手术过程的 2.7%。如果不是按照中心而是按照术者个人进行分类也能得到相同的结果，在 10 例以内的手术操作相关并发症率和严重并发症率分别是 16.2% 和10.8%，而 15～18 例之后的相应的并发症率为 5.6% 和 0%。需要说明的是，这些研究的动脉瘤平均大小都是在 10mm 左右的宽颈动脉瘤，甚至有些还是放置过支架后的复发动脉瘤。这些手术难度本身都比较大。学习曲线的过程本应该是一个循序渐进、由易到难的过程，而恰恰在 FD 装置上，由于一开始适应证的问题大部分术者都经历了一个相反的过程，即在最没有经验的时候，选择做了最复杂的大型宽颈动脉瘤。因此，笔者也一直呼吁和鼓励初学者最开始要选择一些普通动脉瘤来进行学习，等有经验后再尝试复杂病例以最大限度降低手术并发症率。

病例 2　患者，女性，61 岁，以视物不清起病检查发现颅内动脉瘤。mRS 评分 0 分。

【病变部位】右侧颈内动脉 C_6 段。

【病变特点】大型动脉瘤，大小 20.2mm×14.3mm，瘤颈 8.5mm。向内下方向生长（图 2-7）。

【手术方案】Pipeline+coil 疏松填塞。

【手术过程】7F 90cm 长鞘置于右侧颈内动脉 C_1 段近端平直处，沿长鞘分别置入 5F 115cm Navien 支撑导管头端于右侧颈内海绵窦段，Echelon-10 导管于动脉瘤瘤腔内。工作位置角度下，将 Marksman 导管置于右侧大脑中动脉 M_3 段，测量后引入 PED 4.5mm×30mm，按照头端打开→回撤锚定→中间主体释放→尾端释放的过程有序操作。成功释放支架后造影显示，支架全程贴壁良好，瘤腔内可见对比剂明显滞留。然后沿 Echelon-10 微导管依次填入 25mm×50cm 弹簧圈 2 枚、22mm×50cm 弹簧圈 1 枚、20mm×50cm 弹簧圈 2 枚。填毕造影显示，动脉瘤瘤腔部分区域栓塞致密，动脉瘤远端瘤顶部位瘤腔未见显影，而动脉瘤近端及瘤颈处仍可见明显对比剂渗透，支架内血流通畅（图 2-8 至图 2-12）。

【临床结局】6 个月后复查造影显示，仅表现为瘤颈处少量对比剂残留显影（OKM C_3 级），载瘤血管及颅内其余血管显影良好（图 2-13）。mRS 评分 0 分。

【病例点评】颅内大型、巨大型动脉瘤是神经外科较为复杂的病例，传统外科手术残死率 20%～30%，普通的支架辅助弹簧圈栓塞复发率高达 30%～50%，覆膜支架等对血管解剖要求较高，采用 FD 治疗颅内大型、巨大型动脉瘤同传统血管内治疗方式相比，具有里程碑和划时代的意义。PUF 试验关于大型、巨大型动脉瘤采用 PED 治疗的多中心前瞻性研究，对治疗的 108 个大型或巨大型动脉瘤，半年的动脉瘤完全闭塞率为 73.6%，长期随访结果显示动脉瘤 5 年愈合率达 95.2%，严重神经并发症率或死亡率为 5.6%。其他一些单中心和多中心研究结果类似。虽然从结果表面上看严重神经并发症率或死亡率并不低，但是考虑到入组病例均是平均 15mm 以上大小的复杂难治性或复发性动脉瘤，再横向和传统支架辅助弹簧圈治疗这一类动脉瘤相比较，其实两种治疗方法并发症

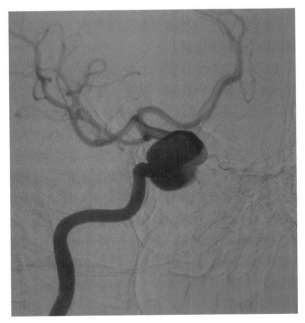

▲ 图 2-7　术前造影见右侧颈内动脉动脉瘤，大小 20.2mm×14.3mm，瘤颈 8.5mm。向内下方向生长

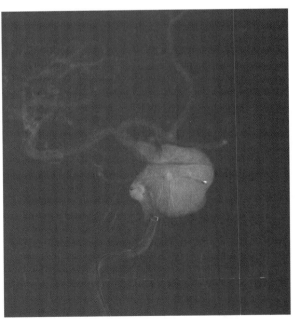

▲ 图 2-8　路图下 Echelon-10 导管放置入动脉瘤瘤腔，将 Marksman 导管越过动脉瘤瘤颈放置在同侧大脑中动脉 M_3 段

率基本一致。关于加圈多少合适，目前尚无定论，但一般不用致密填塞；但对于有破裂倾向的动脉瘤，应尽量多的填塞子囊或瘤囊薄弱点，对于伴有瘤颈口喷射征者，建议尽可能多加圈。为了避免填塞弹簧圈影响 FD 释放时的可视性及瘤颈处弹簧圈可能造成支架打开或贴壁不良，一般情况下都

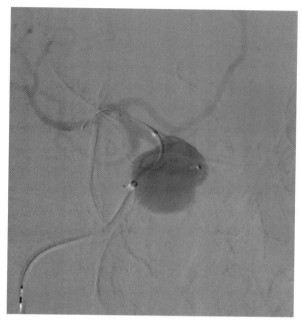

▲ 图 2-9　沿 Marksman 导管引入 Pipeline 4.5mm×30mm，支架头端打开后回拉定位在颈内动脉末端分叉部

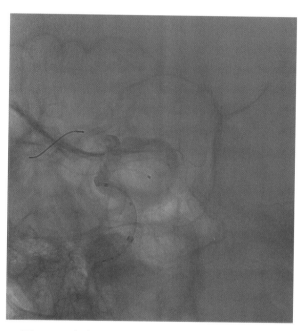

▲ 图 2-10　在瘤颈处释放支架

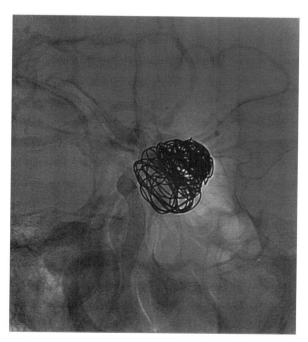

▲ 图 2-11　支架完全释放后，向瘤腔填充 2 枚弹簧圈疏松填塞

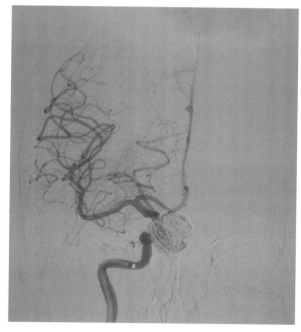

▲ 图 2-12　术后正位造影见动脉瘤瘤腔仍有对比剂充盈，远端血管显影好

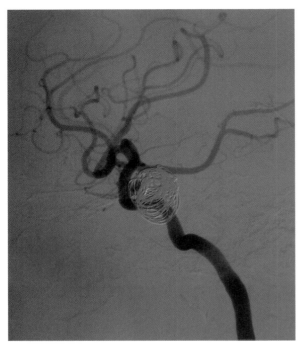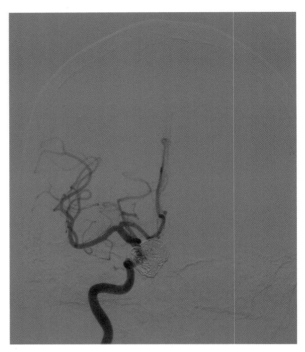

▲ 图 2-13　术后 6 个月复查造影见动脉瘤瘤颈处有对比剂充盈，瘤腔无显影，载瘤动脉通畅无狭窄，远端血管显影好

是将栓塞微导管与支架输送系统放置到位后，先释放支架再对瘤腔进行弹簧圈填塞。栓塞微导管在 PED 与载瘤动脉壁间可能会影响支架的局部贴壁性，所以完成填圈拔出微导管后，再根据情况决定是否做支架的后处理。

　　关于预留支架释放和瘤腔填塞系统，以 PED 植入为例，目前有以下方法：①双侧股动脉穿刺入路，8F 指引导管 5F Marksman 支架导管和 5F/4F 导管 Echelon-10 微导管并行置于同一目标血管内，有时会使用一侧股动脉和一侧桡动脉分别入路。②单侧股动脉入路，5F Navien 导管和 Echelon-10 微导管并行通过 7F 90cm 长鞘，但建议使用带有 Y 阀的长鞘更为便利。③对有些血管条件非常好的病例，使用 6F Navien，此时 Marksman 和 Echelon-10 可以同时通过 6F Navien 内腔，但是 2 根导管在一起会有一些摩擦；用 Phenon-27（最大外径 3.1F）替代 Marksman（最大外径 3.2F）会好很多。此外，目前从实际应用看，使用 FD 的同时，加以弹簧圈的填塞一定程度上会增加手术操作的步骤，但尚无证据表明会增加手术相关并发症。

　　病例 3　患者，女性，35 岁，以头痛 1 个月主诉入院。无蛛网膜下腔出血。mRS 评分 0 分。
　　【病变部位】 右侧颈内动脉 $C_{6\sim7}$ 段动脉瘤。
　　【病变特点】 大型宽颈动脉瘤，17mm×15mm，瘤颈约 6mm，瘤腔内有血流喷射征，动脉瘤向外上方向生长（图 2-14）。
　　【手术方案】 Pipeline+coil 致密填塞。
　　【手术过程】 7F 90cm 长鞘置于右侧颈内动脉 C_1 段近端平直处，沿长鞘分别置入 5F Navien 的 115cm 导管头端于右侧颈内海绵窦段，Echelon-10 导管于动脉瘤瘤腔内。工作位置角度下，Synchro 导丝配合 Marksman 微导管超选入右侧大脑中动脉 M_3 段，精确测量后引入 PED 4.0mm×20mm，释放支架后造影显示，$C_5\sim M_1$ 起始段支架全程贴壁良好，瘤腔内对比剂滞留明显。遂沿栓塞导管依次填入 25mm×50cm 弹簧圈 2 枚、22mm×50cm 弹簧圈 3 枚、20mm×50cm 弹簧圈 3 枚、12mm×40cm 弹簧圈 1 枚、10mm×30cm 弹簧圈 2 枚，合计 11 枚弹簧圈。填闭造影显示，动脉瘤瘤腔栓塞致密，瘤腔内未见对比剂渗透，支架内血流通畅（图 2-15 至图 2-19）。

【临床结局】5 个月后复查 DSA 动脉瘤完全不显影，载瘤血管通畅（图 2-20）。mRS 评分 0 分。

【病例点评】该患者为症状性大型动脉瘤，短期内症状明显加重，手术治疗指征明确。传统支

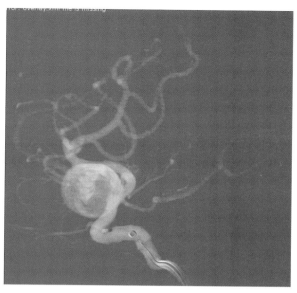

▲ 图 2-14　术前造影见右侧颈内动脉眼动脉宽颈动脉瘤，17mm×15mm，瘤颈约 6mm，瘤腔内有血流喷射征，动脉瘤向外上方向生长

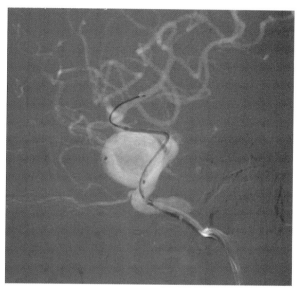

▲ 图 2-15　路图下 Echelon-10 导管放置入动脉瘤瘤腔，将 Marksman 导管越过动脉瘤瘤颈放置在右侧大脑中动脉 M₃ 段。沿 Marksman 导管引入 Pipeline 4.0mm×20mm

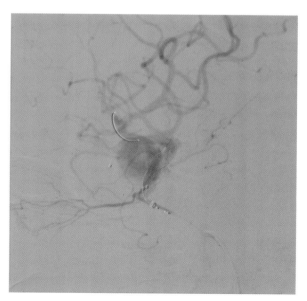

▲ 图 2-16　支架头端放置在大脑中动脉 M₁ 段，逐渐向近端打开。在瘤颈处，由于瘤颈较宽，支架稍微向瘤腔内突出

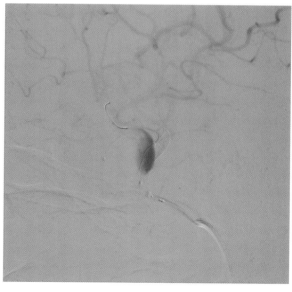

▲ 图 2-17　合适张力在瘤颈处，可见瘤颈处支架略致密，稍微突向瘤腔，支架近端打开顺利及在眼动脉段贴壁良好。支架放置后造影见瘤腔内对比剂明显滞留

架结合弹簧圈复发率高；由于载瘤动脉毗邻脉络膜前动脉及颈内末段分叉处，覆膜支架也不是适应证。关于大型动脉瘤术后发生破裂出血的危险因素，有学者提出了以下 4 条：①瘤体最大直径大于 15mm 的动脉瘤；②动脉瘤存在先兆破裂征象如症状加重；③动脉瘤 AR 值即体颈比大于 1.6；④瘤颈口有喷射征的动脉瘤。此例患者年轻，动脉瘤位于大弯侧、相对窄颈、有喷射征，基本全部符合以上易出血的条件，因此采用了密网支架血流导向＋弹簧圈致密的填塞。从实际的临床结果看，结

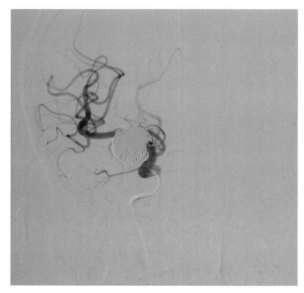

▲ 图 2-18　顺次经过 Echelon-10 导管填充弹簧圈，直至动脉瘤瘤腔完全不显影

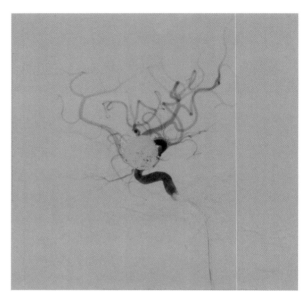

▲ 图 2-19　术后即时侧位造影见动脉瘤完全不显影，远端血管显影正常

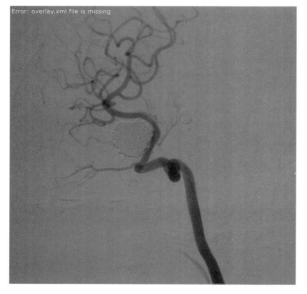

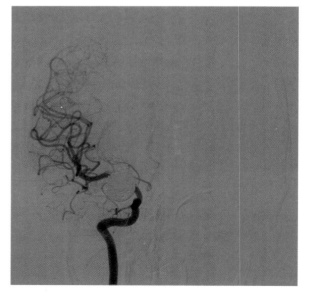

▲ 图 2-20　术后 5 个月复查造影见动脉瘤完全不显影，载瘤动脉通畅无狭窄，远端血管显影好。被支架覆盖的大脑前动脉显影较前变浅

合弹簧圈填塞是影响动脉瘤完全闭塞的重要影响因素。因此，使用 FD+ 弹簧圈的治疗方案，相对比较统一的理论基础是为了减少大型或巨大型颅内动脉瘤术后延迟破裂的风险。单纯 FD 治疗时，大型或巨大型动脉瘤可能需要较长的时间才能达到完全闭塞，动脉瘤未完全愈合前仍有破裂出血风险。文献报道此类并发症发生率为 1%，一般发生在术后 1 个月内，其中以巨大 / 大型动脉瘤最为常见，占 60% 以上。FD 加圈治疗一方面可以加速瘤囊内血栓形成速度，另一方面弹簧圈在瘤囊内形成框架后，可对瘤顶形成保护及平衡瘤囊内的压力，从而减少复发破裂的风险。此外对于宽颈的动脉瘤，结合弹簧圈填塞能对支架起到一定机械支撑作用，防止支架移位。

在 PED 术后动脉瘤破裂出血的并发症讨论中（见病例 45），我们分析了几个对策预防，如分期治疗、多层 FD 套叠或 FD 结合弹簧圈致密栓塞。这一例使用了 FD 结合弹簧圈致密栓塞的方法，从临床随访结果看，达到了治疗的初衷，没有发生术后动脉瘤破裂出血，术后 5 个月随访动脉瘤完全不显影而载瘤动脉通畅良好。此例算是一个有益的尝试。

病例 4　患者，女性，23 岁，以突发头痛起病。无 SAH。MR 见右侧巨大血管流空影，增强扫描见瘤腔内充盈缺损考虑大型颅内动脉瘤瘤内血栓。mRS 评分 0 分。

【病变部位】右侧大脑中动脉 M_1 段。

【病变特点】右侧大脑中动脉瘤夹层动脉瘤，约 25mm×22mm，瘤腔内有血栓形成。病变周围多大脑中动脉分支及豆纹动脉（图 2-21）。

【手术方案】单纯 Pipeline 血流导向植入术。

【手术过程】8F 导引导管在泥鳅导丝配合下引入右侧颈内动脉，6F Navien 的 115cm 中间导管放置在右侧颈内动脉海绵窦段。Marksman 导管在微导丝辅助下顺利经瘤腔到达载瘤动脉远端 M_3 处。沿 Marksman 引入 PED 2.75mm×18mm 支架，支架远端定位在 M_2 平滑段，超过瘤颈约 8mm 处，瘤颈处自然释放，近端落在 M_1 中段超过瘤颈近端约 6mm。支架贴壁良好，即刻造影示瘤腔内明显的对比剂滞留（图 2-22 至图 2-24）。

【临床结局】术后 1 个月 MR 检查见动脉瘤腔内未见明显对比剂充盈，远端血管显影好（图 2-25）。mRS 评分 0 分。

【病例点评】大型 / 巨大型动脉瘤 5 年破裂出血率在 40%～50% 或以上，自然史凶险。由于瘤体大、瘤颈宽、多合并钙化等因素导致开颅夹闭困难，采用闭塞载瘤侧血管 + 必要时行颅内外搭桥的传统手术治疗方式所引起的严重并发症和死亡率为 10%～20%；传统的诸如单纯弹簧圈填塞，支架辅助弹簧圈栓塞，液体胶注射合并弹簧圈填塞的方法均具有 30%～50% 的复发率；覆膜支架适应证范围窄。血流导向理念的提出及临床的使用使得这一类动脉瘤治愈成为可能。半年治愈率为 75%～85%，而长期随访治愈率为 90%～95%。然而不能忽视的是临床致死致残性并发症仍然是比较高的，达到 5%～9%，这些并发症主要包括血栓相关性并发症、脑实质出血或动脉瘤破裂出血。因此，在临床沟通过程中一定要时刻警惕，FD 是治疗大型 / 巨大型动脉瘤良好的策略，但远远不是绝对安全的治疗措施。

另外，就 Pipeline 的适应证，目前限定为颈内动脉上岩骨段到垂体上动脉之间的动脉瘤，这主要是根据 PUF 等临床研究入组病例的动脉瘤分布且这一段血管没有较为重要的分支 / 穿支。大脑中动脉也是大型或巨大型动脉瘤常见的部位，动脉瘤性质可能为囊性、夹层或梭形。对于该部位大型 / 巨大型动脉瘤手术是否安全，Zanaty M. 等报道了 10 例大脑中动脉动脉瘤，其中 7 例为大型或巨大型动脉瘤，围术期并发症为 0 例，长期并发症 3 例，其中有 2 例是因为停用抗血小板药物，1

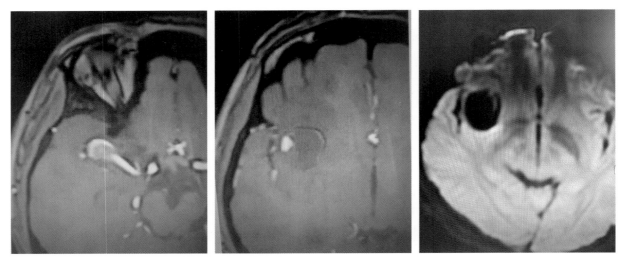

▲ 图 2-21　术前 MR 见右侧大脑中动脉 M_1 末端膨大并占位，最大径约 25mm×22mm。瘤腔真腔变小与大脑中动脉主干相连，假腔较大并腔内血栓形成

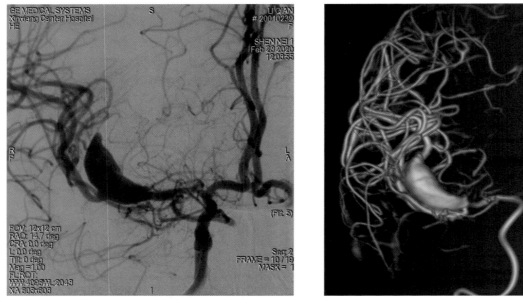

▲ 图 2-22　术前造影见右侧大脑动脉瘤夹层动脉瘤，有对比剂充盈的是动脉瘤较小的一部分，瘤腔大部分在造影中无对比剂充盈

例是因为 M_3 血管闭塞。Alturki AY 采用 Pipeline 结合弹簧圈治疗 2 例 MCA 大型动脉瘤，虽然也使用了弹簧圈，但两例均恢复良好无手术并发症。综合一些其他文献可知，FD 治疗大脑中动脉大型 / 巨大型动脉瘤围术期并发症和 ICA 系统并发症率相当或略高，但均远低于后循环大动脉瘤。但应关注中长期分支血管狭窄或闭塞，虽然大部分都是无症状性的。因此，FD 治疗 MCA 系统动脉瘤似可以作为常规治疗措施之一。而后循环大型 / 巨大型动脉瘤使用 FD 治疗并发症率显著较高，使用前要充分评估手术风险与收益。

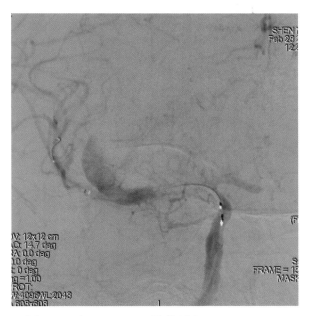

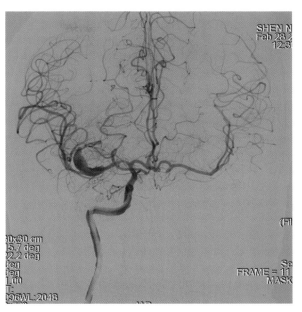

▲ 图 2-23　沿 Marksman 导管引入 Pipeline 2.75mm×18mm，支架头端原位释放，远端定位在 M₂ 平滑段，超过瘤颈约 8mm 处，瘤颈处自然释放，近端落在 M₁ 中段超过瘤颈近端约 6mm

▲ 图 2-24　术后即时正位造影见载瘤动脉通畅，远端血管显影好，瘤腔内仍有对比剂充盈

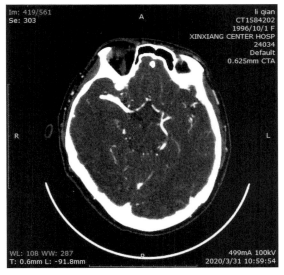

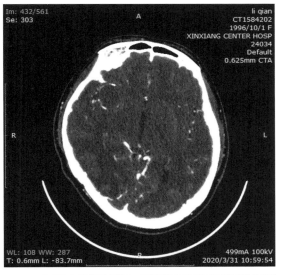

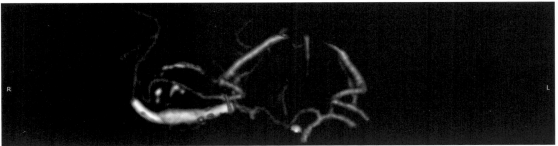

▲ 图 2-25　术后 1 个月复查 CTA 见载瘤动脉通畅，动脉瘤腔内未见明显对比剂充盈，远端血管显影好

二、中小型动脉瘤

病例 5 患者，女性，62 岁，发现颅内动脉瘤 1 个月。mRS 评分 0 分。

【病变部位】右侧颈内动脉 C_5 段动脉瘤。

【病变特点】动脉瘤大小约 4.5mm，宽基底（图 2-26），治疗意愿强烈。

【手术方案】单纯 Pipeline 血流导向装置植入。

【手术过程】5F Navien 的 115cm 导管配合 Marksman 微导管头端放置于右侧大脑中动脉 M_2 段末端，沿 Marksman 引入 PED 4.25mm×25mm，支架完全覆盖病变，全程贴壁良好，支架释放操作时间 4min，术后造影见动脉瘤瘤颈被完全覆盖，支架贴壁好，对比剂进入瘤颈明显延迟（图 2-27 至图 2-32）。

【临床结局】术后 6 个月复查 DSA 显示，动脉瘤完全消失，支架内显影良好，载瘤动脉通畅未见血管内狭窄，远端血管无异常（图 2-33）。mRS 评分 0 分。

【病例点评】颅内未破裂动脉瘤是否干预目前虽然没有一致的标准，但结合动脉瘤大小、部位、形态、SAH 家族史等已有部分共识。颅内动脉瘤破裂风险具有年龄累积性，年轻患者和心理压力巨大患者具有血管内干预的指征，此外眼动脉段动脉瘤破裂出血概率相对后交通、前交通、后循环等部位相对小一些，但在实际工作中破裂出血的也并不鲜见。该动脉瘤位于 C_5 段，向后下生长、宽基底。对于这种宽颈动脉瘤，传统治疗即使致密填塞同样会有一定的复发率。在一组使用传统支架或球囊辅助栓塞的 441 例该部位动脉瘤中，在长期近 4 年随访中，动脉瘤继续生长、复发、破裂出血和需要再治疗的比例达到 11%。因此，使用 FD 在处理该部位中小动脉瘤时优势明显。

从临床实践来看，FD 的适应证也在发生着变化。一开始 FD 的适应证是治疗大型宽颈动脉瘤，而修改后的适应证中也包括了前循环颈内动脉的小型动脉瘤。与 FD 治疗大型或巨大型动脉瘤相比，FD 治疗小型动脉瘤的围术期并发症率显著较低。一项前瞻性单臂多中心研究试验（prospective study on embolization of intracranial aneurysms with Pipeline Embolization Device，PREMIER）评估了 Pipeline 装置（包括第一代和第二代）治疗颈内动脉和椎动脉 PICA 以下的小于 12mm 颅内动脉瘤的效果和风险。共入组有 141 名患者，1 年随访动脉瘤近全闭塞率是 81.9%，严重并发症率仅有 2.1%。这明显低于 PUF 研究中大型动脉瘤的 5.6% 的严重并发症率。基于 PREMIER 试验结果，美国 FDA 在 2018 年 12 月批准 Pipeline Flex 新增适应证，可用于颈内动脉直至末端、载瘤动脉直径 ≥ 2.0mm 且 ≤ 5.0mm 的中小宽颈（颈宽 ≥ 4mm 或圆顶 – 瘤体颈比 < 2）囊状或梭形颅内动脉瘤的治疗。在 InterPED 研究中，对 793 例动脉瘤进行了亚组分析，结果也提示使用 PED 治疗前循环小于 10mm 动脉瘤的所有并发症率最低约为 5.4%，显著低于大型动脉瘤的 8.8% 和巨大型动脉瘤的 25.8%。因此，FD 治疗小型颅内动脉瘤是相对更安全的。真实世界中，小型动脉瘤也是治疗的重点，因为这一类动脉瘤才是临床占比最多的一类。IntrePED 回顾性研究中共统计了 906 个动脉瘤使用 PED 治疗的结果，对有明确记录动脉瘤大小的 896 例动脉瘤中 52.8% 的动脉瘤是小于 10mm 的动脉瘤，Diversion 前瞻性研究中约 83% 的动脉瘤都是小于 10mm 的动脉瘤。而在我们自己临床工作是小于 15mm 的动脉瘤也占到 90% 以上。因此从长期看，FD 治疗中小型动脉瘤（< 12mm）是临床应用的重点。

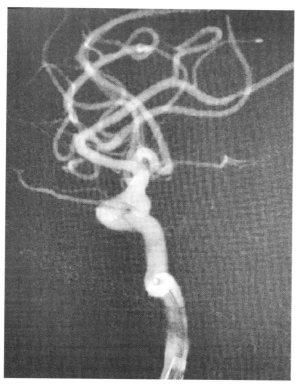

▲ 图 2-26　术前造影见右侧颈内动脉眼动脉动脉瘤，动脉瘤大小约 4.5mm，宽基底

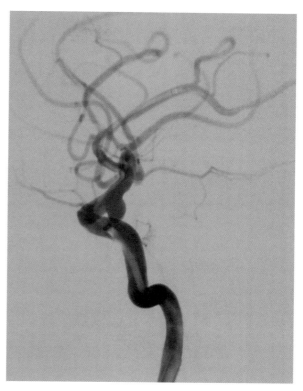

▲ 图 2-27　将 Marksman 导管越过动脉瘤瘤颈放置在同侧大脑中动脉 M₃ 段

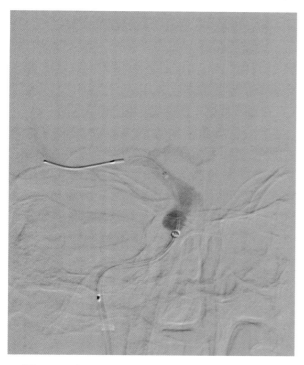

▲ 图 2-28　沿 Marksman 导管引入 Pipeline 4.25mm×25mm，支架头端在大脑中动脉打开后回撤定位

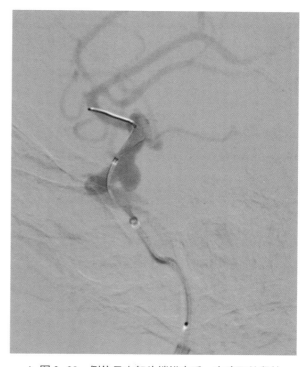

▲ 图 2-29　侧位见支架头端锚定后，在瘤颈处释放

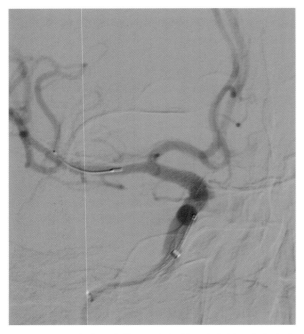

▲ 图 2-30 在瘤颈处推送支架保持张力释放让支架充分打开贴壁

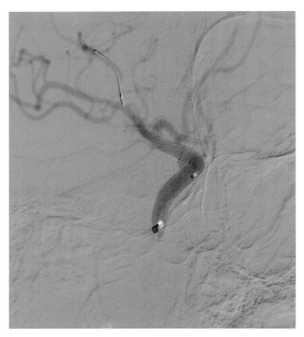

▲ 图 2-31 工作角度造影见支架完全打开及贴壁良好，支架头端在颈内动脉分叉部，近端在海绵窦段平直段

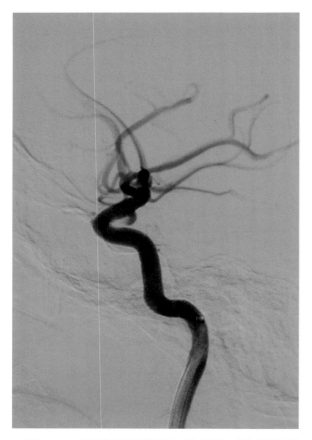

▲ 图 2-32 术后即时侧位造影见对比剂进入瘤腔明显变慢

病例 6 患者，女性，58 岁，头痛数年，间断不规律药物治疗。近半年自觉头痛加重，行脑血管检查发现颅内动脉瘤。mRS 评分 0 分。

【病变部位】右侧颈内动脉 C_5 段。

【病变特点】动脉瘤大小约 7mm×8mm，向内下方向生长，瘤体部有明显的子瘤（图 2-34），手术治疗指征明确。

【手术方案】Pipeline+coil 疏松填塞。

【手术过程】先将 6F Navien 中间导管在 8FMPD 支撑下放置在右侧颈内动脉海绵窦段。由于动脉瘤颈体比约为 1∶2，拟首先尝试先释放 1 枚 7mm×20cm 弹簧圈后再放置 FD 支架。引入弹簧圈后，仍由于瘤颈较宽而部分突入到载瘤动脉。不解脱弹簧圈的情况下，经 6F Navien 中间导管再引入 Marksman 微导管到大脑中动脉 M_2 段，沿 Marksman 微导管引入 PED 4.5mm×25mm 放置后，证实支架位置满意贴壁好，支架将瘤颈处突入载瘤动脉的弹簧圈压回到瘤腔内，释放弹簧圈结束手术。造影见载瘤动脉通畅，瘤腔内对比剂浅淡（图 2-35 至图 2-40）。

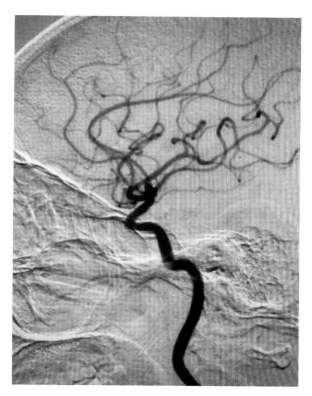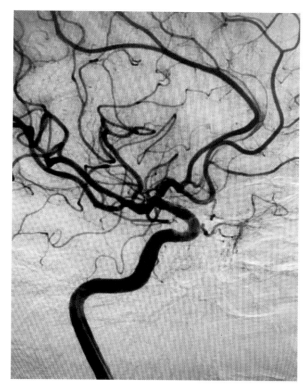

▲ 图 2-33　术后 6 个月复查造影见动脉瘤完全不显影，载瘤动脉通畅无狭窄，远端血管显影好

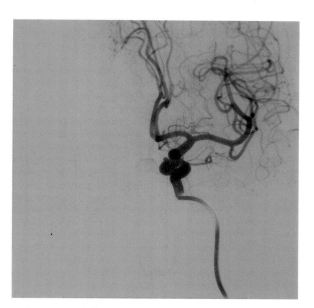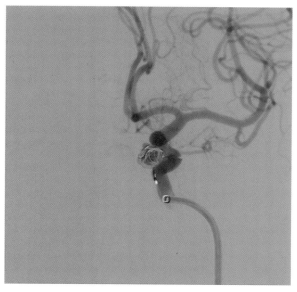

▲ 图 2-34　术前造影见左侧颈内动脉眼动脉段动脉瘤，动脉瘤大小约 7mm×8mm，向内下方向生长，瘤体部有明显的子瘤

▲ 图 2-35　先尝试用 Echelon-10 引入 7mm×20cm 弹簧圈 1 枚，在瘤腔内填塞

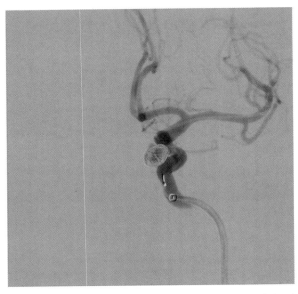

▲ 图 2-36　瘤腔内的弹簧圈不是很稳定，有部分突入到载瘤动脉内。此枚弹簧圈不解脱，经此 **6F Navien** 中间导管将 **Marksman** 导管引入到大脑中动脉 **M₁** 末端

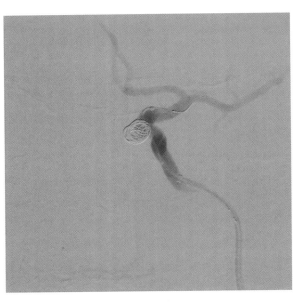

▲ 图 2-37　沿 **Marksman** 导 管 引 入 **Pipeline 4.5mm×25mm**。这是第二代早期的病例，尝试原位释放，拟将支架头端锚定在颈内动脉后交通动脉开口处

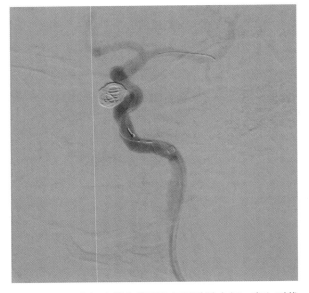

▲ 图 2-38　支架头端和瘤颈处打开贴壁良好。突入到载瘤动脉的弹簧圈被支架压回到瘤腔内

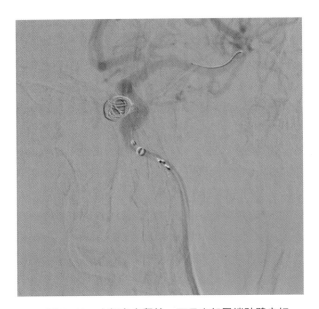

▲ 图 2-39　支架完全释放，可见支架尾端贴壁良好

【临床结局】6 个月后复查 DSA 见动脉瘤完全不显影，载瘤动脉通畅（图 2-41）。mRS 评分 0 分。

【病例点评】对于 FD 治疗小于 12mm 动脉瘤是不是需要结合弹簧圈仍有争议，如一项多中心的 PRIME 试验中使用 FD 治疗最大径小于 12mm 的动脉瘤，仅有约 3.5% 结合了弹簧圈，其 1 年的动脉瘤完全闭合率仍达到了较为理想的 76.8%。关于动脉瘤 PED 术后破裂出血，基本都是发生在大型或巨大型动脉瘤，而小型动脉瘤鲜有报道。另外，结合弹簧圈填塞时还需要另一套导管系统，无疑

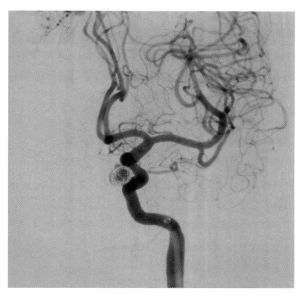

▲ 图 2-40　术后即时造影见瘤腔内及子瘤仍有对比剂充盈，载瘤动脉通畅，整个颈内动脉系统血管显影好

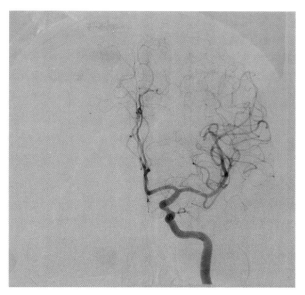

▲ 图 2-41　术后 6 个月复查见动脉瘤完全不显影，支架段载瘤动脉通畅无狭窄，远端血管显影正常

会增加手术操作可能会增加相关并发症，因此有学者据此认为没有必要使用弹簧圈。

我们统计了本中心使用 PED 的病例中，结合弹簧圈是否对动脉瘤早期随访愈合率的影响情况。2005—2020 年 8 月，共使用 Pipeline 治疗并且有 DSA 随访的为 207 个动脉瘤，完全治愈 156 例，占 74.9%。其中 PED 结合弹簧圈组的动脉瘤完全治愈率为 86.2%，而单纯使用 PED 组的动脉瘤完全治愈率为 69.7%。两组具有显著性统计学意义（P=0.011）。

该患者动脉瘤体积较大且有明显的子瘤，对这一类患者的治疗，我们还是主张在应用 FD 的同时还是要疏松填塞一些弹簧圈，这样会明显缩短动脉瘤完全愈合的时间，进一步降低易出血动脉瘤术后出血的风险，从社会心理学的角度更能获得患者的理解和接受。因此，我们认为对于动脉瘤最大径大于 7mm、动脉瘤形态不规则、有明显子瘤、动脉瘤短期内体积增大、患者焦虑明显的可给予弹簧圈疏松填塞。另外，6F Navien 中间导管是可以同时通过 Marksman 和 Echelon-10 微导管的，但是两个导管同时通过时阻力会比较大，因此对于血管条件好且 6F Navien 中间导管接近动脉瘤时，如果需要填塞弹簧圈时可以两个微导管同时使用一个导引系统，否则其他情况还是使用对侧穿刺或 7F 长鞘。再者，对于大多数情况下需要联合 PED 和弹簧圈时，要优先考虑不能影响 FD 打开及贴壁，因为弹簧圈的占位效应会阻碍瘤颈处 PED 的打开及贴壁，也影响载瘤动脉 PED 贴壁情况的判断，特别是在大型动脉瘤或载瘤动脉已经广泛瘤化的情况下尤为显著。

病例 7　患者，女性，66 岁，体检发现颅内动脉瘤 1 年。无特殊不适；但近半个月开始出现发作性头痛，行头颅 MRA 复查动脉瘤无明显变化，患者有明显的焦虑情绪，影响了平日生活的质量，患者及家属要求治疗动脉瘤（图 2-42）。mRS 评分 0 分。

【病变部位】左侧颈内动脉 C_5 段。

【病变特点】动脉瘤位于左侧眼动脉对侧，动脉瘤距虹吸弯约 6mm，向内下生长，大小约 5.1mm×4.8mm，血管内治疗指征明确。

【手术方案】单纯 Pipeline 血流导向装置植入。

【手术过程】8F MPD 同轴 5F Navien 的 115cm 中间导管，将 Marksman 微导管放置到左侧大脑中动脉 M$_2$ 段末端，沿 Marksman 引入 PED 4.75mm×25mm，远端锚定在颈内动脉末端近分叉处，顺利释放支架，近端支架落脚于颈内动脉海绵窦后膝下 2mm 处，支架全程贴壁良好，术后即刻瘤腔内有少量对比剂滞留（图 2-43 至图 2-47）。

【临床结局】术后 6 个月复查造影显示，瘤腔内对比剂滞留明显，OKM A$_3$ 级，载瘤动脉通畅（图 2-48 和图 2-49）。mRS 评分 0 分。

【病例点评】眼动脉段动脉瘤在临床较为常见，约占颅内动脉瘤的 5%～10%，一般是指起于远侧硬膜环，止于后交通动脉起点的近侧的动脉瘤。由于其解剖复杂，术中暴露空间狭小、术中常需磨除前床突，直接夹闭动脉瘤仍是一个巨大的技术挑战。近年来，血管内技术渐趋成熟，尤其是支架辅助栓塞技术在临床的广泛应用和血流导向技术的兴起，使血管内治疗眼动脉段动脉瘤已成为首选的治疗方式。对于眼动脉段和虹吸弯的中小型动脉瘤来讲，传统的支架辅助弹簧圈技术已经取得良好的临床结果。那么为何还要选择 FD 支架呢？相对于传统的支架辅助弹簧圈栓塞技术，血流导向治疗具有以下优势：该部位动脉瘤传统方法微导管塑形要求相对较高，一般需要塑形为弯度非常小的 S 形或猪尾形，还需要根据具体解剖特点进行调整，填塞过程中导管常常不稳定，微导管进入瘤腔过程和弹簧圈填塞过程中动脉瘤还有破裂风险；而 FD 治疗这一类动脉瘤，绝大部分情况下不需要结合弹簧圈，而只是单纯支架血流导向，这就减少了微导管的塑性和弹簧圈填塞，术中动脉瘤破裂出血风险几乎为零，简化了手术流程，缩短了操作时间，进而还减少了射线暴露量。

虽然说从长期来讲 Pipeline 装置取得了较好的临床治愈效果，但从影像上看，仍有一部分动脉瘤未达到影像学治愈。目前对于影响动脉瘤长期不愈合的因素还不清楚。不少文献尝试总结分析影响原因，可能包括动脉瘤大小、血流动力学因素、是否合并弹簧圈、瘤颈位于侧方或顶端，还有一

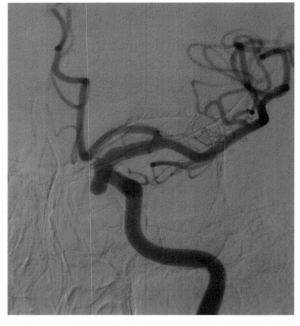

▲ 图 2-42　术前造影见动脉瘤位于左侧眼动脉对侧，动脉瘤距虹吸弯约 6mm，向内下生长，大小约 5.1mm×4.8mm

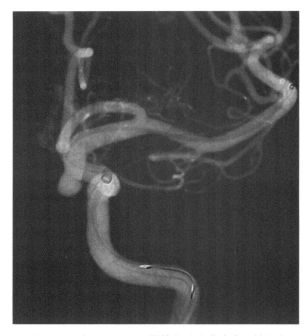

▲ 图 2-43　将 Marksman 导管越过动脉瘤瘤颈放置在同侧大脑中动脉 M$_2$ 段

些基线资料的影响，如血压年龄等，但结果不尽相同，甚至还有相反的结论。Griessenauer CJ. 总结分析了使用 FD 治疗的 135 个动脉瘤中的未完全闭塞的 17 例（平均 5.5 个月随访），提出了一个影像学概念 "项圈征"（collar sign）。在 DSA 影像中，虽然有这些病例中支架均贴壁良好，动脉瘤和载瘤动脉被这个项圈征所分离。17 例未完全闭塞的动脉瘤中有 10 例具有项圈征表现，而其中 4 例

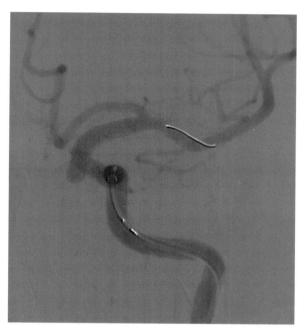

▲ 图 2-44　沿 Marksman 导管引入 Pipeline 4.75mm×25mm，支架头端锚定在颈内动脉末端，支架打开贴壁良好

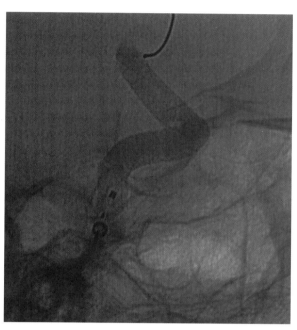

▲ 图 2-45　支架完全释放后，不减影造影见支架全程贴壁充分

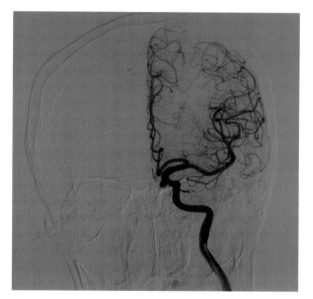

▲ 图 2-46　术后即时造影见左侧颈内动脉系统血管显影好，动脉瘤内仍有对比剂充盈

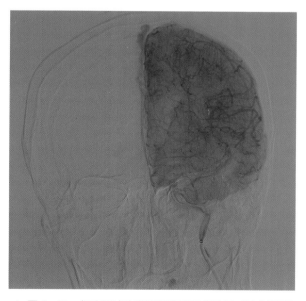

▲ 图 2-47　术后即时动脉造影晚期见瘤腔无对比剂滞留

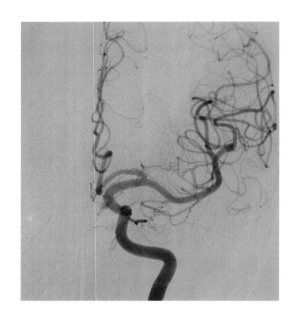

◀ 图 2-48　术后 6 个月复查见动脉瘤仍有对比剂充盈，载瘤动脉及远端血管良好

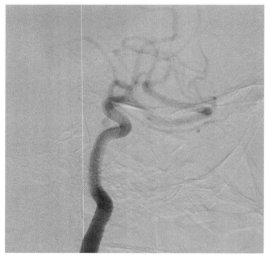
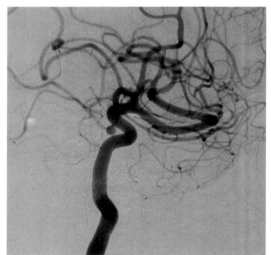
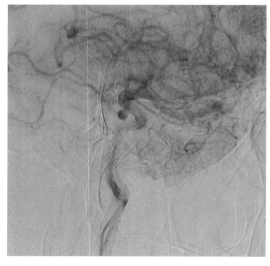

▲ 图 2-49　术后 6 个月复查，在充分展示动脉瘤瘤腔和载瘤动脉的角度的动脉早期、动脉期和毛细血管 – 静脉期造影，见动脉瘤瘤腔仍有对比剂充盈，在动脉期可见明显的项圈征，毛细血管 – 静脉期见对比剂明显滞留 OKM A$_3$ 级

在更长时间的随访中（平均 11 个月）仍没有愈合。S Gomez-Paz 也在 59 个未完全治愈的动脉瘤中发现 19 个表现为项圈征，作者对其中 10 例进行了第二次 PED 治疗，结果也仅有其中 1 例在随访中动脉瘤完全不显影。从这些观察中可以推测，项圈征可能是 FD 术后动脉瘤不易完全治愈的影像学特征。为什么会形成项圈征呢？作者推测，动脉瘤的愈合更多的是依靠来源自载瘤动脉内皮化，内皮化过程依靠平滑肌细胞提供脚手架作用。而炎症细胞（包括巨噬细胞和单核细胞在内）在动脉瘤瘤颈处聚焦形成细胞岛样结构，而这样的结构影响内皮新生、血栓形成和平滑肌细胞，即项圈征代表了炎症细胞介导的异常内皮化。从另一方面来推测，项圈征是不是血流导向装置植入后瘤颈处内皮新生的一个阶段性改变呢？也未可知。

　　总之，随着 PED 的广泛使用，大部分患者会影像学痊愈，而那些影响 PED 术后动脉瘤不愈合的因素的研究会是未来研究的热点。项圈征给我们提供了一个视角和思路，但其真正的形成机制和对动脉瘤的影响还有待进一步证实。

　　病例 8　患者，女性，56 岁，因头晕体检发现右侧颈内动脉多发动脉瘤（图 2-50）。mRS 评分 0 分。

【病变部位】右侧颈内动脉海绵窦段和虹吸弯处。

【病变特点】一个动脉瘤位于眼动脉段，向腹侧向上生长，大小约 5.2mm；另一个动脉瘤位于海绵窦段水平段，大小约 3.8mm，向内下生长。血管内治疗指征明确。

【手术方案】单纯 Pipeline 血流导向装置植入。

【手术过程】8F MPD 同轴 6F Navien 的 115cm 中间导管将 Marksman 微导管放置到右侧大脑中动脉 M_2 段末端，沿 Marksman 引入 PED 4.75mm×35mm，远端锚定在颈内动脉末端近分叉处，顺利释放支架，支架全程贴壁良好，支架头端约 12mm 断裂滞留在大脑中动脉 M_2 内，稳定无移动，前向血流未见明显异常。观察约 30min 后滞留的导丝无明显变化，未采取进一步措施处理，结束手术。术后即刻载瘤动脉瘤通畅（图 2-51 至图 2-54）。

【临床结局】术后 6 个月复查见眼动脉段动脉瘤内虽然流速较慢，但仍有对比剂充盈。术后 13 个月复查见动脉瘤完全不显影，载瘤动脉通畅。滞留的导丝位置稳定，前向血流好，局部无明显充盈缺损等（图 2-55 至图 2-57）。mRS 评分 0 分。

【病例点评】颅内多发动脉瘤，治疗指征明确。两个动脉瘤位于同一根血管上且邻近，一个 PED 可覆盖两个动脉瘤，更是血流导向装置良好的适应证。该例是第一代 Pipeline 装置治疗的病例，第一代 Pipeline 装置的支架头端是锁在一个 coil 内，头端打开释放需要顺时针转到导丝 4～10 圈，让 coil 解锁后支架头端打开。该支架头端约旋转 10 圈后支架打开，在释放过程中顺利，两个动脉瘤瘤颈被完全覆盖，支架贴壁好。支架放置后沿输送导丝中将 Marksman 导管上行，但 coil 部分和显影导丝进入导管困难，尝试回拉导丝后，发现导丝头端断裂，尾部进入 Marksman 导管取出。导丝头端约 12mm 滞留在大脑中动脉 M_2 内。这是一种非常少见的并发症，可能是支架头端 coil 处焊接点在导丝释放过程中断裂。若对血流有影响，可考虑用支架覆盖。在改进后的第二代 Pipeline 装置中无此类并发症发生。

　　该患者术后共两次复查分别是在术后 6 个月和术后 13 个月。以往评价动脉瘤栓塞率，基本上都是以术后 6 个月 DSA 复查的 Raymond 分级为主。从目前多数文献看，关于中小动脉瘤 FD 术后 6 个月的愈合率，并不明显高于传统支架辅助弹簧圈栓塞的结果，也并不明显优于 FD 治疗大型或巨大型动脉瘤的半年随访结果。这似乎和主观上觉得"FD 治疗小型动脉瘤应该有更高的治愈率"的认识相悖。第一，传统小型动脉瘤栓塞治疗技术，随着时间的进展，会发生动脉瘤复发或再出血，FD 治疗颅内动脉瘤其完全栓塞率明显呈时间依赖性。目前多数研究都将 6 个月动脉瘤治愈率作为主要终点事件，而现实中将 FD 治疗中小动脉瘤的主要终点事件定义为术后 12 个月，甚至 1 年以上治愈率可能更为合适。第二，关于 FD 治疗颅内动脉瘤长期愈合的机制是新生内皮细胞，一

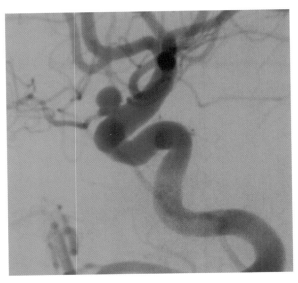

▲ 图 2-50　右侧颈内动脉海绵窦段和虹吸弯处两个动脉瘤

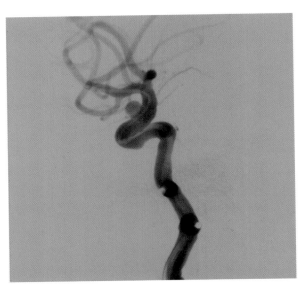

▲ 图 2-51　将 Marksman 导管经过动脉瘤瘤颈放置在右侧大脑中动脉动脉瘤 M₂ 段

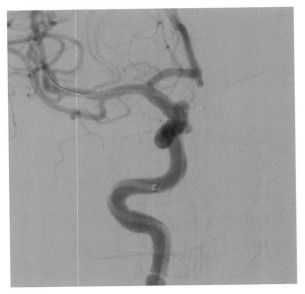

▲ 图 2-52　沿 Marksman 导管引入 Pipeline 4.75mm×35mm

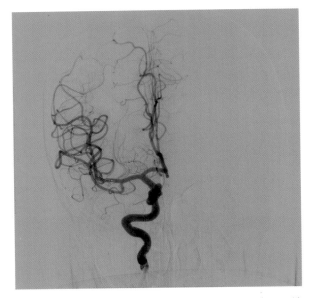

▲ 图 2-53　由于第一代 Pipeline 支架前端被一个 coil 锁定，释放时需要正时针方向旋转导丝 4～10 圈以打开头端，该例在扭转过程中支架头端打开，但发现支架导引导丝头端 12mm 与导丝主体部分解离断开，但不影响后续支架释放。可见支架释放后血管整体显影好，断裂的支架头端导丝留置在大脑中动脉，位置稳定无飘动，局部无血栓等充盈缺损，观察 30min 无变化

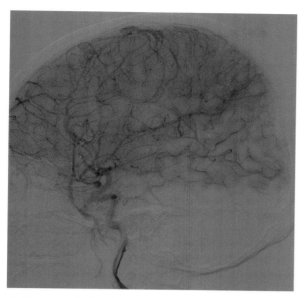

▲ 图 2-54　术后即时造影见支架贴壁良好，两个动脉瘤瘤腔内对比剂明显滞留至静脉期

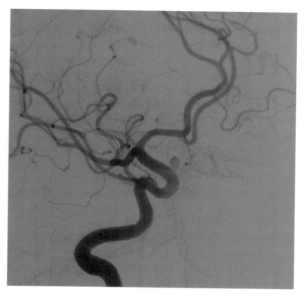

▲ 图 2-55　术后 6 个月随访造影见眼动脉段动脉瘤仍有对比剂充盈，但流速较慢

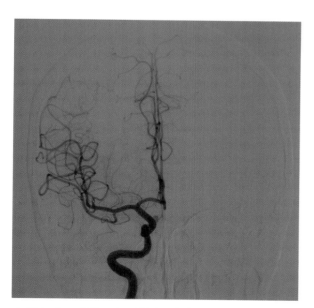

▲ 图 2-56　术后 6 个月造影见瘤腔内海绵窦段动脉瘤完全不显影，眼动脉段动脉瘤仍有浅淡对比剂充盈

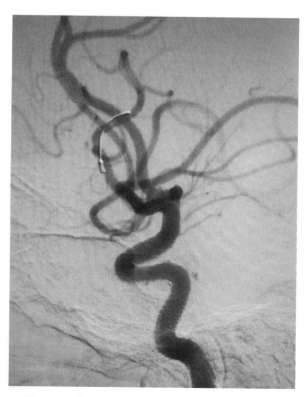

▲ 图 2-57　术后 13 个月复查见眼动脉段动脉瘤完全不显影，支架段载瘤动脉通畅无狭窄，远端血管显影正常。断裂的支架头端导丝留置在大脑中动脉，位置稳定无飘动，局部无血栓等充盈缺损

般认为是依靠新生血管内皮细胞覆盖动脉瘤瘤颈，新生的内皮细胞一般在术后 20～24 周完整覆盖支架，但也会受到瘤腔内弹簧圈、血栓形成快慢、支架在瘤颈处贴壁性、瘤颈处真实的网孔参数、血流动力学等多因素的影响。第三，关于 FD 治疗小型动脉瘤，即使有些动脉瘤在长期随访中仍有显影，但鲜有动脉瘤破裂出血的临床报道，因此从临床的角度来看，PED 对动脉瘤的治疗已经达到了临床预防动脉瘤破裂出血的目的，虽然从影像上仍有遗憾。

临床医师的主要担心在于，动脉瘤采用的血流导向装置进行治疗，术后动脉瘤还有没有破裂出血的风险？在随访中没有愈合还会破裂吗？如何给家属沟通没有愈合的问题等。从短期围术期来讲在 IntrePED 研究中动脉瘤最大径小于 10mm 的 386 例小型动脉瘤中，术后动脉瘤破裂出血发生率为 0%。从长期看，如较为经典的 PUF 研究发现，其 1 年、3 年和 5 年的动脉瘤完全闭塞率分别为 86.8%、93.4% 和 95.2%。一项对采用 Pipeline 装置治疗的颅内动脉瘤患者进行了平均随访时间到达 27 个月的较长时间的随访研究，结果发现治疗后 12 个月时动脉瘤的完全闭塞率为 90.4%，其复发和再出血率为 0%。因此有充分的理由认为，关于血流导向装置术后动脉瘤的愈合率随着时间会明显提高，不必太拘泥于动脉瘤在随访过程中还是否显影，即使仍有对比剂的充盈，其破裂出血的风险也极为少见。如果非要追求影像学的完全闭塞，血流导向装置结合弹簧圈栓塞把握可能大一些。

三、多发动脉瘤

病例 9 患者，男性，34 岁，体检发现颅内多发动脉瘤，mRS 评分 0 分。

【病变部位】右侧颈内动脉 $C_{5\sim6}$ 段，左侧颈内动脉 C_6 段（图 2-58 和图 2-59）。

【病变特点】双侧颈内动脉多发动脉瘤，其中右侧颈内动脉 C_6 和 C_5 段串联动脉瘤，动脉瘤成驼峰样向上生长大小分别为 2.0mm 和 3.5mm；左侧 C_6 段动脉瘤大小约 5mm。

【手术方案】单纯 Pipeline 血流导向装置植入。

【手术过程】8F 指引导管配合 5F Navien 的 115cm 导管头端置于右侧颈内动脉 C_5 段，工作角度下，ASAHI 微导丝配合 Marksman 导管头端置于右侧大脑中动脉 M_2 段以远，选取 PED 4.5mm×25mm。造影显示，支架全程贴壁良好，完全覆盖动脉瘤瘤颈，瘤腔未见明显滞留。同样方法左侧释放 PED 4.25mm×20mm，造影示该动脉瘤瘤腔内明显滞留（图 2-60 至图 2-63）。

【临床结局】术后 6 个月复查造影显示，双侧动脉瘤完全愈合，支架内血流通畅，右侧载瘤血管支架内轻度狭窄（图 2-64）。mRS 评分 0 分。

【病例点评】颅内多发动脉瘤为同时存在 2 个及以上的动脉瘤，其发病率占颅内动脉瘤的 25%～30%，临床上并不少见。病因与吸烟、家族遗传及高血压等因素相关，其中多见于女性。有关研究显示，多发动脉瘤是临床预后不良的独立危险因素。对于双侧的动脉瘤，或前后循环多发动脉瘤，由于不同动脉瘤体之间位置常相隔较远，且对于特殊部位如海绵窦段、床突段及后循环系统的动脉瘤，采用开颅显微夹闭术手术难度大，且易对患者造成二次损伤，临床上首选血管内治疗，可一次完成 2 个或多个动脉瘤血管内治疗。

串联动脉瘤是同一根血管上同时存在 2 个及以上的动脉瘤，其中以前循环更为常见，很多情况下被认为可能是载瘤的血管本身发育异常。由于瘤体数量较多及瘤体形态、位置多样性，其诊治

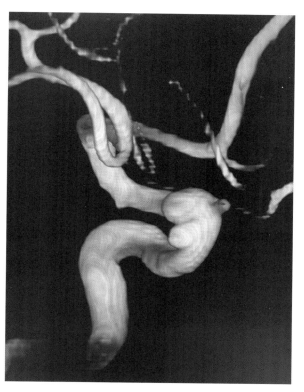

▲ 图 2-58　术前造影见右侧颈内动脉 C_6 和 C_5 段串联动脉瘤，动脉瘤成驼峰样向上生长大小分别为 2.0mm 和 3.5mm

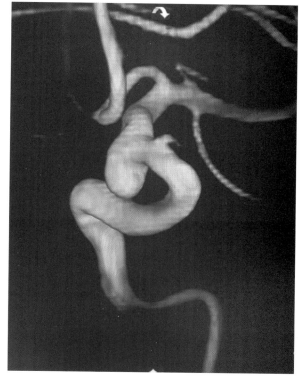

▲ 图 2-59　术前造影见左侧 C_6 段动脉瘤大小约 5mm

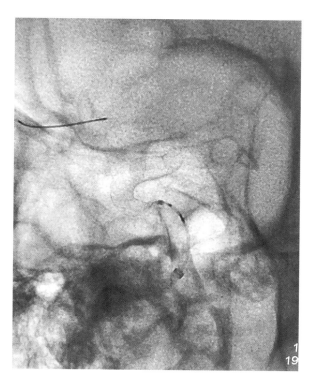

▲ 图 2-60　首先处理右侧颈动脉动脉瘤，沿 Marksman 导管引入 Pipeline 4.5mm×25mm，支架整体打开满意

难度较颅内单一动脉瘤明显增加。颅内串联动脉瘤一般需要手术干预，因为发育不良的载瘤动脉不仅可能使现有的动脉瘤逐渐进展，进而破裂；而且可能会导致新发动脉瘤的形成。由于不同动脉瘤体之间位置常相隔一定距离，外科治疗手术难度大、风险高；而传统结合弹簧圈栓塞技术需在多个方向分别做到合适的微导管塑形和到位，分别进行多次栓塞操作，伴有宽颈动脉瘤时需要支架辅助，一般必须要支架部分释放再逐一填塞，技术要求较高。血流导向装置的应用使得颅内动脉瘤由瘤囊内介入栓塞转向载瘤动脉的重建和血流重构转变，使用单个 PED 治疗这种多发的串联动脉瘤，能够真正通过 FD 的血流导向对载瘤段血管进行修复。技术操作明显简化，动脉瘤具有很高的闭塞率及极低的复发率，整体性价比较高。

该患者年轻且同时具备双侧颈内动脉瘤和串联多发动脉瘤的特点，是手术干预治疗及选

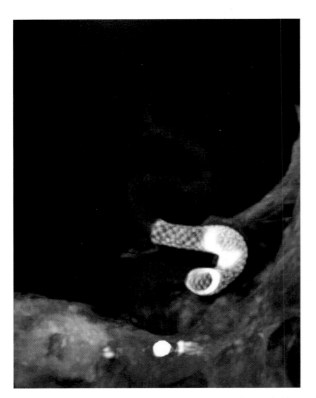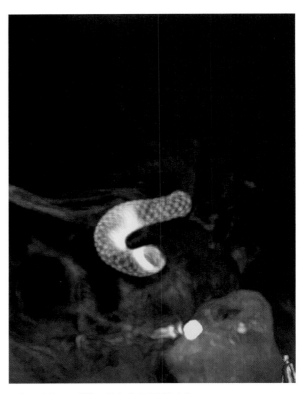

▲ 图 2-61　右侧颈内动脉支架释放后支架重建见支架远近端及体部打开贴壁良好

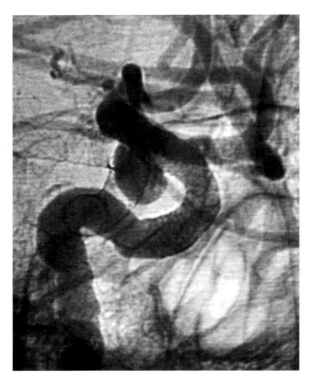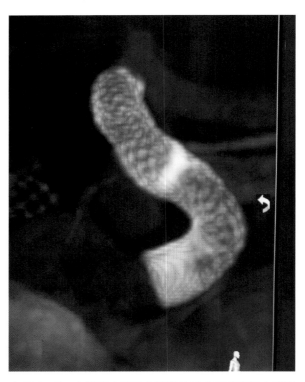

▲ 图 2-62　同样方法选择 Pipeline 4.25mm×20mm 处理左侧颈内动脉动脉瘤

▲ 图 2-63　左侧颈内动脉支架释放后支架重建见支架远近端及体部打开贴壁良好

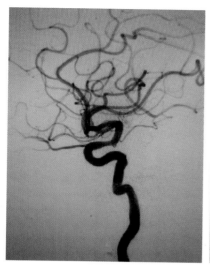 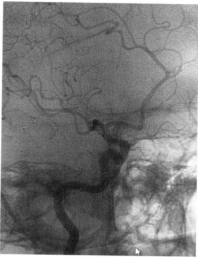 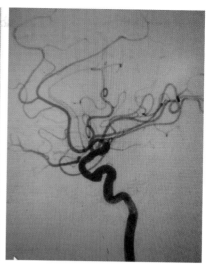

▲ 图 2-64 术后 6 个月复查造影见双侧动脉瘤完全愈合，支架内血流通畅，右侧载瘤血管支架内轻度狭窄。远端血管显影好

择血流导向装置良好的适应证。对于青年患者，由于患者预期寿命长，且社会角色和活动性需求强，尤其要注意复发的问题。尽量采用复发率低并发症率低的方法治疗。

病例 10 患者，女性，54 岁，以头痛恶心为主诉，CT 排除蛛网膜下腔出血。CTA 见颅内多发动脉瘤。考虑动脉瘤先兆破裂。mRS 评分 2 分。

【病变部位】双侧颈内动脉 C_5 段动脉瘤多发动脉瘤（图 2-65 至图 2-67）。

【病变特点】右侧颈内动脉动脉瘤大小约 5.9mm×4.6mm，宽颈，左侧颈内动脉 C_5 段大动脉瘤，大小约 20.6mm×21.3mm，宽颈，形态不规则，左侧颈内 C_4 段中度狭窄，狭窄率约 40%，血管整体上可见多发动脉硬化。考虑临床症状和较大的动脉瘤密切相关。

【手术方案】右侧单纯 Pipeline 血流导向装置植入，左侧 Pipeline+coil 致密填塞。

【手术过程】首先 7F 长鞘配合 5F Navien 的 115cm 导管头端置于右侧颈内 C_4 段，微导丝配合 Marksman 导管头端置于右侧大脑中动脉 M_3 段以远，测量后选取 PED4.0mm×20mm，成功释放，造影显示动脉瘤瘤腔滞留明显，支架贴壁良好。然后 7F 长鞘引入左侧颈内动脉 C_1 段近端，5F Navien 和 Echelon-10 栓塞导管并置于长鞘内，沿 Navien 引入 Marksman 导管，Echelon-10 栓塞导管置于动脉瘤瘤腔内。引入 3.75mm×30mm PED，支架半释放，完全覆盖瘤颈，沿预留的栓塞导管依次填入 25mm×50cm 弹簧圈 2 枚、22mm×50cm 弹簧圈 1 枚、20mm×50cm 弹簧圈 1 枚、16mm×40cm 弹簧圈 1 枚、9mm×30cm 弹簧圈 1 枚。然后透视状态下继续释放 PED，造影可见瘤腔内对比剂滞留，支架近端局部贴壁不良（C_4 段大弯侧），遂采用微导丝微导管按摩，效果不佳；然后使用 Sprinter 球囊 3.0mm×9mm 定位于贴壁不佳处局部扩张，最后造影显示瘤颈近端支架仍有部分未完全贴壁，观察血流无影响后结束手术（图 2-68 至图 2-74）。

【临床结局】术后经药物治疗后仍有头痛，较术前明显减轻，可耐受。术后 6 个月复查 DSA 见两个动脉瘤均完全不显影，载瘤动脉通畅（图 2-75）。mRS 评分 0 分。

【病例点评】该患者为颅内镜像动脉瘤，双侧动脉瘤均位于 C_5 段，瘤体朝向一致，但动脉瘤大小、形态不尽相同，右侧为中型动脉瘤（5～10mm），形态尚可，左侧为大型动脉瘤，形态极不规则，瘤体上有明显子瘤。临床症状表现为头痛、恶心，考虑动脉瘤近期短时间内发生变化，可能是先兆破裂。FD 治疗动脉瘤具有较高的闭塞率和极低的复发率，为巨大动脉瘤治疗绝对的适应证。虽然本病例是先处理了较小的动脉瘤，但是更合理的方案是先处理有症状的大动脉瘤。由于上述双

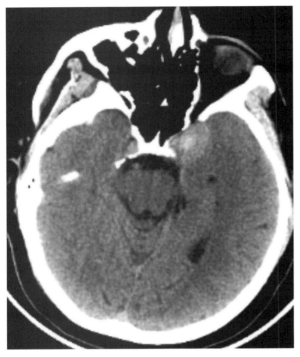

▲ 图 2-65　术前 CT 排除蛛网膜下腔出血，但可见左侧床突旁高密度影

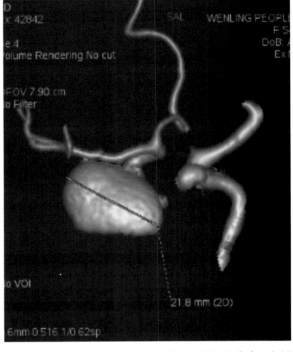

▲ 图 2-66　CTA 见双侧颈内动脉虹吸弯段动脉瘤。左侧较大最大径约 21.8mm，考虑为此次症状的责任病变，右侧较小约 5mm

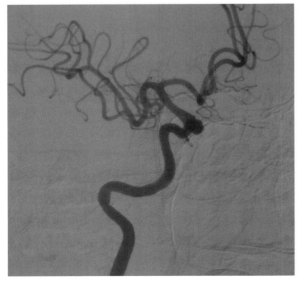

▲ 图 2-67　造影进一步证实右侧颈内动脉虹吸段动脉瘤，大小约 5.9mm×4.6mm，宽颈

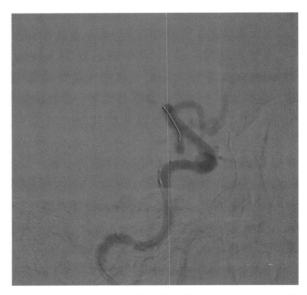

▲ 图 2-68　先处理右侧较小的动脉瘤。沿 Marksman 导管引入 Pipeline 4.0mm×20mm，支架头端在颈内动脉分叉部，在瘤颈处推送贴壁良好

侧动脉瘤的特性不同和病情特点，因此采用了左侧动脉瘤密网支架＋弹簧圈填塞，右侧动脉瘤单纯密网支架植入的方案。根据 FD 治疗动脉瘤的原理，其瘤腔闭塞为一定时间内具有渐进性，因此对于动脉瘤合并瘤腔有明显子瘤时或存在先兆破裂可能时，使用弹簧圈真正填塞到子瘤位置，子瘤处一般情况下为动脉瘤的薄弱点。因此对大动脉瘤近全致密填塞。关于支架贴壁不良的处理在技术篇中有详细的介绍，此处就不再赘述。

使用 Pipeline 治疗双侧颈内动脉动脉瘤时，是一期同时处理还是分期处理？在不考虑特殊的载

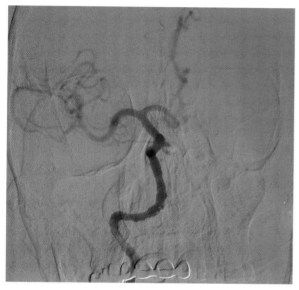
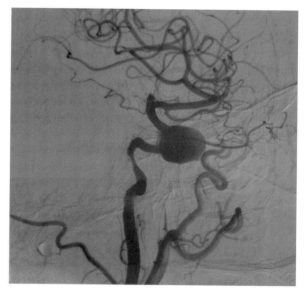

▲ 图 2-69　右侧支架完全释放后，见瘤腔内对比剂明显滞留，支架贴壁好，远端血管显影好

▲ 图 2-70　造影进一步证实右侧颈内动脉虹吸段动脉瘤，大小约 20.6mm×21.3mm，宽颈，形态不规则，左侧颈内 C₄ 段中度狭窄，狭窄率约 40%，血管整体上可见多发动脉硬化

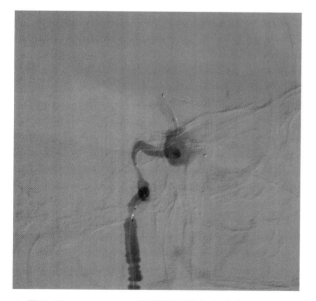
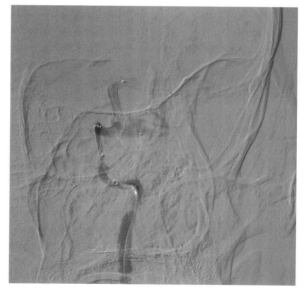

▲ 图 2-71　Echelon-10 微导管预置在瘤腔内，沿预置的 Marksman 导管引入 Pipeline 3.75mm×30mm 支架头端充分打开定位

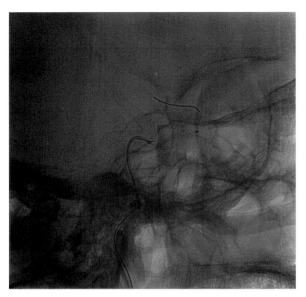

▲ 图 2-72　继续释放支架完全覆盖动脉瘤瘤颈

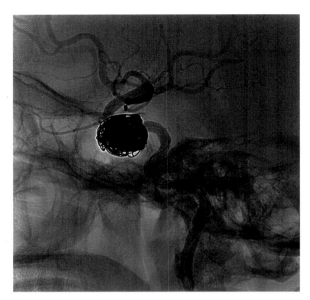

▲ 图 2-73　依次沿 Echelon-10 向瘤腔内填塞弹簧圈

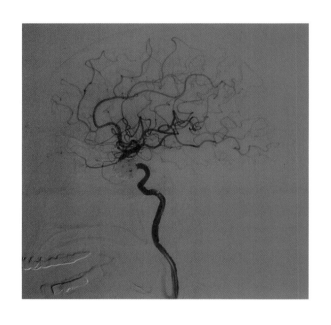

◀ 图 2-74　弹簧圈填充瘤腔满意后释放尾端支架。造影见动脉瘤瘤腔无对比剂充盈，载瘤动脉通畅，远端血管显影好

瘤动脉明显动脉粥样硬化、管径狭窄、发育不良、极度扭曲等情况下，笔者的建议是具体看两侧动脉瘤的情况。若两个都是中小型动脉瘤，可以一期处理；如果一侧为复杂的大型或巨大型动脉瘤，一侧为普通的中小型动脉瘤，可以一期处理；如果双侧都是大型或巨大型动脉瘤，可以考虑分期处理。内在的主要考虑还是术后载瘤动脉是否发生狭窄或闭塞的问题。在普通的中小型动脉瘤中，载瘤血管发生支架内狭窄或闭塞的概率非常低，对双侧同时治疗没有影响。若双侧都是宽颈的大型或巨大型动脉瘤，由于动脉瘤大小和使用 PED 数目是术后载瘤动脉狭窄或闭塞的重要影响因素（详见第 4 章），因此还是考虑分期治疗更安全。一期同时处理时，可考虑以下治疗原则：①优先处理症状性动脉瘤；②无症状时，优先处理动脉瘤瘤体较大、形态更不规则的病变（理论上更容易破裂）；③从操作复杂性和手术安全方面，可以先易后难。

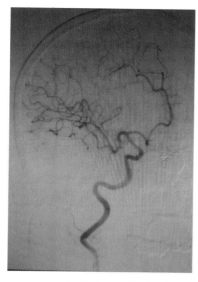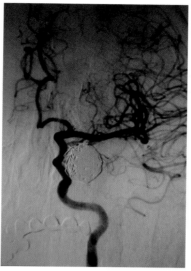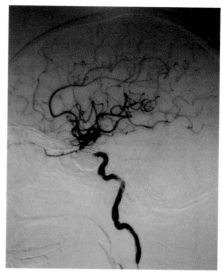

▲ 图 2-75　术后 6 个月复查造影见双侧动脉瘤完全不显影，载瘤动脉通畅无狭窄，远端血管显影好

四、夹层动脉瘤

病例 11　患者，女性，44 岁，患者因轻微头痛体检发现颅内动脉瘤，无蛛网膜下腔出血，mRS 评分 0 分。

【**病变部位**】左侧大脑中动脉动脉瘤。

【**病变特点**】动脉瘤大小约 8mm，瘤颈宽约 10mm，瘤体部多发不规则子瘤。结合高分辨 MR 及病变部位、特点等考虑夹层动脉瘤（图 2-76）。动脉瘤周围较多穿支 / 分支动脉。

【**手术方案**】拟单纯 Pipeline 血流导向装置植入，实际为 Pipeline 血流导向装置桥接植入。

【**手术过程**】先将 5F Navien 中间导管在 8F MPD 支撑下放置在左侧颈内动脉末端分叉部。将 Synchro-14 微导丝在 Marksman 微导管辅助下越过动脉瘤瘤颈达到左侧大脑中动脉 M_3。沿微导管引入 Pipeline 3.25mm×30mm，支架头端放置在瘤颈以远约 12mm 平滑处，缓慢释放支架，由于瘤颈处位于血管拐弯处的大弯侧且瘤颈很宽，张力太大时系统整体会疝入瘤腔内，维持合适的张力释放，但在血管转弯处支架贴壁不是太好，完全释放支架后支架尾端落在 M_1 起始部，后用塑形为猪尾状的微导丝整体 Massage 支架，由于瘤颈宽且远端贴壁不良的影响，支架完全张开完全贴壁的同时整体也向远端缩短明显，支架尾端回缩到瘤颈口处，虽然完全覆盖瘤颈，但仅超过瘤颈仅 1mm 且由于血管拐弯的原因支架贴壁不良。于是再将 Marksman 引入放到位后，再引入第二枚 Pipeline 3.25mm×20mm，该支架头端放置在瘤颈以远约 5mm 平滑处。由于瘤颈已经被第一枚支架完整覆盖，此枚支架打开顺利且在拐弯处和于第一枚支架之间均有良好贴壁。术后造影证实 FD 支架位置满意，完全覆盖瘤颈，在瘤颈处形成了两层支架更好的形成血流导向作用，而在 M_1 穿支密集区由于一层支架，尽量减少金属覆盖率。支架整体贴壁好，载瘤动脉通畅，动脉瘤内进入对比剂明显减少且滞留至静脉期（图 2-77 至图 2-84）。术后患者无缺血性并发症发生。

【**临床结局**】术后 6 个月随访复查 DSA 见动脉瘤完全不显影，载瘤动脉通畅（图 2-85 和图 2-86）。mRS 评分 0 分。

【**病例点评**】使用血流导向装置治疗夹层动脉瘤的报道不少，但多数集中在椎基底动脉。由于其不同于真性囊性动脉瘤的病理学特点，血管壁的损伤是其主要特点，而囊性瘤样凸起是继发性变化。临床上可以表现为头痛、破裂出血或缺血症状。传统的血管内治疗也是以血管重塑为主，一般会以多支架套叠辅助弹簧圈，一味单纯的填塞瘤腔往往会复发。文献中使用 Pipeline 治疗椎动脉夹层，明显简化了手术难度，在随访中治愈率在 80% 以上且并发症率非常低。该例是一个发生在大

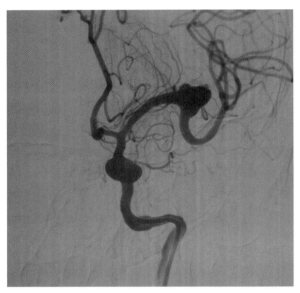

▲ 图 2-76　术前造影见左侧大脑中动脉 M₁ 段动脉瘤，动脉瘤大小约 **8mm**，瘤颈宽约 **10mm**，瘤体部形态不规则有多发不规则子瘤，载瘤动脉在瘤颈处有约 **90°** 血管迂曲

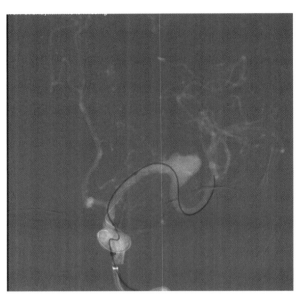

▲ 图 2-77　将 **Marksman** 导管在微导丝辅助下经过动脉瘤瘤颈经下干达到同侧 **M₃**

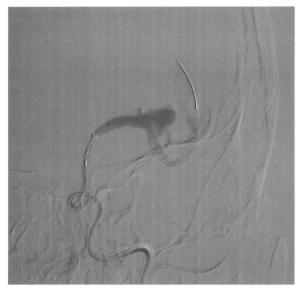

▲ 图 2-78　沿 **Marksman** 导管引入 **Pipeline 3.25mm×30mm**，将支架远端定位在跨过血管转完后，防止支架在转弯处盖帽或不完全打开

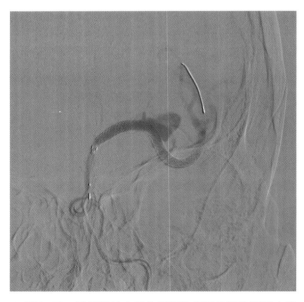

▲ 图 2-79　继续释放支架在瘤颈处打开并整体打开支架在大脑中动脉 M₁ 段内

脑中动脉的夹层动脉瘤，瘤颈非常宽约 10mm，传统治疗方法很难平直重塑瘤颈，而 FD 支架提供了全新的治疗理念。

　　本病例中预期是使用 1 枚 Pipeline 装置，但由于第一枚支架缩短太多而又不得不放置了第二枚 Pipeline 装置，结果却无心插柳柳成荫。那么使用 2 枚或多枚支架会有明显的优劣吗？ Chalouhi SN. 等对 126 例使用单一 PED 和 52 例使用多个 PED 的两组进行了比较，结果发现，多个 PED 组并发

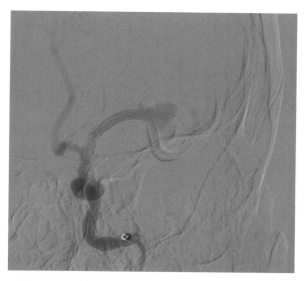

▲ 图 2-80　造影看支架在大脑中动脉 M₁ 段，特别是在支架近端处贴壁欠佳。拟用微导丝成襻后进行 Massage 操作

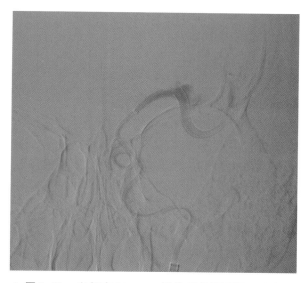

▲ 图 2-81　支架在 Massage 操作后缩短明显，支架近端直接缩短到瘤颈处。这表明支架在近端段打开确实欠佳，且这种非常宽径的动脉瘤在瘤颈处非常吃长度。Marksman 导管又在微导丝的辅助下经支架腔内达到远端

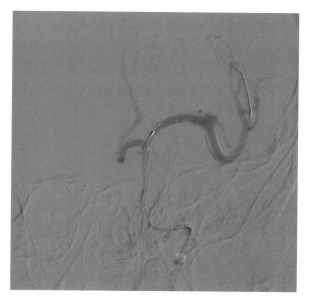

▲ 图 2-82　再沿 Marksman 导管引入 Pipeline 3.25mm×20mm，将支架远端定位在跨过血管转弯处，在第一个支架的支撑下打开及贴壁良好

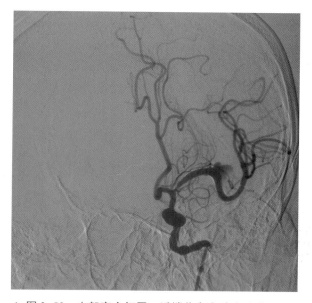

▲ 图 2-83　支架完全打开，近端落在大脑中动脉 M₁ 起始部

症率是单一 PED 组的 3 倍（15% vs. 5%），但从完全及近全闭塞率随访结果中，多个 PED 组却没有显著性高于单一 PED 组（87.5% vs. 83.5%）。但是基线资料中，多个 PED 组动脉瘤更大且有更多的夹层或梭形动脉瘤，因此来讲两组可比性不大。而在有些基线资料一致的病例组间比较中，研究结果则更倾向于多个 PED 组动脉瘤完全闭塞率显著性高于单一 PED 组（93% vs. 60%）。笔者以为其实对于绝大部分病例，使用 1 枚 PED 应该就足够，但多枚支架在有些病例中有特殊意义。如此例

患者以头痛起病，囊性凸起上有多发子瘤，这些均提示动脉瘤在近期内形态学有变化或进展，理论上多个支架能更有效促进动脉瘤愈合，减少动脉瘤术后至完全愈合前破裂出血的风险。但具体使用 PED 的数量，是 2 枚、3 枚，还是 4 枚或更多？暂没有一致意见。

在原计划的手术方案中，并没有计划使用弹簧圈。主要是考虑这个动脉瘤位于大脑中动脉 M_1 段，此段属于穿支密集区，动脉瘤是否侵及了穿支？是不是有纤细的穿支从动脉瘤瘤体发出？这些均不确定。弹簧圈的使用可能会促进瘤腔内血栓的形成，但不利于穿支供血，可能会导致穿支区梗死，因此考虑不使用弹簧圈。但如果夹层不是在穿支区，如在常见的椎动脉 V_4 段，也可以使用部分弹簧圈栓塞填塞，有利于瘤壁的修复。

虽然在此例中使用了 2 枚 PED，但只有在动脉瘤瘤颈处是重叠部分，而在 M_1 近端只有

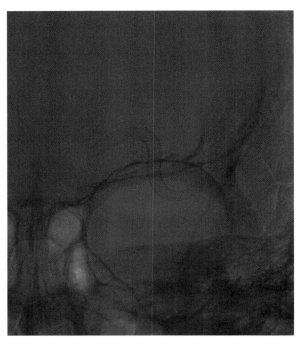

▲ 图 2-84 术后支架影，显示在动脉瘤瘤颈处有 2 层支架覆盖，近端 M_1 穿支密集区有单层支架覆盖

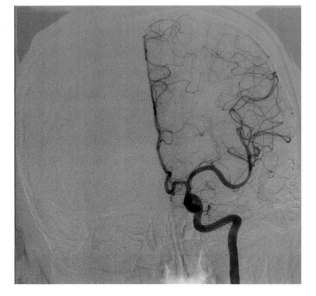
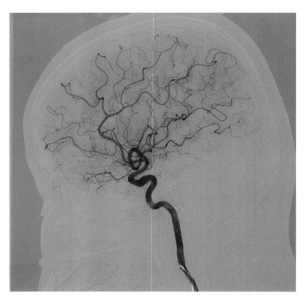

▲ 图 2-85 术后 6 个月复查正侧位造影见左侧颈内动脉系统血管显影好，动脉瘤完全不显影，可看到 M_1 多支穿支

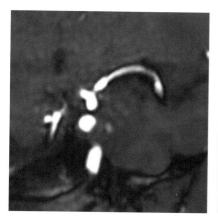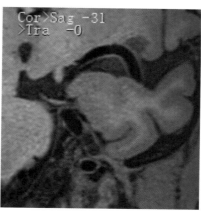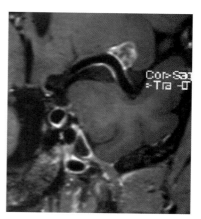

▲ 图 2-86 术后 6 个月复查高分辨 MR 见动脉瘤完全修复，载瘤动脉通畅

一层支架，因此并不会因为第 2 枚支架的使用而增加穿支血管影响风险。

基于支架的栓塞机制，一方面 FD 术后颅内动脉瘤的完全闭塞呈时间依赖性，一般需数月，甚至 1 年以上；另一方面，支架植入后中远期少数患者可能出现支架内的狭窄，甚至闭塞，故 FD 治疗颅内动脉瘤术后的随访十分必要，其中，瘤腔闭塞和支架内血管的通畅情况是其术后随访的重点。现在我们常规使用的随访方法为，一般建议术后 6 个月常规第一次影像学随访，建议使用 DSA，此后的长期随访建议使用无创的磁共振。磁共振血管成像（magnetic resonance angiography，MRA）为常用的无创性影像学随访方法，其中以三维时间飞越法磁共振血管成像（three-dimensional time-of-flight magnetic resonance angiography，3D-TOF MRA）及动态增强 MRA（dynamic contrast-enhanced MRA，CE-MRA）最为常用，其对于单纯弹簧圈栓塞的动脉瘤患者，随访具有较好的敏感度和准确度；但对于使用支架辅助栓塞患者，由于支架本身的金属伪影及支架磁场的屏蔽效应，上述技术在显示动脉瘤腔残留及载瘤动脉通畅性方面效果较差。同样，使用传统 MRA 评价颅内动脉瘤 FD 支架术后疗效的效果欠佳。因此，我们近年来通过使用新的磁共振血管成像序列 3D-T$_1$ SPACE 结合传统的 3D TOF MRA 应用于 FD 治疗颅内动脉瘤术后的随访，并初步取得了不错的结果，对于 FD 术后的长期影像学随访具有一定的应用前景。其中，三维 T$_1$ 加权序列可变翻转角度快速自旋回波技术（3D T$_1$ weighted sampling perfection with application-optimized contrasts by using different flip angle evolutions，3D T$_1$-SPACE），可同时提供三维、大范围、高空间分辨率的颅内动脉管壁成像，对于显示载瘤血管的通畅性优势明显。

五、梭形动脉瘤

病例 12 患者，男性，61 岁，体检发现颅内动脉瘤，mRS 评分 0 分。

【病变部位】右侧大脑中动脉动脉瘤。

【病变特点】动脉瘤最大径 12mm，瘤颈宽约 12mm，成梭形，瘤颈几乎侵及整个大脑中动脉水平段 2/3，瘤颈远端至大脑中动脉分叉部（图 2-87）。结合病变部位、特点等，考虑为夹层动脉瘤。动脉瘤周围较多穿支 / 分支动脉。

【手术方案】单纯 Pipeline 血流导向装置植入。

【手术过程】先将 5F Navien 中间导管在 8F MPD 支撑下放置在右侧颈内动脉末端分叉部。将 Synchro-14 微导丝在 Marksman 微导管辅助下越过动脉瘤瘤颈达到右侧大脑中动脉下干 M_3。沿 Marksman 微导管引入 Pipeline 4.0mm×25mm，支架头端放置在瘤颈以远约 10mm 平滑处，缓慢释放支架，维持合适的张力释放，完全释放支架后支架尾端落在颈内动脉 C_5 平滑段。术后造影证实 FD 支架位置满意，完全覆盖瘤颈，支架整体贴壁好，载瘤动脉通畅，被支架覆盖的大脑中动脉上干血流未见明显异常（图 2-88 至图 2-93）。术后患者无缺血性并发症发生（图 2-94）。

【临床结局】术后 8 个月电话随访患者无不适。mRS 评分 0 分。未行影像学随访。

【病例点评】这也是 1 例发生在大脑中动脉的夹层动脉瘤。不同于上一例的是，该动脉瘤瘤颈更宽，几乎累及全部大脑中动脉水平段，但该患者临床症状较轻，短期内无明显变化，动脉瘤形态较为规则，瘤体无明显子瘤，瘤颈整体较宽成梭形样变化，基于以上判断，血流导向装置重建血流应该是最适合的疗法。每个动脉瘤都有其自己的解剖学特点，该例放置 PED 必须覆盖大脑中动脉两个分支中的一个，瘤颈近端 M_1 正常部分较短，因此不适合选择 2 枚支架重叠，2 枚支架重叠的部分必然要覆盖远端分支及 M_1 主干部分，增加缺血性并发症风险。同样地没有使用弹簧圈，也是考虑这个动脉瘤位于大脑中动脉 M_1 段，弹簧圈的使用可能会促进瘤腔内血栓的形成，但不利于穿支供血，可能会导致穿支区梗死。从随访结果看，8 个月后动脉瘤体积明显变小，达到治疗预期。

此病例中，支架覆盖了大脑中动脉分叉的一支。那么支架的覆盖会不会导致这根分支血管血

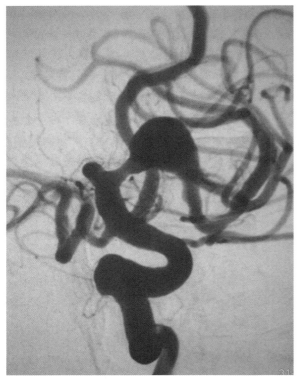

▲ 图 2-87　术前造影见右侧大脑中动脉 M_1 段动脉瘤，动脉瘤最大径 12mm，瘤颈宽约 12mm，成梭形，瘤颈几乎侵及整个大脑中动脉水平段 2/3，瘤颈远端至大脑中动脉分叉部

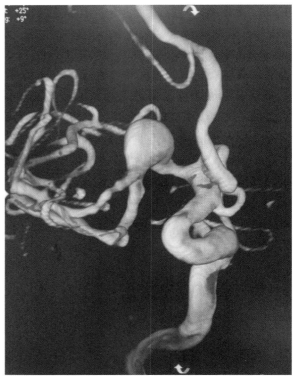

▲ 图 2-88　术前动脉瘤三维重建清晰显示动脉瘤结构。动脉瘤远端一直到分叉部，其上下干可以看作从动脉瘤颈部发出

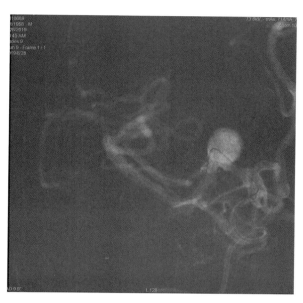

▲ 图 2-89　将 **Marksman** 导管在微导丝辅助下经过动脉瘤瘤颈经下干达到同侧 **M₃**

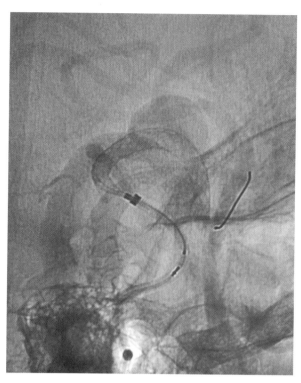

▲ 图 2-90　选择 **Pipeline 4.0mm×25mm**，支架远端放置在大脑中动脉平直段，锚定距离大约 **10mm**

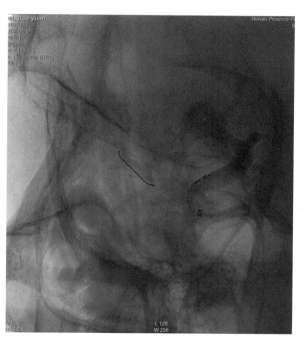

▲ 图 2-91　支架在瘤颈处载瘤动脉内顺利打开，支架尾端定位释放在颈内动脉末端

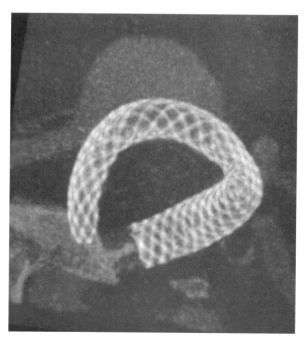

▲ 图 2-92　术后重建支架形态见支架打开良好，来远端、近端和体部均良好贴壁

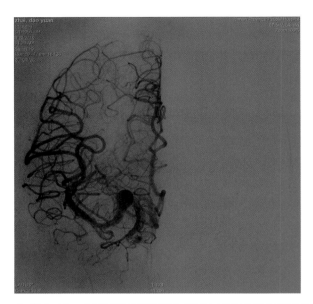
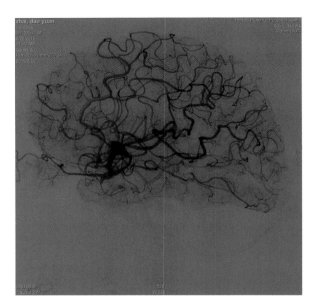

▲ 图 2-93　术后正侧位造影见右侧颈内动脉系统血管显影好，动脉瘤腔内有对比剂少量滞留，被覆盖的大脑中动脉上干血流正常

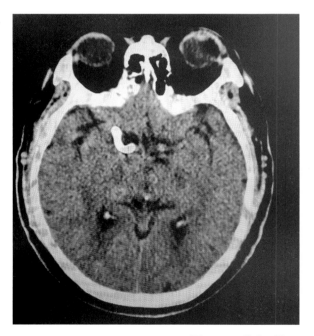
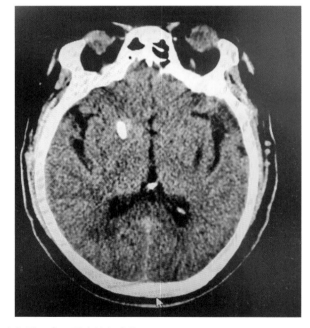

▲ 图 2-94　术后 1 周 CT 见支架影，未见明确缺血病灶

流减少，会不会导致闭塞，会不会导致缺血性并发症发生呢？从本中心的临床病例来看，治疗大脑中动脉动脉瘤 10 余例，无 1 例发生豆纹动脉穿支梗死并发症，无发生大脑中动脉分支供血区梗死并发症，2 例分支血管在复查中不显影但不伴有临床症状。从文献来看，在这个部位的动脉瘤使用 PED 进行治疗的，约有 20% 会发生被覆盖区血管造影见血流减少或流速变慢，约有 5% 患者会出现不同程度的临床缺血事件，基本都发生在围术期，这种临床症状一般较轻，经对症治疗和康复后

预后较好。慢性闭塞一般不会引起临床症状。

　　Sebastian F. 等总结了使用 PED 治疗共计 65 例 69 个夹层或梭形动脉瘤的资料，结果显示，动脉瘤完全治愈率 67%，而围术期并发症率为 12%，且并发症多发生在后循环的病例中。Stephan AM. 总结了使用 PED 治疗后循环梭形动脉瘤的病例，其缺血性并发症率达到了 25%。因此可以认为，夹层或梭形动脉瘤病变发生在后循环，特别是累及基底动脉时其并发症率会高得多。当然，后循环高并发症的发生也与动脉瘤大小、性质、治疗方案等有关，我们会在其他病例中讨论。

六、复发动脉瘤

　　病例 13　患者，女性，52 岁，半年前因蛛网膜下腔出血在当地医院诊断为左侧后交通动脉瘤（约 15mm × 12mm）并行 Solitaire 支架辅助弹簧圈栓塞治疗，术后恢复尚好，遗留右侧肌力弱约 4 级。半年后复查见动脉瘤复发，对比剂充盈明显。目前患者 mRS 评分 1 分。

　　【病变部位】左侧后交通动脉瘤。

　　【病变特点】瘤颈较宽约 6mm（图 2-95）。载瘤动脉内 Solitaire 明确，支架远端显影点在大脑中动脉 M_1 中段，支架近端显影点在海绵窦后膝拐弯处。

　　【手术方案】单纯 Pipeline 血流导向装置植入。

　　【手术过程】先将 5F Navien 中间导管在 8F MPD 支撑下放置在左侧颈内动脉海绵窦段。将 Synchro-14 微导丝头端塑形为猪尾样结构，在 Marksman 微导管辅助下反复尝试顺利通过 Solitaire 支架内，沿 Marksman 微导管引入 Pipeline 4.0mm × 30mm，支架头端略超过 Solitaire 支架头端 2mm 处原位释放支架，头端打开后略回缩正好和 Solitaire 支架头端显影点重叠。在支架体部释放的过程中保持一定的张力有利于支架打开和贴壁。支架顺利打开，尾端完全覆盖 Solitaire 支架近端显影标记。术后造影证实 FD 支架位置满意，完全覆盖 Solitaire 支架，贴壁好，载瘤动脉通畅（图 2-96 至图 2-102）。

　　【临床结局】6 个月后复查 DSA 见动脉瘤完全不显影，载瘤动脉通畅（图 2-103）。一般情况同术前，mRS 评分 1 分。

　　【病例点评】使用 PED 治疗后复发再使用 PED 进行治疗，由于 PED 本身术后治愈率高而复发率极低，这样的病例本身较少；加上 PED 支架显影性好及网丝密而网孔小，从技术上来讲难度其实不大。最困难的一类是在第一次使用的传统支架（如 Solitaire，Enterprise，Neuroform，Lvis，或球扩式支架等）的基础上再使用 Pipeline 进行治疗的。

　　原先接受的治疗中使用过支架的情况有所不同。文献研究中报道的支架后再用 Pipeline 治疗的动脉瘤中，闭塞率为 38%～65%，严重并发症率为 0%～14.3%，总体上比初次用 Pipeline 治疗具有更低的闭塞率和更高的并发症率。原有支架的存在可影响 Pipeline 的输送，释放和贴壁。Pipeline 在释放时其近远端需要覆盖并超过原有支架的近远端。但支架后再复发的动脉瘤除了血流导向疗法之外，通常没有更好的治疗手段，使用 Pipeline 对其治疗的效果是可以接受的。

　　手术的主要难点是微导丝通过传统支架的真腔到达远端。特别是 Solitaire/Enterprise/Neuroform 等支架，网孔较大且支架主体部分不显影，有时难以判断是从支架腔内、网孔内或支架与瘤壁之间通过。特别是支架头端落在血管转弯处，或支架体部放置在较大的转弯处时更难判断。有几个可能

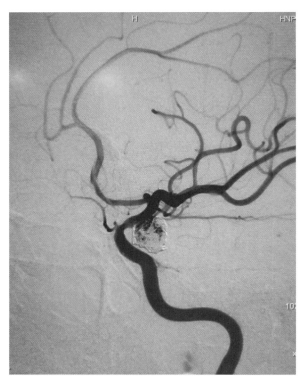

▲ 图 2-95　术前造影见左侧后交通动脉瘤，瘤颈较宽约 **6mm**

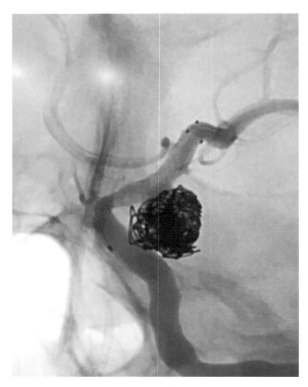

▲ 图 2-96　可见第一次治疗使用的 **Solitaire** 辅助支架，支架远端在大脑中动脉 **M₁** 中段，近端在海绵窦段，载瘤动脉虹吸弯本身有狭窄

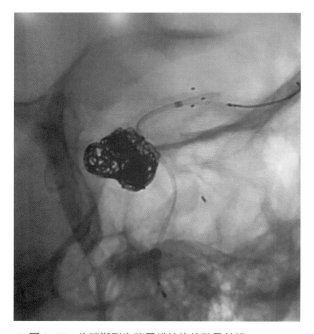

▲ 图 2-97　头端塑形为猪尾样结构的微导丝携 **Marksman** 微导管经过 **Solitaire** 支架内腔到达 **M₂**，沿 **Marksman** 引入 **Pipeline 4.0mm×30mm**，支架头端略超过 **Solitaire** 支架头端 **2mm** 处原位释放支架，见支架头端顺利张开满意

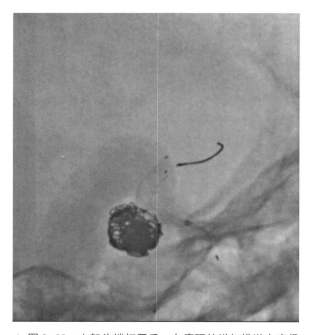

▲ 图 2-98　支架头端打开后，在瘤颈处增加推送力度保证在瘤颈处打开并贴壁

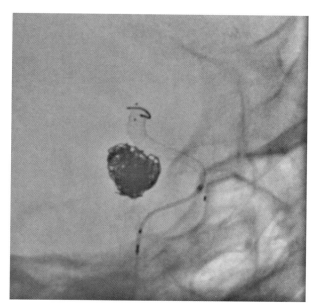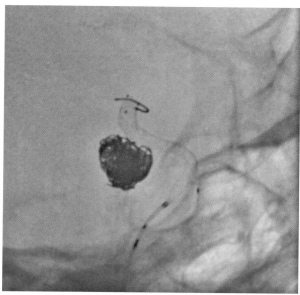

▲ 图 2-99　在血管转弯处，且此处有明显的载瘤动脉狭窄，反复推拉让支架充分打开贴壁

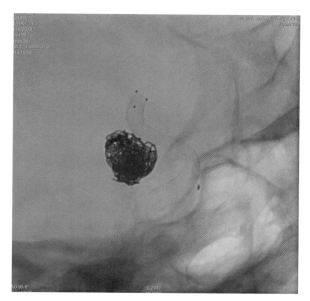

▲ 图 2-100　透视看 Pipeline 支架形态打开满意，和 Solitaire 支架贴合良好。Pipeline 支架近端完全覆盖 Solitaire 支架近端，两支架远端基本平齐

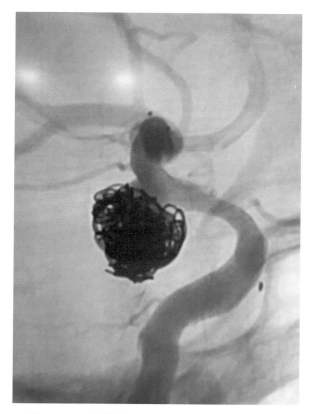

▲ 图 2-101　术后即时见 Solitaire 支架内 Pipeline 支架打开贴壁尚好，瘤颈有对比剂充盈

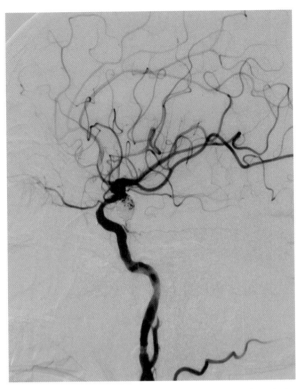

▲ 图 2-102　术后即时侧位造影见对比剂仍有进入瘤腔，远端血管显影正常

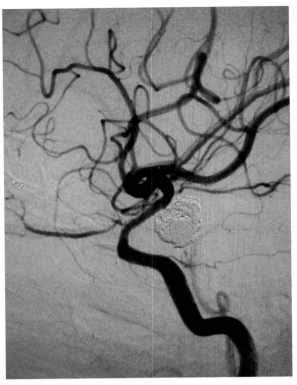

▲ 图 2-103　术后 6 个月复查造影见动脉瘤完全不显影，载瘤动脉通畅轻度狭窄，远端血管显影好

的有用的办法但也不能绝对判断准确。首先是将微导丝头端塑形成为较大直径的猪尾样，弓形向前在真腔的概率更高。其次是微导丝通过后同轴跟进 Marksman 导管，该微导管较容易跟进且能够在血管内有较大摆动范围，在真腔的概率更高。再者，如果不能判断时，可以先用顺应性球囊到达支架内，缓慢充盈球囊并观察充盈的形态和球囊与血管管壁的关系。此外，有些 DSA 可以做非常高清晰的 CT，可以重建支架骨架，多角度观察其与导丝的关系。此病例使用了塑性为猪尾样头端的导丝，通过较为顺利，Marksman 很容易通过，在跟进过程中平顺无阻力或形成导管弯曲等，且在海绵窦后膝弯处观察到 Marksman 导管可以摆动，以上均说明在真腔可能性大。

　　支架的选择和定位：FD 支架的定位影响支架直径和长度的选择。由于第一枚支架的影响，后放置的 Pipeline 支架和血管关系的贴合程度会受到影响，而这种贴合程度是影响内皮生长和动脉瘤远期愈合的关键。一般建议血流导向装置的长度要足够长，足以完全覆盖上一枚支架的近端，尽量也完全覆盖上一枚支架的远端。这样保证 FD 的两端均是和血管壁贴合，防止发生所谓的 FD 和血管壁支架的"内漏"而影响动脉瘤的愈合。另外，放置 FD 支架后使用球囊后扩张也是有效提高支架和血管壁贴壁性的有效方法。在这种使用 FD 作为首次支架治疗失败后的补救性治疗的方法时，文献中有使用球囊后扩张的比例达到 40%～56%。

　　支架的释放：支架内放置 FD 支架时，首选原位释放，而不采用传统的"打开→回撤→定位"的方法，以防支架头端和支架体部发生剐蹭。该病例就是采用的原位释放方法。若有因此导致的支架打开不良的情况也可以采取球囊后扩张的方法增加贴壁性。

　　对于在支架内再放置 FD 进行治疗的，在 8～17 个月的随访中，动脉瘤完全闭合率约为

38%～65%，但所有病例动脉瘤愈合程度均有不同程度好转。支架内再放置 FD 进行治疗的病例中，多篇文献总的并发症率均波动在 13% 左右。主要并发症有脑梗死、载瘤动脉闭塞、脑实质出血等，死亡率为 3%～5%。

病例 14　患者，女性，73 岁，患者 2 年前因蛛网膜下腔出血在当地医院诊断为右侧后交通动脉瘤并行单纯弹簧圈栓塞治疗，术后恢复好。术后复查见动脉瘤瘤颈处有对比剂显影并复发动脉瘤逐渐增大。mRS 评分 0 分。

【病变部位】右侧后交通动脉瘤。

【病变特点】造影见动脉瘤复发明确（图 2-104），基本是在动脉瘤瘤颈处新生了一个动脉瘤，动脉瘤瘤体和上次弹簧圈栓塞治疗的瘤体无明确关系。动脉瘤大小约 17mm×11mm，瘤颈大约 6.1mm。

【手术方案】Pipeline+coil 疏松填塞。

【手术过程】由于动脉瘤"相对窄颈"，采用分步治疗。先填充弹簧圈满意后再上支架系统。将 6F Navien 中间导管在 8FMPD 支撑下放置在右侧颈内动脉海绵窦段。先使用 Echelon-10 用弹簧圈栓塞瘤腔直至瘤颈内不显影。再引入 Marksman 微导管并沿 Marksman 引入 Pipeline 4.5mm×30mm（笔者注：不知道当时为什么选择那么长的支架），支架头端放置在大脑中动脉 M_1 起始部，支架尾端落在颈内动脉虹吸弯处。术后造影证实 FD 支架位置满意，贴壁好，载瘤动脉通畅，瘤颈处仍有对比剂充盈（图 2-105 至图 2-108）。

【临床结局】6 个月后复查 DSA 见动脉瘤近端完全不显影，瘤颈处仍有少量对比剂充盈，但较术后即时好转明显，载瘤动脉通畅（图 2-109）。mRS 评分 0 分。

【病例点评】该动脉瘤体积较大，且在随访中持续增大，为了防止动脉瘤发生破裂出血和复发，因此采用了 Pipeline+coil 填塞治疗。弹簧圈填充瘤体部以减少短期内破裂出血风险，Pipeline 主要

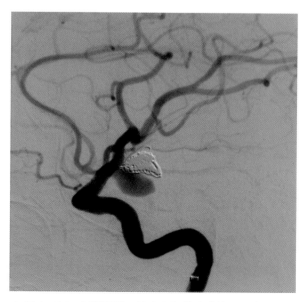

▲ 图 2-104　因蛛网膜下腔出血行单纯弹簧圈栓塞的后交通动脉瘤复发

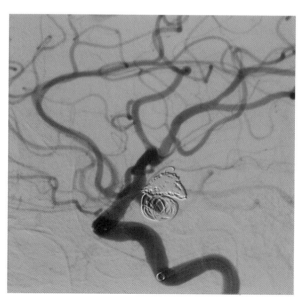

▲ 图 2-105　先用弹簧圈将复发的动脉瘤瘤腔疏松弹簧圈填塞

是起到减少复发风险，防止患者需要进行第三次治疗。有些既往经过治疗后再次复发的动脉瘤也可以采用 FD 来进行第二次治疗，特别是那些传统治疗方法复发率高的病例。如果第一次治疗是单纯弹簧圈栓塞或开颅夹闭，由于动脉瘤载瘤动脉内没有植入物，因此对 FD 的植入基本没有什么影响。两个大型前瞻性 Pipeline 治疗动脉瘤试验中，复发动脉瘤和初次治疗动脉瘤治疗结果未发现显著效果差别。在回顾性研究中也反映出类似结论。对于第一次治疗时载瘤动脉内没有植入物的病例，如

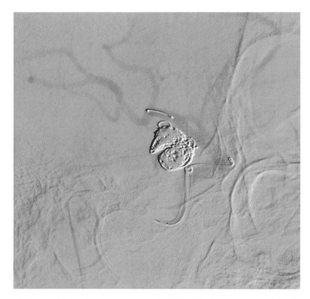

▲ 图 2-106　将 Marksman 导管越过动脉瘤瘤颈放置在右侧大脑中动脉 M$_2$ 段，沿 Marksman 导管引入 Pipeline 4.5mm×30mm，支架头端释放定位在颈内动脉分叉部

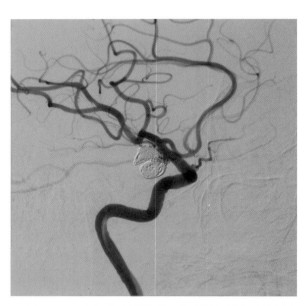

▲ 图 2-107　支架完全释放后，在瘤颈部仍有对比剂充盈，载瘤动脉通畅，远端血管显影好

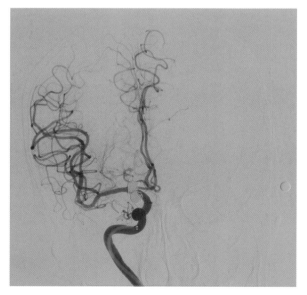

▲ 图 2-108　术后即时正位造影见颈内动脉系统血管显影好

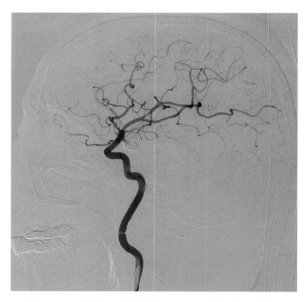

▲ 图 2-109　术后 6 个月复查 DSA 见动脉瘤近端完全不显影，瘤颈处仍有少量对比剂充盈，但较术后即时好转明显，载瘤动脉通畅无狭窄，远端血管显影好

外科夹闭或单纯弹簧圈栓塞的，在使用 FD 治疗后的 12 个月随访中，动脉瘤完全闭合率（Raymond Ⅰ）几乎达到 80%～100%。

　　另外，FD 也可作为一种补救治疗措施，如外科夹闭后残留动脉瘤的处理。图 2-110 至图 2-114 展示一例床突旁大型动脉瘤，家属首先选择了外科夹闭治疗。夹闭后复查脑 DSA 见动脉瘤有明显残留。再次给予血流导向装置支架治疗。术后 7 个月随访见动脉瘤完全不显影，载瘤动脉通畅无狭窄，远端血管显影好。从技术上来讲，这类动脉瘤不管是在开颅夹闭前，还是在开颅夹闭后动脉瘤

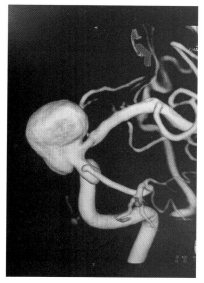 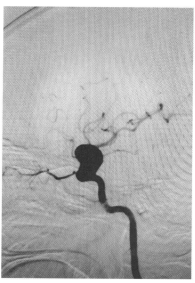 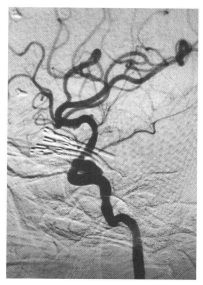

▲ 图 2-110　一例左侧颈内动脉床突旁大型动脉瘤

▲ 图 2-111　经外科开颅夹闭后，可见动脉瘤残留，也可见明显的 3 枚动脉瘤夹

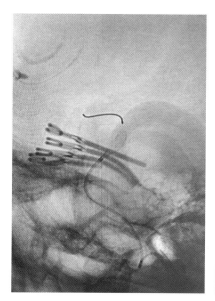 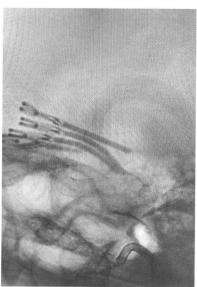 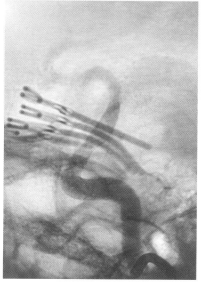

▲ 图 2-112　给予血流导向装置治疗，选择 1 枚 Pipeline 4.0mm×20mm 释放，完全覆盖残留动脉瘤瘤颈，支架打开及贴壁好

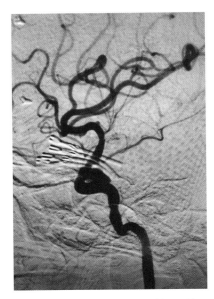 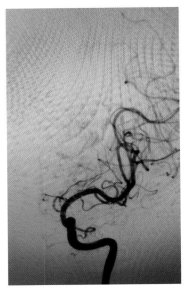 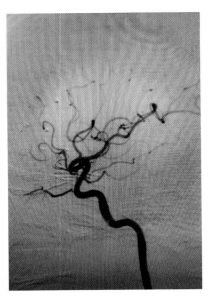

▲ 图 2-113　术后即时见血管显影好，正向血流正常

▲ 图 2-114　术后 7 个月复查 DSA 见动脉瘤完全不显影，载瘤动脉无狭窄，远端血管显影好

有残留时，放置 PED 都是比较简单的，这也是提供一种补救性选择，因为血管内治疗本身创伤小，可以达到许多神经外科的禁区或操作困难的部位。

七、破裂动脉瘤

病例 15　患者，女性，33 岁，患者以"头痛 5 天，加重伴意识加重 2 天余"主诉入院，神志嗜睡，语言正常，四肢肌力正常。脑膜刺激征阳性。行 CTA 和脑血管检查发现右侧颈内动脉末端动脉瘤。Hunt-Hess 分级 2 级。mRS 评分 2 分。

【病变部位】右侧颈内动脉 C_7 段动脉瘤。

【病变特点】动脉瘤宽基底约 5mm，动脉瘤大小约 2mm×4mm，载瘤动脉中度狭窄。动脉瘤发出部无分支血管，向腹外侧生长，动脉瘤颈接近颈内动脉分叉部约 2mm，瘤颈的对侧是后交通动脉或脉络膜前动脉发出部（图 2-115）。考虑血泡样动脉瘤。

【手术方案】Pipeline+coil 致密填塞。

【手术过程】先将 6F Navien 中间导管在 8F MPD 支撑下放置在右侧颈内动脉海绵窦段。经 6F Navien 中间导管将 Marksman 微导管放置到大脑中动脉 M_2 段，Echelon-10 塑形良好，经 6F Navien 引入，微导管头端准确指向瘤腔。沿 Marksman 引入 PED 3.5mm×18mm，远端锚定在大脑中动脉 M_1 近端，推送下释放到覆盖瘤颈处，暂不释放尾端部分。沿 Echelon-10 缓慢送入 1.5mm×3cm 和 1mm×2cm 弹簧圈 2 枚，见弹簧圈完全填充在瘤腔内，弹簧圈推送过程中微导管位置稳定。造影证实动脉瘤完全不显影后，释放尾端支架。造影见载瘤动脉通畅狭窄解除，瘤腔内无对比剂充盈，分支及远端血管未见明显异常（图 2-116 至图 2-121）。

【临床结局】术后临床恢复好，半个月出院双抗血小板药物治疗。5 个月后恢复良好，复查 DSA

见动脉瘤完全不显影，载瘤动脉通畅，被支架覆盖的大脑前动脉显影较术前慢，对侧代偿良好（图 2-122）。mRS 评分为 0 分。

【病例点评】这是我们中心使用血流导向装置治疗的第一例明确的破裂出血的动脉瘤。这个动脉瘤考虑是血泡样动脉瘤，结合动脉瘤特殊的特点手术方案的确定如下。动脉瘤基底部离颈内动脉末端很近，与脉络膜前动脉开口相对。因此，覆膜支架没有锚定点且会覆盖脉络膜前动脉开口，不是很好的选择。动脉瘤同时合并载瘤动脉的中度狭窄，考虑是在夹层的基础上形成的血泡样动脉瘤，最好使用编织型支架在释放过程中推拉同时可以解除狭窄，动脉瘤基底部很宽，但瘤顶到基底部却很浅只有 1.5~2mm，只能使用较小的弹簧圈进行填塞，使用 LVIS 时可能需要多个支架望远镜释放或铆钉技术，操作复杂，且容易影响微导管稳定性。Pipeline 可能是最好的选择。

在文献中，国外有学者已经尝试使用 FD 来治疗破裂动脉瘤和血泡样动脉瘤。使用 FD 治疗破裂动脉瘤的关键点是是否合并弹簧圈进行致密栓塞，各中心的实践不尽相同。Chalouhi N. 等使用 PED 治疗了 20 例破裂出血的动脉瘤，其中 14 例使用单纯 PED 治疗，而只有 6 例使用了 PED 结合弹簧圈治疗，这 6 例中有 2 例是 PED 和弹簧圈在一次手术完成，4 例是先期弹簧圈填塞而 1~2 周后二期放置 PED。在 15 例的平均 5.3 个月的影像随访结果显示，12 例（80%）动脉瘤完全不显影。John DN. 等单纯使用 PED 治疗的一例大小约 3mm×3mm×1mm 的血泡样动脉瘤，术后第 5 天患者因发生动脉瘤再破裂出血而死亡。综合分析文献，国外专家单纯使用 PED 的占多数，大多数情况下不使用弹簧圈，但 6%~10% 会发生动脉瘤复发和再破裂出血。因此我们的策略是使用 FD 来治

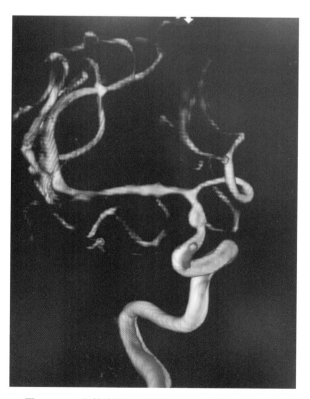

▲ 图 2-115　术前造影见右侧颈内动脉末端动脉瘤，脉瘤宽基底约 5mm，动脉瘤大小约 2mm×4mm，载瘤动脉中度狭窄。动脉瘤发出部无分支血管，向腹外侧生长，考虑血泡样动脉瘤

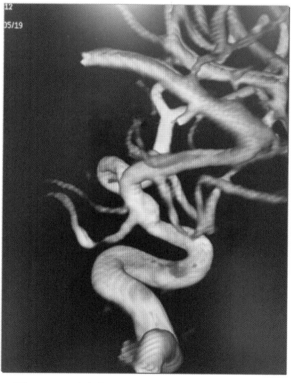

▲ 图 2-116　动脉瘤颈接近颈内动脉分叉部约 2mm，瘤颈的对侧是后交通动脉或脉络膜前动脉发出部

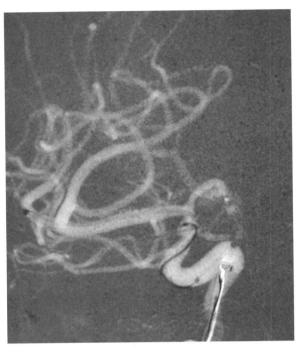

▲ 图 2-117　将 Marksman 导管越过动脉瘤瘤颈放置在同侧大脑中动脉 M₂ 段，将预塑形的 Echelon-10 微导管头端放置在动脉瘤瘤腔内

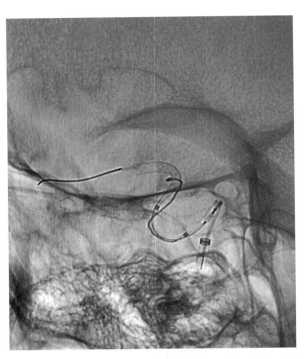

▲ 图 2-118　沿 Marksman 导管引入 Pipeline 3.5mm×18mm，将支架远端定位在大脑中动脉 M₁ 中段，在瘤颈处打开并半释放。沿栓塞导管依次引入 1.5mm×3cm 和 1mm×2cm 弹簧圈 2 枚

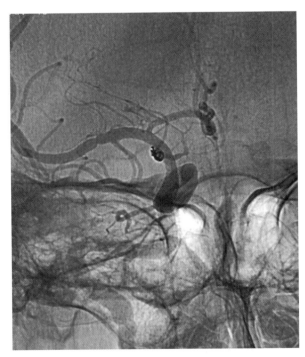

▲ 图 2-119　弹簧圈完全填充在瘤腔内后将支架尾端完全释放

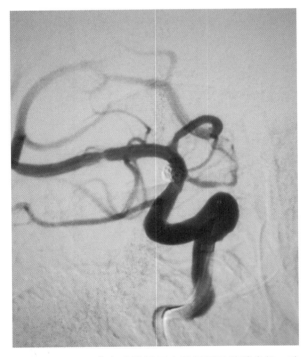

▲ 图 2-120　工作角度造影见支架打开及贴壁良好，动脉瘤腔内完全无对比剂充盈，载瘤动脉痉挛性狭窄基本解除，大脑中动脉中段血管痉挛性轻度局限性狭窄

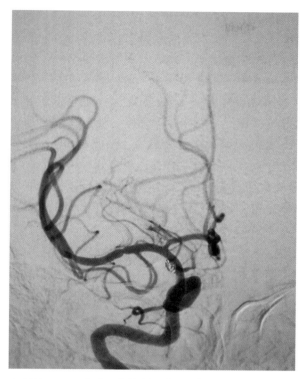

▲ 图 2-121　术后正位造影见右侧颈内动脉系统血管显影好

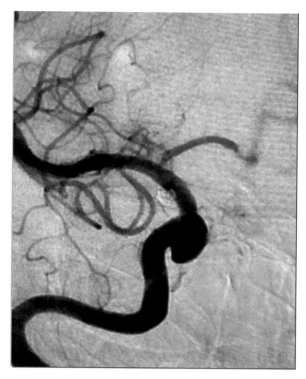

▲ 图 2-122　术后 5 个月复查造影见动脉瘤完全不显影，载瘤动脉无狭窄，被支架覆盖的大脑前动脉显影较术前浅淡

疗破裂动脉瘤时一定要结合弹簧圈。那么问题来了，使用密网支架同时还要使用弹簧圈栓塞，这与传统的支架 + 弹簧圈治疗还有什么区别呢？我们将会在之后的病例中讨论。

　　病例 16　患者，女性，44 岁，患者以蛛网膜下腔出血起病，神志清楚，语言正常，四肢肌力正常。脑膜刺激征阳性。Hunt-Hess 分级 1 级，mRS 评分 2 分。

　　【病变部位】左侧颈内动脉 C_7 段动脉瘤。

　　【病变特点】左侧颈内动脉末端动脉瘤，载瘤动脉成梭形扩张，最大直径处约 4.5mm，梭形扩张局部向上有一宽基底囊性扩张，瘤腔大小约 2.5mm×2.3mm（图 2-123），考虑血泡样动脉瘤和此次出血的责任破裂口。

　　【手术方案】Pipeline+coil 致密填塞。

　　【手术过程】先将 5F Navien 中间导管在 8F MPD 支撑下放置在左侧颈内动脉海绵窦段。经 5F Navien 中间导管将 Marksman 微导管放置到大脑中动脉 M_2 段，Echelon-10 塑性良好经另一侧穿刺的 5F 导引导管引入，微导管头端准确指向瘤腔。沿 Marksman 引入 PED 3.75mm×18mm，远端锚定在颈内动脉末端分叉部，推送下释放到覆盖瘤颈处，沿 Echelon-10 缓慢送入 1.5mm×3cm 和 1mm×2cm 弹簧圈 2 枚，见弹簧圈完全填充在瘤腔内，弹簧圈推送过程中微导管位置稳定。造影证实动脉瘤囊性部分完全不显影后，释放尾端支架。造影见载瘤动脉通畅狭窄解除，瘤腔内无对比剂充盈，分支及远端血管未见明显异常（图 2-124 至图 2-127）。术中给予替罗非班泵入，术后常规改为给予阿司匹林 100mg+ 氯吡格雷 75mg 治疗。

　　【临床结局】术后临床恢复好，术后 6 个月复查 DSA 见动脉瘤完全不显影，载瘤动脉通畅（图

2-128），mRS 评分为 0 分。

【病例点评】接着上一个病例的问题讨论，使用密网支架同时还要使用弹簧圈栓塞，这与传统的支架＋弹簧圈治疗还有什么区别呢？这与我们使用 FD 的初衷有关。目前笔者所在医学中心在临床医疗实践中，并不是所有的破裂出血性动脉瘤都首选血流导向装置来治疗。我们尝试了 5 例破裂动脉瘤的 FD 治疗也只是占同期本中心血管内治疗所有破裂动脉瘤的 1.5% 左右。这几个动脉瘤都有一些共同特点，如动脉瘤基底部很宽，载瘤动脉成梭形扩张，动脉瘤没有深度，即瘤颈到瘤顶部连线的距离小，传统支架辅助弹簧圈完全栓塞这些动脉瘤相当困难或复发率高。使用 FD 结合弹簧圈治疗这一类动脉瘤的基本思想是，弹簧圈的作用在于靶向性栓塞这个破裂口或者是子瘤，而宽基底的部分不需要或仅仅疏松弹簧圈填塞，其远期修复效果依靠 FD。从手术即时和随访的结果中也证实完全达到了手术的初衷设计，既预防了动脉瘤的再出血，又保证了动脉瘤远期效果不复发。

结合此病例，可以明确判断动脉瘤的囊性部分是出血的破裂点，一定要用弹簧圈栓塞达到完全不显影，但是不是一定要致密栓塞？我们的经验是使用 FD 进行辅助后使用弹簧圈的量要比传统经验的使用量要少，即较少的弹簧圈就能使动脉瘤瘤腔不显影，这也体现出了 FD 的血流导向作用。

从技术上来讲，放置支架和填塞弹簧圈的顺序，建议的是先让支架导管和弹簧圈导管到位，首先打开支架头端并远端锚定好，继续释放支架直至覆盖动脉瘤瘤颈，在此过程中要注意弹簧圈导管的稳定，防止因推拉 Marksman 而导致弹簧圈导管脱出或移位。待 PED 支架完全覆盖动脉瘤瘤颈后，开始填塞弹簧圈，后面的支架不要完全释放，给必要时回收支架提供条件。直至造影证实动脉瘤完全不显影后释放尾端支架。

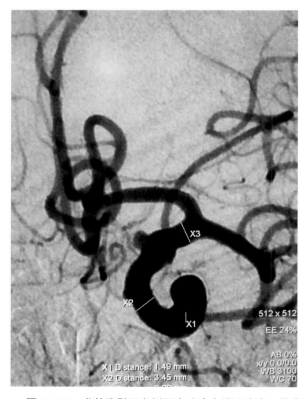
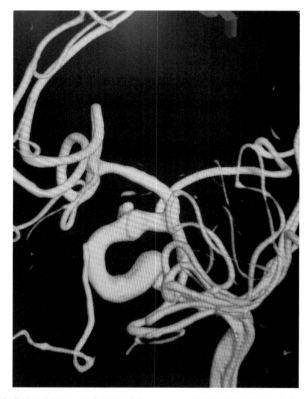

▲ 图 2-123 术前造影见左侧颈内动脉末端动脉瘤，载瘤动脉成梭形扩张，最大直径处约 4.5mm，梭形扩张局部向上有一宽基底囊性扩张，瘤腔大小约 2.5mm×2.3mm

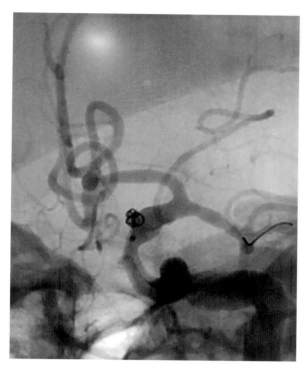

▲ 图 2-124　将 **Marksman** 导管越过动脉瘤瘤颈放置在同侧大脑中动脉 **M₂** 段，将预塑形的 **Echelon-10** 微导管头端放置在动脉瘤瘤腔内。沿 **Marksman** 导管引入 **Pipeline** **3.75mm×18mm**，将支架远端定位在颈内动脉分叉部，在瘤颈处打开并半释放。沿栓塞导管依次引入弹簧圈

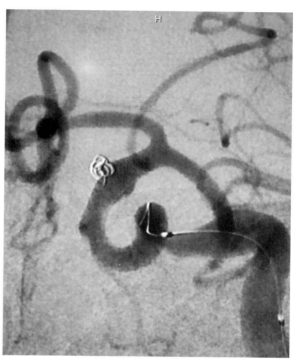

▲ 图 2-125　造影见动脉瘤腔完全不显影后将支架尾端完全释放

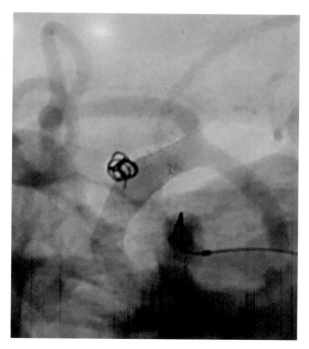

▲ 图 2-126　透视图下见支架定位精准满意，动脉瘤瘤颈部将支架推送较密

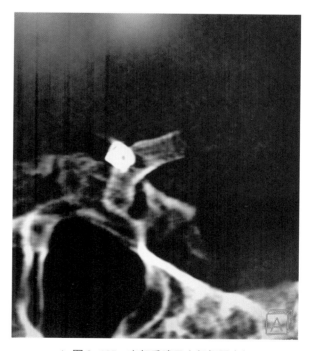

▲ 图 2-127　支架重建见支架打开良好

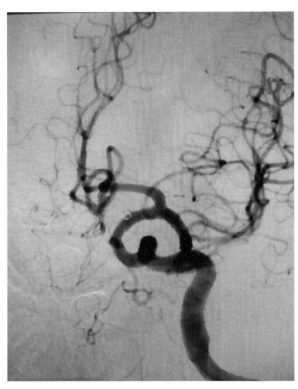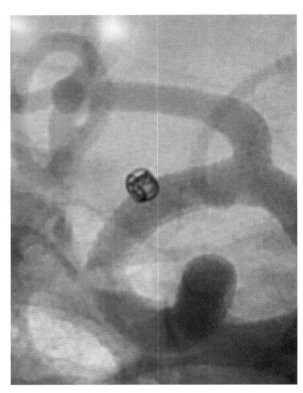

▲ 图 2-128　术后 6 个月复查造影见栓塞的动脉瘤囊腔完全不显影，梭形动脉瘤亦完全不显影，载瘤动脉通畅无狭窄

病例 17　患者，女性，53 岁，3 年前体检发现左侧颈内动脉虹吸段宽颈动脉瘤，形态不规则（图 2-129），最大径约 7mm，瘤颈宽约 7mm。某医院会诊认为动脉瘤瘤颈很宽，这种动脉瘤不易发生破裂出血且外科夹闭治疗困难，血管内栓塞治疗难以致密栓塞且复发率高故而保守随访观察。此次入院以蛛网膜下腔出血起病（图 2-130），神志清楚语言好，四肢运动正常。Hunt-Hess 分级 2 级，mRS 评分 2 分。

【病变部位】左侧颈内动脉虹吸段动脉瘤。

【病变特点】动脉瘤宽基底约 11mm，瘤腔形态不规则有多个子瘤最大径处约 8mm（图 2-131）。

【手术方案】Pipeline+coil 致密填塞。

【手术过程】先将 5F Navien 中间导管在 8F MPD 支撑下放置在左侧颈内动脉海绵窦段。经 5F Navien 中间导管将 Marksman 微导管放置到大脑中动脉 M$_2$ 段，Echelon-10 塑形良好经另一侧穿刺的 5F 导引导管引入，微导管头端准确指向瘤腔。沿 Marksman 引入 PED 3.75mm×18mm，远端锚定在颈内动脉末端分叉部，推送下释放到覆盖瘤颈处，沿 Echelon-10 缓慢送入数枚弹簧圈，见弹簧圈完全填充在瘤腔内，弹簧圈推送过程中微导管位置稳定。造影证实动脉瘤囊性部分完全不显影后，释放尾端支架。造影见载瘤动脉通畅狭窄解除，瘤腔内无对比剂充盈，分支及远端血管未见明显异常（图 2-132 至图 2-137）。

【临床结局】术后恢复好，无神经功能缺损症状。术后 6 个月后恢复良好，DSA 见动脉瘤完全不显影，载瘤动脉通畅。mRS 评分为 0 分。

【病例点评】有了前几例使用 PED 治疗破裂动脉瘤的经验，这一例治疗起来就比较从容，也相对容易些了。该动脉瘤的主要特点是瘤颈太宽，传统支架辅助弹簧圈治疗瘤颈处修复较为困难故而

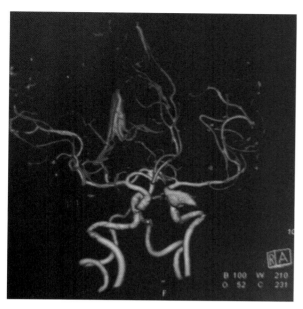

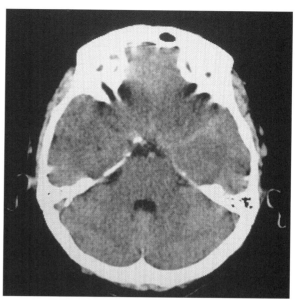

▲ 图 2-129　患者 3 年前体检发现左侧颈内动脉虹吸段宽颈动脉瘤，动脉瘤形态不规则

▲ 图 2-130　患者以突发头痛起病，CT 提示蛛网膜下腔出血

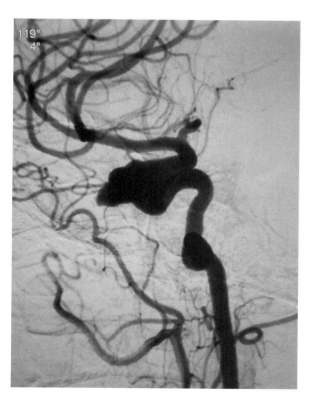

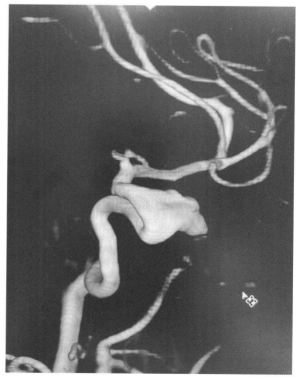

▲ 图 2-131　术前造影见左侧颈内动脉虹吸段动脉瘤，动脉瘤宽基底约 11mm，瘤腔形态不规则有多个子瘤最大径处约 8mm

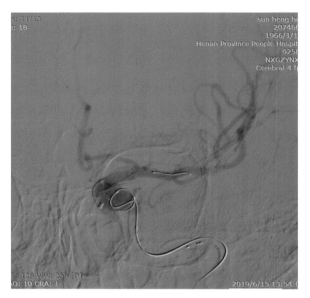

▲ 图 2-132 将 Marksman 导管越过动脉瘤瘤颈放置在同侧大脑中动脉 M₂ 段，将预塑形的 Echelon-10 微导管头端放置在动脉瘤瘤腔内。沿 Marksman 导管引入 Pipeline 3.75mm×18mm，将支架远端定位在颈内动脉末端分叉处，支架头端打开及贴壁良好

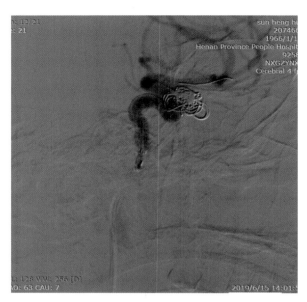

▲ 图 2-133 支架在瘤颈处打开并半释放。沿栓塞导管依次引入弹簧圈。弹簧圈完全填充在瘤腔内后将支架尾端完全释放

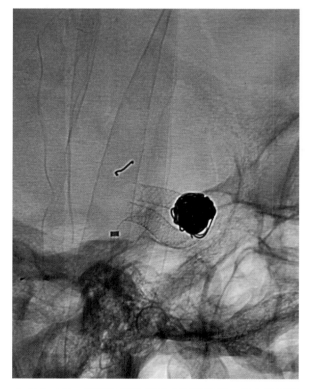

▲ 图 2-134 造影见动脉瘤完全不显影后，将支架尾端打开

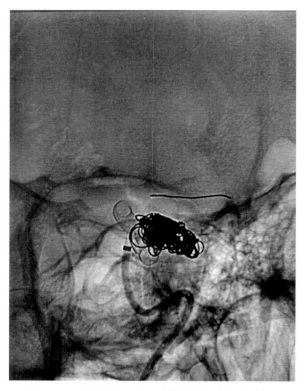

▲ 图 2-135 工作角度见瘤腔内弹簧圈填充较为疏松

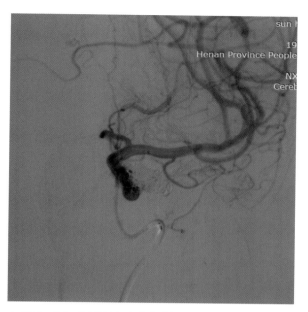

▲ 图 2-136　造影见在瘤腔内弹簧圈疏松填塞的情况下动脉瘤完全不显影，载瘤动脉通畅

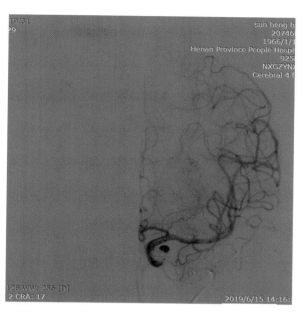

▲ 图 2-137　术后正位复查造影见动脉瘤完全不显影，载瘤动脉通畅，远端血管显影好

远期复发率高。使用 FD 结合弹簧圈治疗，弹簧圈即刻栓塞这个破裂口或者是子瘤，保证不再发生破裂出血，而宽基底的部分远期修复效果依靠 FD。从该病例进一步证实使用 FD 进行辅助后使用较少的弹簧圈就能使动脉瘤瘤腔不显影，这也体现了 FD 的血流导向作用。手术即时动脉瘤瘤颈即塑形良好，半年随访结果动脉瘤完全不显影，瘤颈完全塑形，载瘤动脉通畅。

　　前面说到，如果动脉瘤瘤腔很小或微导管不易稳定，从技术上来讲，建议的是先让支架导管和弹簧圈导管到位，首先打开支架头端并远端锚定好，继续释放支架直至覆盖动脉瘤瘤颈，待 PED 支架完全覆盖动脉瘤瘤颈后，开始填塞弹簧圈，后面的支架不要完全释放，给必要时回收支架提供条件。直至造影证实动脉瘤完全不显影后释放尾端支架。对于这种动脉瘤瘤腔不小且微导管容易到位稳定的，同样是建议先释放支架完全覆盖动脉瘤瘤颈后再填塞弹簧圈。因为使用 FD 的关键是支架打开并贴壁良好，若先放弹簧圈会影响观察支架打开及贴壁情况。

　　关于破裂动脉瘤急性期使用 FD 来治疗的抗血小板药物的应用，本单中心的经验是术中使用替罗非班，术后替换为阿司匹林 100mg+ 氯吡格雷 75mg 服用半年，半年后改为单抗持续 2 年。总的思想是虽然 FD 的网孔更小且金属覆盖率更高，但抗血小板的用法用量和常规其他支架完全一致。从单中心近 300 例的经验来看，这种策略是安全有效的。

八、远端动脉瘤

病例 18　患者，女性，68 岁，因头晕体检发现多发动脉瘤。mRS 评分 0 分。
【病变部位】 左侧后交通动脉瘤和右侧大脑前动脉 A_3 段动脉瘤。
【病变特点】 左侧后交通动脉瘤，动脉瘤最大径 5.5mm，瘤颈宽约 4mm，后交通动脉从瘤颈处发出（图 2-138）。右侧大脑前动脉 A_3 段动脉瘤（图 2-139 和图 2-140），宽基底约 4mm，瘤高约 2mm。

【手术方案】单纯 Pipeline 血流导向装置植入。

【手术过程】左侧后交通采用支架辅助弹簧圈栓塞，右侧大脑前动脉瘤采用血流导向装置重建血管治疗。先将 6F Navien 中间导管在 8F MPD 支撑下放置在右侧颈内动脉海绵窦段。将 Marksman 微导管在微导丝辅助下越过动脉瘤瘤颈达到右侧大脑前动脉 A_4。沿微导管引入 Pipeline 2.5mm × 12mm，支架头端放置在瘤颈以远 5～6mm 平滑处，缓慢释放支架。术后造影证实 FD 支架位置满意，完全覆盖瘤颈，支架整体贴壁好，载瘤动脉通畅，被支架覆盖的骈缘动脉血流未见明显异常（图 2-141 至图 2-144）。术后患者无缺血性并发症发生。

【临床结局】术后 11 个月随访患者无不适，复查 DSA 见动脉瘤完全不显影，载瘤动脉通畅，被支架覆盖的骈缘动脉管径变细血流尚好（图 2-145）。mRS 评分 0 分。

【病例点评】这也是一例多发动脉瘤因此采取了较为积极的治疗。对于发生在一些终末血管上的动脉瘤，如大脑前动脉瘤 A_2～A_4，大脑中动脉 M_2～M_4，大脑后动脉 P_1～P_3，或者是发生在 PICA 的动脉瘤，梭形或夹层动脉瘤更为常见。这些动脉瘤的共同特点是载瘤动脉直径小，一般为 1.5～2.5mm，更多的是在 2.0mm 以下；相对较小的载瘤动脉瘤，动脉瘤基本均为宽颈动脉瘤；这些动脉瘤更多发生在分支血管分叉部；临床可表现为无症状、头痛或发生破裂出血。外科开颅治疗多以闭塞血管为主虽然闭塞率高但并发症也高。传统的支架辅助弹簧圈治疗，由于载瘤动脉较细，多系统操作困难，且多有分支从瘤颈发出，弹簧圈会可能导致分支血管急性闭塞，加上宽颈动脉瘤复发率高，因此在临床上是一类比较挑战的动脉瘤。远端动脉瘤是 Willis 环以远的动脉瘤，在远端小血管中进行 Pipeline 的释放具有相对较高的技术难度。一项涵盖了 65 个远端动脉瘤（A_2、M_2、P_2 部位）的病例序列研究中，动脉瘤闭塞率为 83%（平均随访时间 6 个月），并发症率 7.7%。另一项涵盖 23 名患者 23 个远端动脉瘤（MCA、PCA、ACA 部位）的单中心序列研究中，18 个动脉瘤（78.3%）在 DSA 随访时为 Raymond 1 级闭塞，22 个患者获得良好临床结果（mRS ≤ 2）。总体而言，Pipeline 在远端动脉瘤的应用效果良好，但需重视操作上的难点和操作相关并发症的发生。

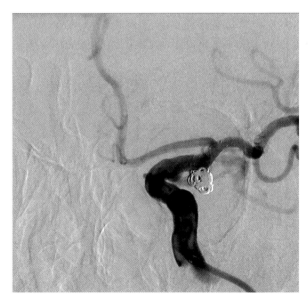

▲ 图 2-138 患者左侧后交通动脉瘤最大径 5.5mm，瘤颈宽约 4mm。经 LVIS 辅助弹簧圈栓塞术后

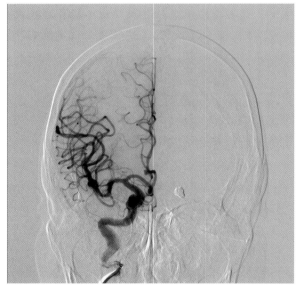

▲ 图 2-139 右侧颈内动脉正位造影可见大脑前动脉动脉瘤，形态不规则

那么使用血流导向装置治疗这一类动脉瘤是否合适？关切的核心主要有以下几个方面。

第一是这些动脉瘤位置较远，系统是否容易到位？在有良好的支撑系统的前提下，不管是常规的导丝导管技术，或交换技术等，Marksman 到位越过瘤颈达到理想的部位基本没有任何难度。那么支架释放困难吗？从笔者自己的经验和从文献中的描述，认为这种支架放起来可能会更容易，基本可以采用原位释放回撤微导管，头端很容易打开，后续支架推送也较容易。可能的原因是支架较

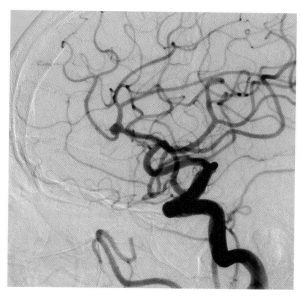

▲ 图 2-140　右侧大脑前动脉 A₃ 段分叉部动脉瘤，动脉瘤宽基底

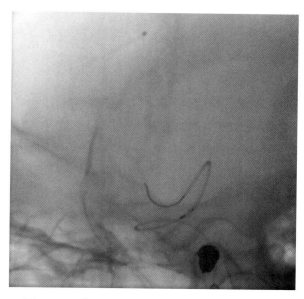

▲ 图 2-141　将 Marksman 导管经过动脉瘤瘤颈放置在大脑前动脉动脉瘤远端，沿 Marksman 导管引入 Pipeline 2.5mm×12mm

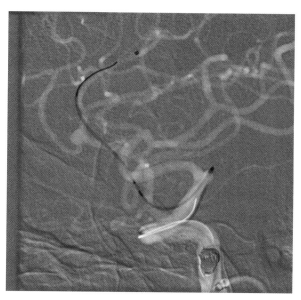

▲ 图 2-142　支架到位并位置满意后开始释放支架头端和瘤颈处打开贴壁良好。突入到载瘤动脉的弹簧圈被支架压回到瘤腔内

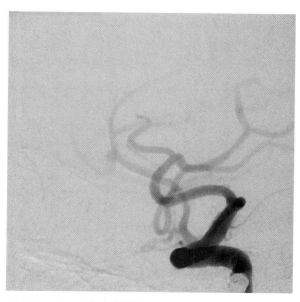

▲ 图 2-143　支架完全释放，可见支架全程打开贴壁良好

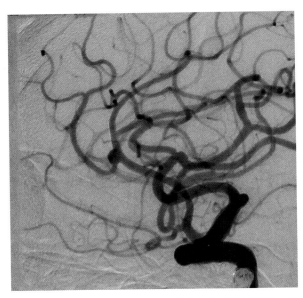

▲ 图 2-144　术后即时造影见瘤腔内仍有对比剂充盈，载瘤动脉通畅，整个颈内动脉系统血管显影好

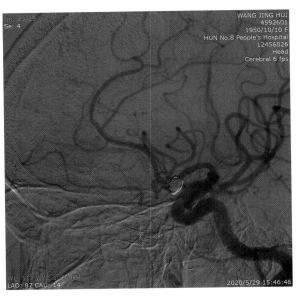

▲ 图 2-145　术后 11 个月复查见动脉瘤完全不显影，支架段载瘤动脉通畅无狭窄，被支架覆盖的骈缘动脉管径变细血流尚好。远端血管显影正常

小，一般都是采用 2.5mm 的 PED 支架，更容易释放，而且支架较短一般不跨弯，释放过程中无血管迂曲导致的张力。因此，笔者认为从技术上讲，这类动脉瘤使用 PED 治疗相对容易。

　　第二，最小直径的 PED 是 2.5mm，放置在较细的血管内，会不会由于支架的张力导致载瘤动脉闭塞？会不会降低动脉瘤的愈合率？从实践的结果看，基本很少发生载瘤动脉闭塞的情况，而动脉瘤的愈合率仍较高。Elias Atallah 组使用 PED 治疗远端血管动脉瘤治愈率达到 87%，而其他一些研究的动脉瘤闭合率结果也在 62%～100%，而多数研究的结果在 85% 以上。但这些文章中大部分把大脑前动脉 A_1、大脑中动脉 M_1 段也归为远端动脉瘤。如果不包括这些部位的研究结果也是类似，如 Erez Nossek 使用 PED 治疗 5 例大脑前动脉瘤 A_2～A_3 动脉瘤，术后 5～14 个月 DSA 随访时动脉瘤治愈率 100%，载瘤动脉均保持通畅。Durst CR 使用 FD 治疗 3 例 PICA 动脉瘤也均完全治愈，载瘤动脉通畅，并且 PED 放置在小直径血管内不会增加缺血性并发症的发生率。

　　第三，PED 对覆盖的分支血管是否有影响呢？一般认为 2.5mm 的 PED 放在更小直径血管内，支架会拉长而金属覆盖率会降低，这更有利于保护分支血管，除了使用重叠两层放置支架外，使用单一 PED 覆盖的分支血管在复查中均保持通畅。另外，终末分支血管的代偿性血管较少可能也是其中的原因。

　　总之，血流导向装置放置在远端血管治疗终末端动脉瘤是安全有效的。可以作为这一类动脉瘤血管内治疗的首选或重要替代方案。

九、后循环动脉瘤

　　病例 19　患者，男性，36 岁，因高脂血症体检发现颅内动脉瘤。mRS 评分 0 分。

【**病变部位**】右侧椎动脉 V_4 段。

【**病变特点**】动脉瘤位于后循环椎动脉，大小约 9.5mm×8.9mm，瘤颈约 9mm，形态不规则，瘤顶可见子瘤，宽颈，载瘤血管迂曲扩张，近端可见轻度狭窄（图 2-146），考虑为夹层性质。

【**手术方案**】Pipeline+coil 疏松填塞。

【**手术过程**】泥鳅导丝配合下引入 7F 90cm 抗折长鞘头端至右侧椎动脉 V_2 段，沿长鞘引入 5F Navien 的 115cm 导管头端至椎动脉 V_4 段近段。ASHIA 微导丝配合 Marksman 微导管头端置于基底动脉上段，塑形后的 Echelon-10 微导管头端引入到瘤腔内。沿 Marksman 引入 PED 5.0mm×35mm，支架头端打开并定位在椎基底动脉汇合点下段，不影响对侧椎动脉开口，支架近端落在椎动脉 V_4 段近端。支架打开及贴壁良好。然后沿 Echelon-10 导管分别引入 Axium 8mm×30cm 及 7mm×30cm 弹簧圈 2 枚对瘤腔进行疏松填塞，撤出系统造影显示，支架完全覆盖动脉瘤及载瘤血管扩张阶段，动脉瘤瘤腔内部分对比剂滞留（图 2-147 至图 2-151）。

【**临床结局**】6 个月后复查造影显示动脉瘤完全不显影，载瘤血管及颅内其余血管显影良好无狭窄（图 2-152）。mRS 评分 0 分。

【**病例点评**】颅内夹层动脉瘤的发病率约占所有颅内动脉瘤的 3%。以椎动脉多发，其次为基底动脉和颈内动脉。其中椎基底动脉夹层动脉瘤有较高的致死率和致残率，为后循环缺血、出血并发症的潜在病因之一。血管内治疗是目前为椎基底夹层动脉瘤首选的治疗方法。从早期的载瘤动脉闭塞，到单支架辅助弹簧圈栓塞，再到重叠支架结合弹簧圈栓塞治疗，虽然探索尝试了不同的治疗方法，临床疗效不断改进，但依然存在复发率高的问题。近年来尽管 FD 治疗颅内动脉瘤的适应证不断拓展，但由于后循环动脉瘤部位和解剖结构的特殊性（分支和穿支多且重要），形态多样，动脉瘤生长的部位较多（PCA、SCA、PICA、BA 尖端和主干，以及椎基底动脉汇合处、椎动脉颅内段等），因此目前使用 PED 密网支架治疗后循环动脉瘤仍属于"超适应证"（off-labal）的应用。目前的临床实践中，椎动脉颅内段的夹层动脉瘤是后循环动脉瘤中使用血流导向装置最多的部位，特别是椎动脉 V_4 段动脉瘤。使用 PED 治疗该部位动脉瘤有较大的优势：①该段血管多数较为平直，少

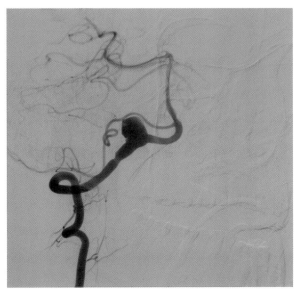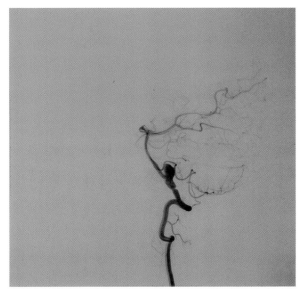

▲ 图 2-146　术前造影正侧位见右侧椎动脉动脉瘤，大小约 **9.5mm×8.9mm**，瘤颈约 **9mm**，形态不规则，瘤顶可见子瘤，宽颈，载瘤血管迂曲扩张，近端可见轻度狭窄

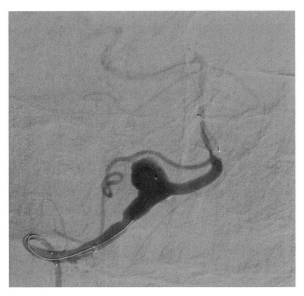

▲ 图 2-147 预置栓塞导管放置在瘤腔，将 PED 5.0mm×35mm 支架沿 Marksman 导管放置在右侧椎动脉，造影见支架头端打开及贴壁好

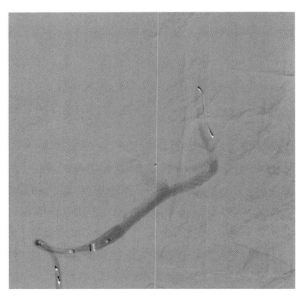

▲ 图 2-148 将支架完全打开，在瘤颈处及远近端贴壁良好

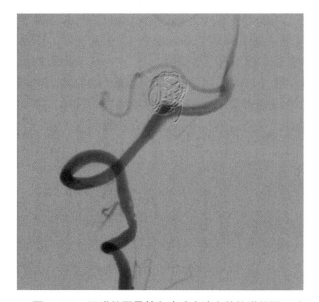

▲ 图 2-149 沿弹簧圈导管向瘤腔内填充首枚弹簧圈，动脉早期未见对比剂充盈

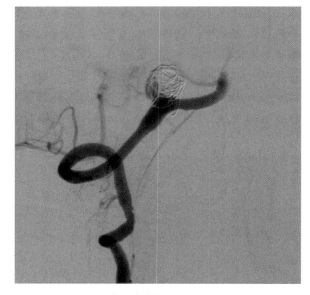

▲ 图 2-150 在动脉晚期，仍有少量对比剂充盈

有迂曲，从技术上讲释放 PED 较为容易，技术相关性并发症少见；②该段动脉瘤多为夹层动脉瘤，性质复杂，传统治疗再出血及复发性高，而 FD 治疗提供了新的思路，手术操作简单，治疗效果好；③该段血管主要分支是小脑后下动脉，即使被 FD 覆盖，造成缺血的概率极低。一项有关 FD 治疗后循环动脉瘤的大样本回顾性研究显示，在 143 例椎动脉夹层动脉瘤病例（未累及基底动脉）中，动脉瘤 3~6 个月随访时的完全栓塞率为 93%，围术期及长期并发症仅 4% 左右，显著优于传统支架的介入治疗。因此，对于此类动脉瘤的治疗目的，不仅要实现动脉瘤瘤腔的完全愈合，而且要实

现对夹层载瘤血管的修复。

　　椎动脉动脉瘤病变的位置和支架放置的位置对手术方案有一定影响。①如果病变完全在椎动脉且支架远端不会累及椎动脉汇合，这是比较简单的情况，不需要评估基底动脉和对侧椎动脉（图2-153A）；②如果病变完全在椎动脉但支架远端需要累及基底动脉，不但要预先考虑到基底动脉穿支的风险，还需考虑病变侧椎动脉是否为优势供血，如果为优势侧和（或）对侧对等，可以考虑FD治疗（图2-153B），如果是劣势侧，还要覆盖优势侧椎动脉汇合口，是否行FD治疗需要慎重（图2-153C）；③如果病变累及双侧椎动脉汇合部，这一类情况比较棘手。特别是如果双侧椎动脉

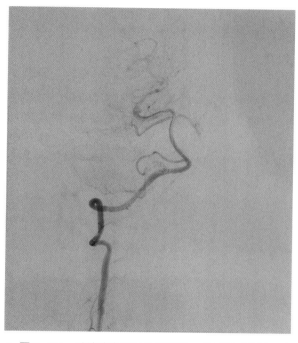

▲ 图 2-151　继续填塞第二枚弹簧圈，术后即时造影见动脉瘤完全不显影，载瘤动脉通畅

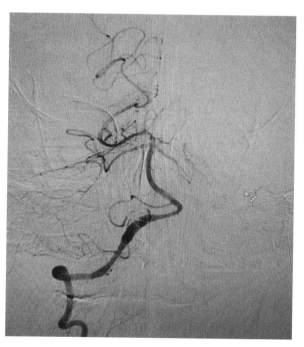

▲ 图 2-152　术后 6 个月复查见动脉瘤完全不显影，远端血管显影正常

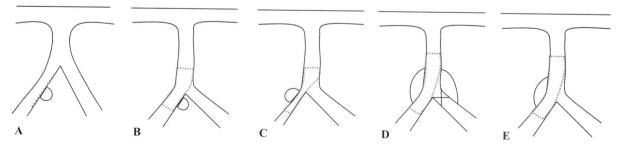

▲ 图 2-153　椎动脉动脉瘤病变的位置和支架放置的位置对手术方案有一定影响。①如果病变完全在椎动脉且支架远端不会累及椎动脉汇合，这是比较简单的情况，不需顾及基底动脉和对侧椎动脉（A）；②如果病变完全在椎动脉但支架远端需要累及基底动脉，不但要预先考虑到基底动脉穿支的风险，还需考虑病变侧椎动脉是否为优势供血，如果为优势侧或和对侧对等，可以考虑FD治疗（B），如果是劣势侧，还要覆盖优势侧椎动脉汇合口，是否行FD治疗需要慎重（C）；③如果病变累及双侧椎动脉汇合部，这一类情况比较棘手。特别是如果双侧椎动脉均向瘤腔有血流，选择病变侧或优势侧行FD后最好闭塞另一侧椎动脉（D）。如果动脉瘤稍微偏一些且准备FD的对侧椎动脉没有向瘤腔有血流，选择可以保留另一侧椎动脉，尽早复查（E）

均向瘤腔有血流，选择病变侧或优势侧行 FD 后最好闭塞另一侧椎动脉（图 2-153D）。如果动脉瘤稍微偏一些且准备 FD 的对侧椎动脉没有向瘤腔有血流，选择可以保留另一侧椎动脉，尽早复查（图 2-153E）。

病例 20 患者，男性，44 岁，患者以劳累后头痛 2 周起病可耐受，mRS 评分 0 分。

【**病变部位**】右侧椎动脉 V_4 段。

【**病变特点**】动脉瘤大小约 5.8mm×6.0mm，瘤颈 5.8mm（图 2-154），载瘤动脉较为迂曲，瘤颈口处载瘤动脉狭窄约 80%（图 2-155）。MR 见明显占位，主要位于延髓前方，病变为夹层性质，瘤腔内有大量血栓形成致 DSA 造影显示较小，属于《颅内动脉夹层的影像学诊断中国专家共识》中提到的巨大占位型。左侧椎动脉为优势侧动脉，未见明显异常（图 2-156 和图 2-157）。

【**手术方案**】单纯 Pipeline 血流导向装置植入。

【**手术过程**】6F 导引导管置于右侧椎动脉 V_3 段起始处。微导丝配合 Marksman 微导管头端置于基底动脉上段，未行球囊预扩张。精准测量后引入 PED 3.0mm×35mm 支架，支架远端越过载瘤动脉转弯处定位放置在平直段且不覆盖双侧椎动脉汇合，在瘤颈处故意稍大力量推送支架以使支架打开更好并解除载瘤动脉狭窄。尾端顺利释放。术后造影见支架完全覆盖病变，支架贴壁好，瘤颈处狭窄解除，残余狭窄小于 20%，两端均落在平滑血管段，动脉瘤瘤腔有明显滞留，颅内其余血管显影良好（图 2-158 和图 2-159）。

【**临床结局**】术后 4 个月复查见右侧椎动脉血管腔通畅，动脉瘤完全不显影。复查 MR 见动脉瘤占位较术前略变小（图 2-160 和图 2-161）。mRS 评分 0 分。术后 21 个月复查 DSA 见动脉瘤完全不显影。左侧椎动脉 V_4 略局限性膨大，高分辨 MR 见该段血管增粗（图 2-162 至图 2-164）。mRS

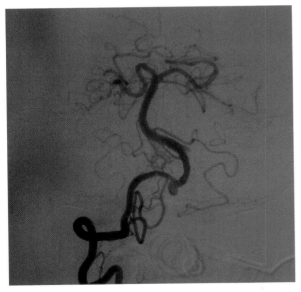

▲ 图 2-154 造影见右侧椎动脉 V_4 夹层动脉瘤大小约 5.8mm×6.0mm，瘤颈 5.8mm，载瘤动脉较为迂曲

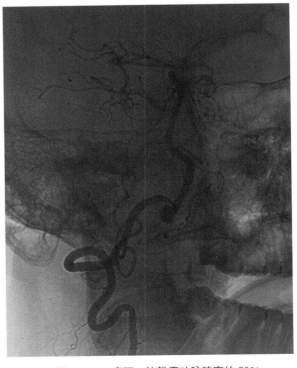

▲ 图 2-155 瘤颈口处载瘤动脉狭窄约 80%

评分 0 分。

【病例点评】椎动脉夹层动脉瘤临床上较为常见，部分患者表现为动脉瘤破裂出血，或以脑干和小脑等缺血症状就诊，部分患者无任何临床症状或体征，在体检时偶然发现。该患者以头痛起病并有加重，可能和夹层形成或进一步进展有关，宜尽早治疗。动脉瘤虽然表现为明显的囊性突起，

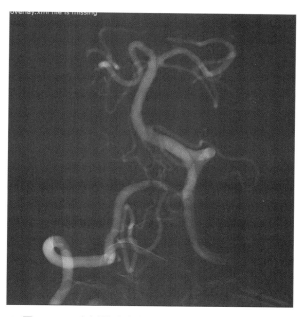

▲ 图 2-156　左侧椎动脉为优势侧椎动脉，未见明显异常

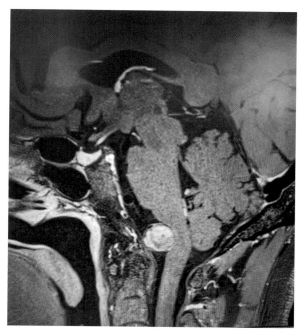

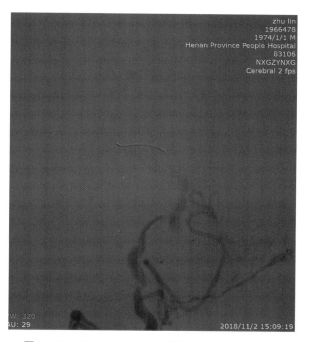

▲ 图 2-158　沿 Marksman 导管引入 Pipeline 3.0mm×35mm，支架头端在右侧椎动脉平直段，不累及基底动脉及双侧椎动脉汇合点

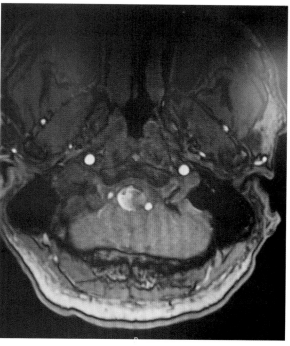

▲ 图 2-157　术前 MRI 可见夹层，主体部分位于延髓前，夹层瘤腔远大于 DSA 看到的显影腔

但结合部位及载瘤血管情况看仍考虑为夹层性质。如上一个病例所述，使用 Pipeline 治疗椎动脉颅内段动脉瘤是临床效果好且并发症较少的一类动脉瘤，技术上相对也简单。对于该病例，此段血管没有重要的分支，动脉瘤离 PICA 血管较远，理论上也可以采用闭塞血管的办法达到治疗目的。但是在有了支架之后，特别是高金属覆盖率的血流导向装置后，多数专家的意见是能采用重建手术的尽量不要采用破坏即闭塞性治疗。

该病例载瘤动脉存在较为严重的狭窄，判断是夹层性质的狭窄，因此未行球囊预扩张。在合并载瘤动脉有狭窄时，在早期的病例中，以担心支架不能很好打开或会可能支架贴壁不良的情况发生，会采用球囊预扩张部分或全部解除狭窄。随着使用经验的增加和对狭窄的认识，现在除非是局限性重度动脉粥样硬化性狭窄且可能会引起支架打不开等发生才会预扩张，大多数情况下，即使有 70% 以下的狭窄也不会去扩张。球囊扩张狭窄的处理要完全依靠缺血性病变支架的放置标准来处理。迄今为止，我们未发生过因局限在狭窄而导致支架打不开的情况。

关于支架的长度，该病例选择了 Pipeline 3.0mm×35mm，主要是动脉瘤正好位于血管拐弯处，支架需越过动脉瘤达到远端较为平直的血管锚定，保证支架能够打开其贴壁良好。近端稍微长一些以完全覆盖病变。

从该病例术后 4 个月随访的情况看，可以很好地印证 FD 作为颅内动脉瘤治疗的新理念，不仅可改变载瘤动脉局部血流动力学，促使动脉瘤内血流淤滞，以实现动脉瘤的完全愈合，而且促进血管壁内膜组织和内皮细胞增生，重建载瘤动脉，从而达到解剖学上的完美治愈。

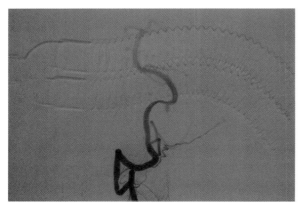
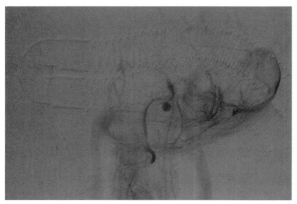
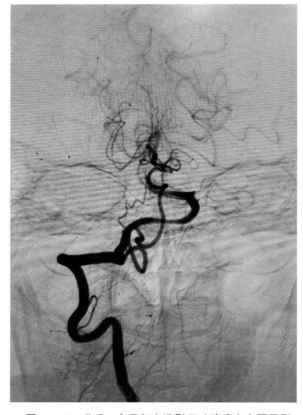

▲ 图 2-159　术后即时造影见动脉瘤腔内对比剂明显滞留，载瘤动脉通畅

▲ 图 2-160　术后 4 个月复查造影见动脉瘤完全不显影，载瘤动脉通畅，术前局限狭窄明显减轻，远端血管显影好

　　患者在术后 21 个月后又行 MR 检查，结果见右侧椎动脉治疗良好，瘤腔保持稳定。但左侧原本正常的优势侧椎动脉新发一动脉瘤，考虑仍需治疗。从疾病进展过程来看，也验证了我们当初的治疗理念，即能采用重建手术的尽量不要采用破坏即闭塞性治疗。文献报道双侧椎动脉夹层的患者发生率占后循环夹层的 15%～20%，其中绝大部分病变是累及双侧椎动脉 V₄ 段。临床症状主要是头痛、脑梗死、蛛网膜下腔出血。双侧椎动脉夹层的患者的脑梗死发生率高于单侧椎动脉夹层。双侧椎动脉夹层可能同时发生，也可能前后依次发生，其机制还不是很清楚，可能与血管发育不良、

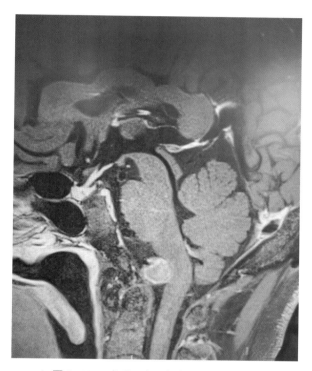

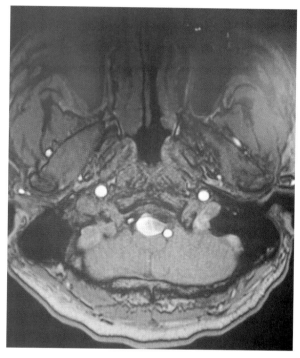

▲ 图 2-161　术后 4 个月复查 MRI 可见夹层，主体部分位于延髓前，可见明显的支架内真腔，占位较术前变小

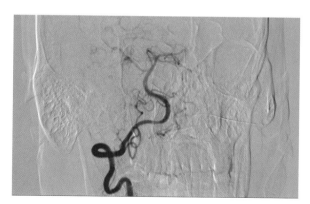

▲ 图 2-162　术后 21 个月复查造影见右侧椎动脉动脉瘤完全不显影，载瘤动脉通畅，术前局限狭窄明显解除，远端血管显影好

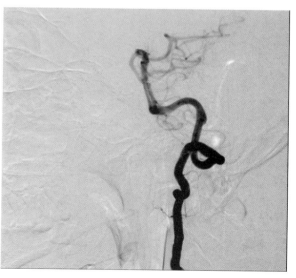

▲ 图 2-163　左侧椎动脉 V₄ 段转弯处略增粗

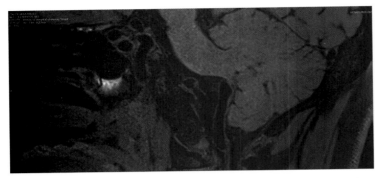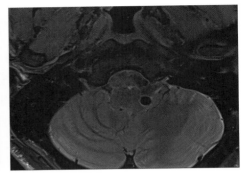

▲ 图 2-164　高分辨 MR 见左侧椎动脉 V_4 段转弯处略增粗

头部转动、血流的改变等相关，因此，对于单侧椎动脉夹层的患者一定要高度重视加强随访，观察对侧椎动脉的变化。

病例 21　患者，男性，54 岁，以"发作性头痛 2 年"为主诉。mRS 评分 0 分。

【病变部位】基底动脉中下段动脉瘤。

【病变特点】动脉瘤位于基底动脉，成梭形膨大，动脉瘤纵轴最长径约 14mm，扩张最宽处约 11mm（图 2-165）。

【手术方案】单纯 Pipeline 血流导向装置植入。

【手术过程】泥鳅导丝配合下引入 6F 90cm 抗折长鞘头端至左侧椎动脉 V_2 段，沿长鞘引入 5F Navien 的 115cm 导管头端至左侧椎动脉 V_4 段近段。微导丝配合 Marksman 微导管头端置于左侧大脑后动脉 P_2 段，沿 Marksman 微导管引入 PED 4.5mm×35mm，在基底动脉尖处打开支架头端后撤至越过瘤颈约 10mm 处以推支架为主缓慢释放。在瘤腔部分释放时，推支架和撤微导管相结合，让支架自然张开而不要追求过分的推支架而增加金属覆盖率。支架近端落在左侧椎动脉，超过瘤颈近端约 10mm。撤出系统造影显示，支架完全覆盖动脉瘤，动脉瘤瘤腔内部分对比剂滞留。远端血管显影好（图 2-166 至图 2-169）。

【临床结局】术后 6 个月复查，无神经系统症状，动脉瘤瘤腔变小，对比剂滞留明显，支架内未见狭窄，远端血管显影好（图 2-170 和图 2-171），mRS 评分 0 分。

【病例点评】发生在基底动脉的动脉瘤是临床非常棘手的一类疾病，传统神经外科干预难度大，传统介入手术风险高治愈率低。在笔者所在医学中心总结的一组 21 例基底动脉夹层动脉瘤的血管内传统治疗经验中，围术期并发症为 23.8%（5/21），术后半年影像学随访见约有 50% 的病例好于术后即时，但治愈率也只有 30%（6/20）；术后平均 20 个月随访死亡率 14.3%（3/21）。由于 Pipeline 的理念主要是血流导向，在导向的同时由于内皮细胞的新生可以修复载瘤动脉，理论上来讲，对夹层 / 梭形动脉瘤来讲这个方法远远优于单纯的瘤腔内填塞。但由于基底动脉穿支多无代偿，且为脑干供血，一旦发生缺血或很小的梗死灶，也会出现相应的临床症状，因此并发症率高，特别是缺血性并发症。在 IntrePED 的 793 例动脉瘤研究中，按照前后循环进行比较，后循环严重并发症率为 16.4%，显著性高于前循环颈内动脉的 7%，后循环死亡率为 10.9%，也显著性高于前循环颈内动脉的 2.6%。对后循环病例进行亚组分析发现了并发症的危险因素。对 IntrePED 研究中影响发生缺血性并发症的所有变量进行了统计学分析，在多元回归分析结果仅发现唯一的危险因素就是梭形动脉瘤（OR= 2.74；95% CI 1.11～6.75；P=0.03）；在所有梭形动脉瘤中，伴发卒中并发

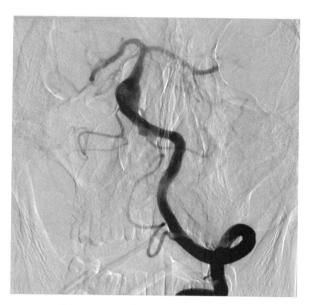

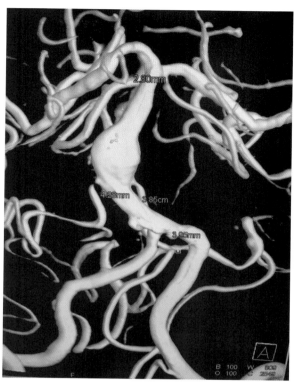

▲ 图 2-165　术前造影见基底动脉动脉瘤，成梭形膨大，动脉瘤纵轴最长径约 14mm，扩张最宽处约 11mm

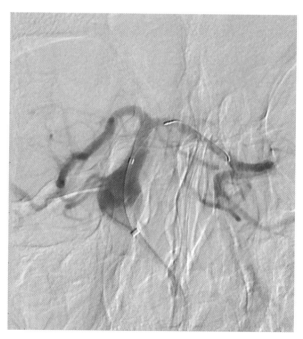

▲ 图 2-166　将 Marksman 导管越过动脉瘤瘤颈放置在左侧大脑后动脉 P₃ 段。沿 Marksman 导管引入 Pipeline 4.5mm×35mm，支架头端打开定位在基底动脉尖，锚定距离约 10mm

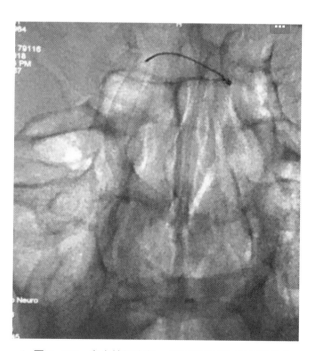

▲ 图 2-167　完全放开支架，支架尾端在左侧椎动脉内

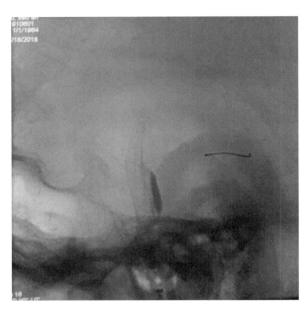

▲ 图 2-168　支架整体放开后，见支架打开完全，对比剂灶瘤腔内有明显滞留

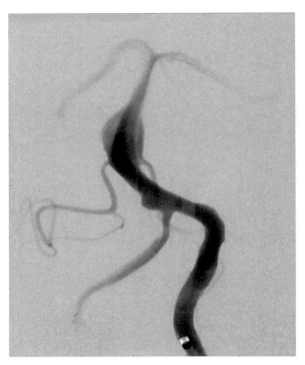

▲ 图 2-169　术后即时造影见瘤腔内血流明显分层，载瘤动脉通畅，椎 - 基底动脉各血管显影好

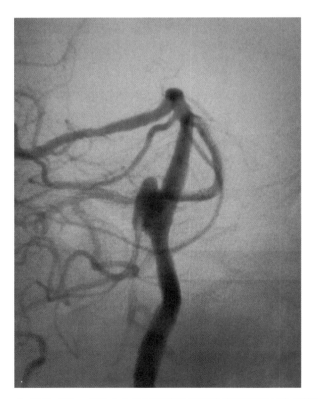

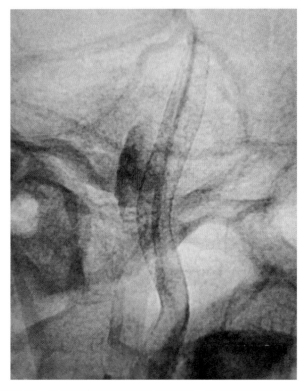

▲ 图 2-170　术后 6 个月复查造影见动脉瘤梭形膨大较术前明显改善，动脉瘤瘤腔内仍有对比剂充盈，对比剂主要集中在侧后方且有明显滞留。载瘤动脉通畅无狭窄，远端血管显影好

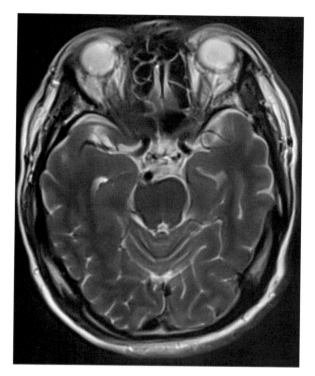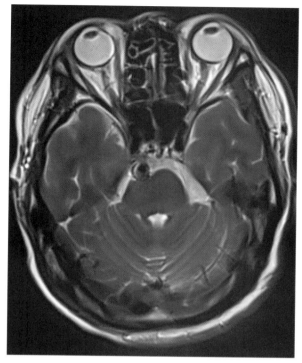

▲ 图 2-171　术后 6 个月 MRI 见基底动脉腔内通畅，瘤周支架外血栓形成，脑干未见明显缺血梗死灶

症的患者的动脉瘤大小为（24.5±12.5）mm，显著性大于未发生卒中组的动脉瘤（13.6±6.8）mm。这提示大型梭形动脉瘤是发生卒中并发症的独立危险因素。单纯对 IntrePED 组中后循环病例进行亚组分析，同样得出结论，相较于囊性动脉瘤和夹层动脉瘤，梭形动脉瘤是卒中并发症的危险因素，其他因素包括动脉瘤大小和使用 Pipeline 数目。有学者使用 3 个以上 FD 治疗了一组 7 个后循环梭形动脉瘤，mRS 分级 5～6 级的为 5 例，死亡 4 例。可以看出在基底动脉放置多个 Pipeline 装置有很高的风险，即使作为高危复杂的梭形或夹层动脉瘤治疗的最后选择时也应非常谨慎。

　　总之，使用 Pipeline 治疗大型梭形动脉瘤，容易发生卒中并发症。对于累及基底动脉的梭形动脉瘤，并发症率尤其高，手术前要认真评估及准备。建议使用 Pipeline 治疗时数目最好不要超过 2 个，另外早期复查分期放置 FD 也是一个很好的选择。

　　病例 22　患者，女性，44 岁，慢性头痛半年，头痛成持续性钝痛有加重趋势。mRS 评分 1 分。
　　【病变部位】基底动脉上段动脉瘤。
　　【病变特点】基底动脉上段大动脉瘤，最大颈约 16.7mm×11.1mm，囊性，宽颈，有明显血流喷射征，动脉瘤侵及双侧小脑上动脉和右侧大脑后动脉（图 2-172）。双侧颈内动脉造影示后交通动脉开放（图 2-173）。
　　【手术方案】Pipeline+coil 疏松填塞。
　　【手术过程】7F 90cm 长鞘置于左侧椎动脉 V_2 段平直段，沿长鞘分别引入 5F Navien 的 115cm 导管和塑形后的 Echelon-10 微导管，同轴于 Navien 导管，微导丝配合 Marksman 微导管头端置于右侧大脑后动脉 P_2 段以远，进一步跟进 Navien 支撑导管头端至左侧椎动脉 V_4 段近端，Echelon-10 微导管超选入动脉瘤瘤腔内备弹簧圈栓塞用。精确测量后引入 PED 3.0mm×20mm 支架，成功释

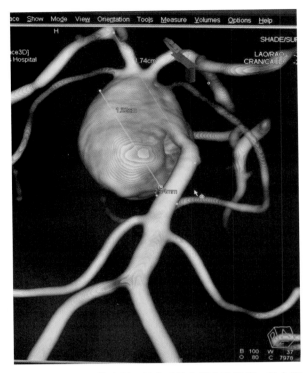

▲ 图 2-172 术前造影见基底动脉上段大动脉瘤，最大颈约 16.7mm×11.1mm，囊性，宽颈，有明显血流喷射征，动脉瘤侵及双侧小脑上动脉和右侧大脑后动脉

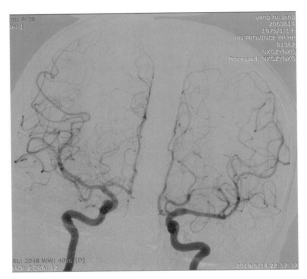

▲ 图 2-173 术前双侧前循环造影见双侧后交通动脉开放，前向后有血流

放支架，头端置于右侧大脑后动脉 P₁ 段，近端置于基底动脉下段，造影显示支架贴壁良好，动脉瘤瘤腔明显滞留。撤出 Marksman 支架导管，沿栓塞导管依次引入，Axium 弹簧圈，规格分别为 12mm×40cm、12mm×40cm、12mm×30cm、9mm×30cm 弹簧圈 4 枚，造影示动脉瘤瘤腔疏松填塞，瘤腔内仍可见对比剂显影（图 2-174 至图 2-176）。术后患者未诉任何不适。

【临床结局】6 个月复查造影显示，动脉瘤完全愈合，支架内全程血流通畅，未见支架内狭窄等情况出现，左侧大脑后动脉未见显影。左侧前循环通过后交通动脉供血左侧大脑后动脉（图 2-177 至图 2-179）。mRS 评分 0 分。

【病例点评】基底动脉干动脉瘤是指除基底动脉尖及小脑上动脉动脉瘤之外的基底动脉主干动脉瘤。由于基底动脉干穿支丰富，且此处位置较深，毗邻重要结构，目前在治疗上较为棘手。该患者为基底动脉干上段的宽颈大动脉瘤，喷射征明显，一方面弹簧圈难以致密填塞，其阻挡血液冲击的作用有限，另一方面即使采用传统支架辅助栓塞的方法，存在瘤体复发、进展甚至破裂的风险也很高，该部位动脉瘤一旦出血，死亡率极高。本中心早年曾有 2 例类似动脉瘤支架辅助栓塞术后迟发破裂出血后死亡。所以在充分的讨论后，在没有更好治疗办法的情况下采用了 FD 植入 + 弹簧圈填塞的方法。由于动脉瘤位置较高，支架远端不可避免的覆盖了右侧大脑后动脉起始段及基底动脉尖端，支架完全释放造影确认完全贴壁的情况下，再对瘤腔进行了疏松的填塞。由于基底动脉穿支非常多，靠近瘤颈的位置弹簧圈填塞时尽量避免，以防止该部位血栓形成过快引起细小的穿支血管闭塞。这是本中心第一例对基底动脉干动脉瘤采用 PED 覆盖基底动脉尖进行治疗的病例，6 个月复查时取得了完美的结果，为今后治疗此类复杂动脉瘤增强了信心。但同时该患者术后复查，也显示了左侧大脑后动脉的闭塞，但没有相关症状和梗死，考虑分支血管的闭塞可能是一个渐进的过程，

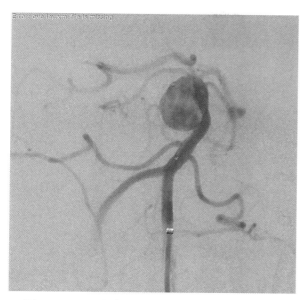

▲ 图2-174　预置栓塞导管放置在瘤腔，将 **PED 3.0mm×20mm** 支架沿 **Marksman** 导管放置在右侧大脑后动脉 - 基底动脉，造影见支架打开及贴壁好

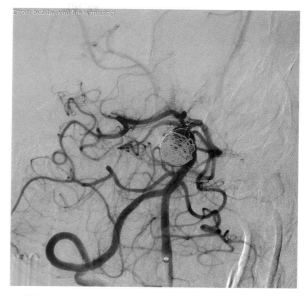

▲ 图 2-175　沿弹簧圈导管依次向瘤腔内填充弹簧圈，将弹簧圈主要填塞在底部和体部

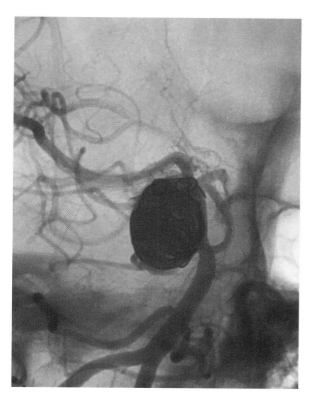

▲ 图 2-176　填充弹簧圈到基底动脉尖，基底动脉尖仅有少量弹簧圈。术后各分支血管显影及血流正常，动脉瘤疏松填塞

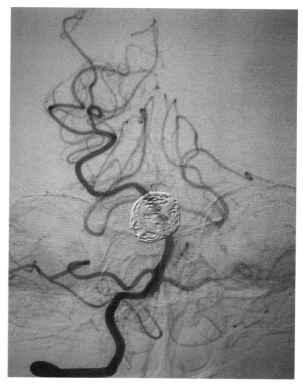

▲ 图 2-177　术后 6 个月复查后循环正位造影见动脉瘤完全不显影，左侧大脑后动脉不显影，右侧大脑后动脉及双侧小脑上动脉显影正常，基底动脉通畅无狭窄

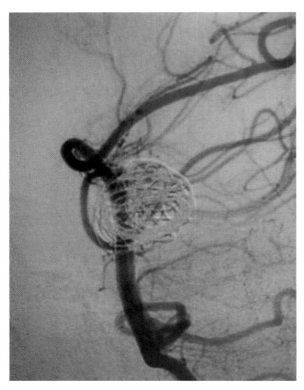

▲ 图 2-178　术后 6 个月复查后循环侧位造影见动脉瘤完全不显影，基底动脉通畅无狭窄

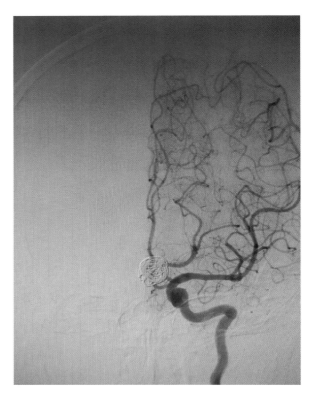

▲ 图 2-179　术后复查左侧颈内动脉造影见后交通动脉前向后血流好

能够为侧支血供的形成提供机会。相关文献报道，FD 治疗后循环动脉瘤整体的并发症更高，其中引起的穿支或分支闭塞是主要的原因，尽管发生率低，但一旦闭塞仍然有导致缺血的可能。

在使用 FD 治疗基底动脉动脉瘤时，应尽量避免套叠，因为密网支架套叠会增加分支血管闭塞的风险。当然，使用 FD 治疗颅内动脉瘤的适应证在不断拓展，但基底动脉尖这一部位还是应该谨慎评估及使用。

参 考 文 献

[1] Delgado Almandoz JE, Kayan Y, Tenreiro A, et al. Clinical and angiographic outcomes in patients with intracranial aneurysms treated with the pipeline embolization device: intraprocedural technical difficulties, major morbidity, and neurological mortality decrease significantly with increased operator experience in device deployment and patient management. Neuroradiology,2017,59(12):1291-1299.

[2] Becske T, Kallmes DF, Saatci I, et al. Pipeline for uncoilable or failed aneurysms: results from a multicenter clinical trial. Radiology,2013,267(3):858-68.

[3] Jabbour P, Chalouhi N, Tjoumakaris S, et al. The pipeline embolization device: learning curve and predictors of complications and aneurysm obliteration. Neurosurgery,2013,73(1):113-20.

[4] Le EJ, Miller T, Serulle Y, Shivashankar R, et al. Use of pipeline flex is associated with reduced fluoroscopy time, procedure time, and technical failure compared with the first-generation pipeline embolization device. J Neurointerv Surg,2017,13;9(2):188-191.

[5] Ikeda H, Ishii A, Kikuchi T, et al. Delayed aneurysm rupture due to residual blood flow at the inflow zone of the intracranial paraclinoid internal carotid aneurysm treated

with the pipeline embolization device: histopathological investigation. Interv Neuroradiol,2015,21(6):674–83.

[6] Kulcsár Z, Houdart E, Bonafé A, et al. Intra-aneurysmal thrombosis as a possible cause of delayed aneurysm rupture after flow–diversion treatment. Am J Neuroradiol,2011,32(1):20–5.

[7] Rouchaud A, Brinjikji W, Lanzino G, et al. Delayed hemorrhagic complications after flow diversion for intracranial aneurysms: a literature overview. Neuroradiol ogy,2016,58(2):171–7.

[8] Zanaty M, Chalouhi N, Tjoumakaris SI, et al. Flow diversion for complex middle cerebral artery aneurysms. Neuroradiology,2014,56(5):381–7.

[9] Alturki AY, Schmalz PGR, Ogilvy CS, et al. Sequential coiling–assisted deployment of flow diverter for treatment of fusiform middle cerebral artery aneurysms. Oper Neurosurg (Hagerstown),2018,15(2):E13–E18.

[10] Lin LM, Bender MT, Colby GP, et al. Flow diversion covering the M1 origin as a last resort. Stroke Vasc Neurol，2018,4(3):141–147.

[11] Hanel RA, Kallmes DF, Lopes DK, et al. Prospective study on embolization of intracranial aneurysms with the pipeline device: the PREMIER study 1 year results. J Neurointerv Surg, 2020,12(1):62–66.

[12] Kallmes DF, Hanel R, Lopes D, et al. International retrospective study of the pipeline embolization device: a multicenter aneurysm treatment study. Am J Neuroradiol,2015,36(1):108–15. Erratum in: Am J Neuroradiol,2015,36(5):E39–40.

[13] Fukuda H, Sato D, Kato Y, et al. Comparing retreatments and expenditures in flow diversion versus coiling for unruptured intracranial aneurysm treatment: A retrospective cohort study using a real–world national database. Neurosurgery, 2020,87(1):63–70.

[14] Malhotra A, Wu X, Miller T, et al. Comparative effectiveness analysis of pipeline device versus coiling in unruptured aneurysms smaller than 10mm. J Neurosurg, 2019,132(1):42–50.

[15] Griessenauer CJ, Gupta R, Shi S, et al. Collar sign in incompletely occluded aneurysms after pipeline embolization: evaluation with angiography and optical coherence tomography. Am J Neuroradiol,2017,38(2): 323–326.

[16] Gomez–Paz S, Akamatsu Y, Moore JM, et al. Implications of the collar sign in incompletely occluded aneurysms after pipeline embolization device implantation: a follow–up study. Am J Neuroradiol,2020,41(3):482–485.

[17] Koo HW, Park W, Yang K, Park JC, et al. Fracture and migration of a retained wire into the thoracic cavity after endovascular neurointervention: report of 2 cases. J Neurosurg, 2017,126(2):354–359.

[18] Park JS, Kwak HS, Lee JM. Inadvertent complication of a

pipeline embolization device for treatment with vertebral artery dissecting aneurysm : distal tip fracture of delivery wire. J Korean Neurosurg Soc,2016,59(5):521–4.

[19] John S, Bain M, Cerejo R, Bauer A, et al. Flow diverter treatment of tandem intracranial aneurysms. World Neurosurg,2017,107:142–147.

[20] Adeeb N, Moore JM, Griessenauer CJ, et al. Treatment of tandem internal carotid artery aneurysms using a single pipeline embolization device: evaluation of safety and efficacy. Am J Neuroradiol,2017,38(8):1605–1609.

[21] Chalouhi N, Tjoumakaris S, Phillips JL, et al. A single pipeline embolization device is sufficient for treatment of intracranial aneurysms. Am J Neuroradiol,2014, 35(8):1562–6.

[22] Kiyofuji S, Graffeo CS, Perry A, et al. Meta–analysis of treatment outcomes of posterior circulation non-saccular aneurysms by flow diverters. J Neurointerv Surg,2018,10(5):493–499.

[23] Waqas M, Vakharia K, Gong AD, et al. One and done? The effect of number of Pipeline embolization devices on aneurysm treatment outcomes. Interv Neuroradiol,2020,26(2):147–155.

[24] Munich SA, Tan LA, Keigher KM, et al. The pipeline embolization device for the treatment of posterior circulation fusiform aneurysms: lessons learned at a single institution. J Neurosurg,2014,121(5):1077–84.

[25] Kabbasch C, Mpotsaris A, Behme D, et al. Pipeline embolization device for treatment of intracranial aneurysms–the more, the better? a single–center retrospective observational study. J Vasc Interv Neurol, 2016, 9(2):14–20.

[26] Kühn AL, de Macedo Rodrigues K, Lozano JD, et al. Use of the pipeline embolization device for recurrent and residual cerebral aneurysms: a safety and efficacy analysis with short–term follow–up. J Neurointerv Surg,2017,9(12):1208–1213.

[27] Daou B, Starke RM, Chalouhi N, et al. Pipeline embolization device in the treatment of recurrent previously stented cerebral aneurysms. Am J Neuroradiol,2016,37(5):849–55.

[28] Adeeb N, Griessenauer CJ, Moore J, et al. Pipeline embolization device for recurrent cerebral aneurysms after microsurgical clipping. World Neurosurg,2016, 93:341–5.

[29] Heiferman DM, Billingsley JT, Kasliwal MK, et al. Use of flow–diverting stents as salvage treatment following failed stent–assisted embolization of intracranial aneurysms. J Neurointerv Surg,2016,8(7):692–5.

[30] Campos JK, Ball BZ, Cheaney Ii B, et al. Multimodal management of giant cerebral aneurysms: review of literature and case presentation. Stroke Vasc Neurol,2020,5(1):22–28.

[31] Dornbos D 3rd, Karras CL, Wenger N, et al. Pipeline embolization device for recurrence of previously treated aneurysms. Neurosurg Focus,2017,42(6):E8.

[32] Nerva JD, Morton RP, Levitt MR, et al. Pipeline embolization device as primary treatment for blister aneurysms and iatrogenic pseudoaneurysms of the internal carotid artery. J Neurointerv Surg,2015,7(3):210–6.

[33] Lin N, Brouillard AM, Keigher KM, et al. Utilization of pipeline embolization device for treatment of ruptured intracranial aneurysms: US multicenter experience. J Neurointerv Surg,2015,7(11):808–15.

[34] Chalouhi N, Zanaty M, Whiting A, et al. Treatment of ruptured intracranial aneurysms with the pipeline embolization device. Neurosurgery,2015,76(2):165–72.

[35] Lozupone E, Piano M, Valvassori L, et al. Flow diverter devices in ruptured intracranial aneurysms: a single-center experience. J Neurosurg,2018,128(4):1037–1043.

[36] Ryan RW, Khan AS, Barco R, et al. Pipeline flow diversion of ruptured blister aneurysms of the supraclinoid carotid artery using a single-device strategy. Neurosurg Focus, 2017,42(6):E11.

[37] Ding D, Starke RM, Hope A, et al. Flow-diverting stent-assisted coil embolization of a ruptured internal carotid artery blister aneurysm with the pipeline flex embolization device. J Neurosci Rural Pract,2017, 8(4):664–667.

[38] Cagnazzo F, Perrini P, Dargazanli C, et al. Treatment of unruptured distal anterior circulation aneurysms with flow-diverter stents: a meta-analysis. Am J Neuroradiol,2019,40(4):687–693.

[39] Nossek E, Zumofen DW, Setton A,et al. Treatment of distal anterior cerebral artery aneurysms with the pipeline embolization device. J Clin Neurosci,2017,35:133–138.

[40] Atallah E, Saad H, Mouchtouris N, et al. Pipeline for distal cerebral circulation aneurysms. Neurosurgery,2019, 85(3):E477–E484.

[41] Atallah E, Saad H, Li J, et al. The experience with flow diverters in the treatment of posterior inferior cerebellar artery aneurysms. Oper Neurosurg (Hagerstown),2019, 17(1):8–13.

[42] Primiani CT, Ren Z, Kan P, et al. A2, M2, P2 aneurysms and beyond: results of treatment with pipeline embolization device in 65 patients. J Neurointerv Surg, 2019,11(9):903–907.

[43] Takahara M, Ogata T, Abe H, et al. The comparison of clinical findings and treatment between unilateral and bilateral vertebral artery dissection. J Stroke Cerebrovasc Dis,2019,28(5):1192–1199.

[44] Wallace AN, Madaelil TP, Kamran M, et al. Pipeline embolization of vertebrobasilar aneurysms–a multicenter case series. World Neurosurg,2019,S1878–8750 (18)32939–5.

[45] Lopes DK, Jang DK, Cekirge S, et al. Morbidity and mortality in patients with posterior circulation aneurysms treated with the pipeline embolization device: a subgroup analysis of the international retrospective study of the pipeline embolization device. Neurosurgery,2018,83(3):488–500.

[46] Li L, Li T, Xue J, et al. Stent treatment for basilar artery dissection: a single-center experience of 21 patients. Interv Neuroradiol,2016,22(3):260–5.

[47] Natarajan SK, Lin N, Sonig A, et al. The safety of pipeline flow diversion in fusiform vertebrobasilar aneurysms: a consecutive case series with longer-term follow-up from a single US center. J Neurosurg,2016, 125(1):111–9.

[48] Sönmez Ö, Brinjikji W, Murad MH, et al. Deconstructive and reconstructive techniques in treatment of vertebrobasilar dissecting aneurysms: a systematic review and meta-analysis. Am J Neuroradiol,2015, 36(7):1293–8.

[49] Dmytriw AA, Adeeb N, Kumar A, et al. Flow diversion for the treatment of basilar apex aneurysms. Neurosurgery,2018,83(6):1298–1305.

[50] Liang F, Zhang Y, Di Y, et al. Pipeline for previously stented basilar trunk aneurysm: a case focusing on how the pipeline should be deployed. Chin Neurosurg J, 2018,4:27.

[51] Shao Q, Wu Q, Li Q, et al. Usefulness of 3D T1-SPACE in Combination with 3D-TOF MRA for follow-up evaluation of intracranial aneurysms treated with pipeline embolization devices. Front Neurol,2020,11:542493.

第 3 章

Pipeline 技术实践

血流导向装置治疗颅内动脉瘤，既是治疗理念的极大创新和进步，也是治疗技术的一种革新。在国内，血流导向装置也常常被称为密网支架，这一称谓是相对于传统支架而言的。传统支架的主要作用是阻挡辅助弹簧圈栓塞并部分起到瘤颈重塑形的作用，而血流导向装置完全是物理性导向血流和内皮新生的载瘤动脉重建。因此，不同的作用原理就决定了血流导向装置从选择到释放到后处理的特殊性。

其实，从 Pipeline 的治疗理念，到支架选择，再到释放到后处理等一系列操作，其核心是选择合适型号的支架且支架打开并贴壁良好。抓住了这一重点就抓住了血流导向装置治疗技术的本质。从每一个具体的病例中也可以看出，每一步的选择、每一步的操作都是围绕着这一核心内容。只有选择合适型号的支架，才能保证瘤颈处最佳的血流导向作用，才能有更优的锚定点；只有支架打开并贴壁良好，才能起到血流导向作用并提供内皮新生的脚手架作用，才能减少分支 / 穿支、血栓形成等缺血并发症的发生，才能减少远期血管闭塞或发生支架内狭窄。

在本书前面第 2 章已经较为详细地介绍了 Pipeline 支架的适应证。但由于其特殊的释放技巧，在手术实践过程中还是会遇到一些特殊问题，如支架头端打不开怎么办、血管迂曲时如何更好地打开支架、支架不贴壁怎么办、支架发生扭结怎么办等。本章将以具体病例为依据，从支架选择到释放技巧，从围术期用药到随访，从技术预判到问题处理等。由于问题的提出及解决方案仅基于本书作者遇到的病例和对该问题的经验及认识，可能会存在一定的局限和不足，因此本章不可能涵盖血流导向装置使用过程中的全部问题及解决方案。

一、支架选择

病例 23 患者，女性，44 岁，体检发现颅内动脉瘤。mRS 评分 0 分。
【病变部位】左侧颈内动脉眼动脉段动脉瘤。
【病变特点】动脉瘤大小约 6.9mm，瘤颈约 5.3mm（图 3–1）。瘤颈处载瘤动脉直径约 3.1mm，瘤颈远端载瘤动脉支架约 3.2mm（图 3–2）。
【手术方案】单纯 Pipeline 血流导向装置植入。

【手术过程】先将 5F Navien 中间导管在 8F MPD 支撑下放置在左侧颈内动脉海绵窦段。经 5F Navien 中间导管将 Marksman 微导管放置在同侧大脑中动脉 M_2 段，沿 Marksman 引入 PED 3.5mm × 16mm，缓慢释放，完全覆盖动脉瘤瘤颈。瘤腔内疏松填塞弹簧圈。结束手术造影见载瘤动脉通畅，支架贴壁好（图 3-3 至图 3-7）。

【临床结局】术后 6 个月随访动脉瘤完全不显影，载瘤动脉通畅（图 3-8）。mRS 评分 0 分。

【病例点评】该动脉瘤位于常见的颈内动脉眼动脉段，治疗指征很明确。载瘤动脉比较平直，但解剖也有自己的特点。瘤颈处载瘤动脉直径为 3.1mm，和颈内动脉末端的直径相差无几。但在颈内动脉大约眼动脉发出部位的近端，血管直径有一个相对较大的跨度点，直接由 3.33mm 扩大到 4.0mm，为方便描述我们可以把该转折点称为 A 点（图 3-3 中线 2 的测量点）。如果选择稍微长一些的支架，那么支架的近端必然延伸到眼动脉段以下甚至跨过虹吸弯，这时支架的直径最少需要 3.75~4.0mm，而这个直径的支架在动脉瘤瘤颈处的效果就会大打折扣，并且较长的支架在技术上要跨过更多的血管转弯，会增加释放难度。因此，最好的支架选择应该是支架直径接近瘤颈处载瘤动脉直径，而尾端落点不超过 A 点，支架远端不超过脉络膜前动脉。术前测量这一段的长度不超过 17.5mm 左右，因此我们选择 3.5mm × 16mm 的支架。经过准确释放支架正好落在术前规划的位置，即支架远端不覆盖脉络膜前动脉，支架近端正好不跨过 A 点，放置后支架长度测量在 14.5mm（因为血管迂曲，这样粗略的直线测量会有缩短），与术前规划此段长度基本一致。这是一个很典型的

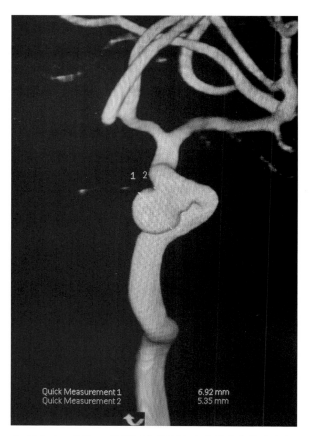

▲ 图 3-1　术前 3D 造影见左侧颈内动脉眼动脉段动脉瘤，动脉瘤大小约 6.9mm，瘤颈约 5.3mm

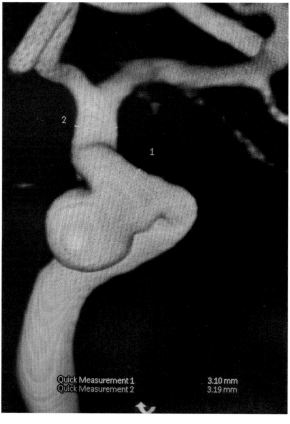

▲ 图 3-2　瘤颈处载瘤动脉直径约 3.1mm，瘤颈远端载瘤动脉支架约 3.2mm

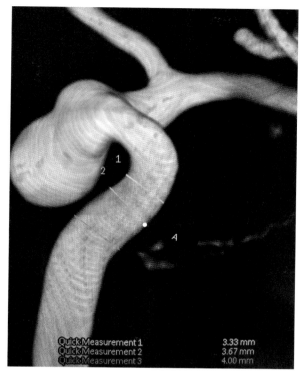

▲ 图 3-3 瘤颈近端支架可能的锚定点的地方血管管径变化较大，在约 3mm 的长度内直径变化由 3.33mm 到 4.0mm

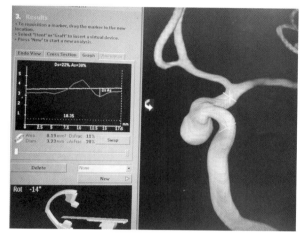

▲ 图 3-4 支架预计长度在 16mm 左右

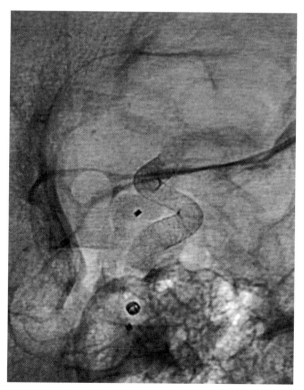

▲ 图 3-5 引入 Pipeline 3.5mm×16mm 并释放，近端落在预计的 A 点部位

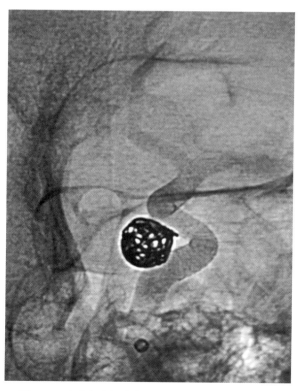

▲ 图 3-6 瘤腔内疏松填塞弹簧圈

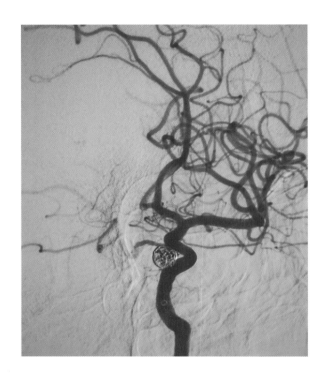

◀ 图 3-7　术后即时见支架整体打开良好，载瘤动脉通畅，正向血流好

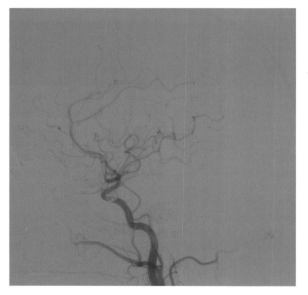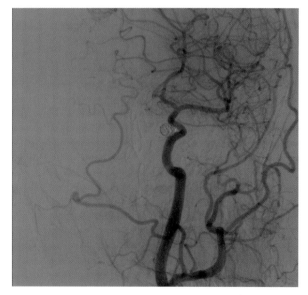

▲ 图 3-8　术后 6 个月复查 DSA 见动脉瘤完全不显影，载瘤动脉通畅无狭窄，远端血管显影正常

病例，能部分反映选择支架的基本思路：①支架标记直径尽量接近瘤颈处载瘤动脉直径；②支架两端要有一定的锚定距离，一般是 6～8mm 比较安全，特别是宽颈动脉瘤或迂曲血管，但在非常平直的血管上 2mm 可能也没有问题；③条件允许的情况下，支架尽量不跨弯或少跨弯；④在瘤颈很宽或梭形动脉瘤时，支架直径和长度的选择最好大一号；⑤支架尽量不覆盖重要分支 / 穿支，如脉络膜前动脉、大脑前动脉、豆纹动脉、PICA 等，但在需要覆盖的情况下也不用犹豫，但支架头端不要正好骑跨覆盖（即血管开口 1/2 被支架覆盖，1/2 未被覆盖）血管开口。

病例 24　患者，女性，48 岁，患者因头晕耳鸣 1 个月查脑血管检查发现颅内动脉瘤。mRS 评分 0 分。无高血压、糖尿病、心脏病等病史。

【病变部位】左侧颈内动脉眼动脉段动脉瘤（图 3-9）。

【病变特点】动脉瘤最大径约 14.7mm，瘤颈 6.12mm，远端载瘤动脉直径 3.23mm，近端载瘤动脉直径约 4.15mm（图 3-10）。

【手术方案】Pipeline+coil 栓塞填塞。

【手术过程】先将 6F Navien 中间导管在 8F 导引导管支撑下放置在左侧颈内动脉 C_4 段。先将 Echelon-10 置入动脉瘤瘤腔并填充 20mm×50cm、20mm×50cm、18mm×40cm、16mm×40cm、10mm×30cm 等 5 枚弹簧圈。造影见动脉瘤疏松填塞。Synchro-10 携 Marksman，置于左侧大脑中动脉 M_2 段，沿 Marksman 引入 PED 4.0mm×20mm，根据术前预案准确定位支架头端在大脑中动脉后继续缓慢释放。最后支架打开顺利，贴壁好，支架尾端落在左侧颈内动脉海绵窦水平段。结束手术造影见载瘤动脉通畅，支架贴壁好，正向血流正常（图 3-11 至图 3-16）。

【临床结局】术后给予替罗非班 4ml/h 泵入，激素治疗，无不适。术后 5 个月影像学随访见动脉瘤完全不显影，载瘤动脉通畅无狭窄（图 3-17）。临床随访无神经系统症状，mRS 评分 0 分。

【病例点评】该动脉瘤位于颈内动脉眼动脉段，由于瘤颈宽约 6.12mm，且由于血流动力学特点，常规支架辅助栓塞治疗复发率高。血流导向装置是一个很好的选择。一个良好的血流导向装置选择和定位，是保证疗效和减少并发症的关键。支架选择的基本原则在上一个病例中已经阐述，以该病例为例再做一次模拟。

首先根据动脉瘤造影结果和 3D 重建结果测量动脉瘤瘤颈、载瘤动脉直径等参数。一般还要对在 3D 重建上测量的结果和 2D 血管减影造影的测量结果相比较，如果比较一致，就以该数据为准，

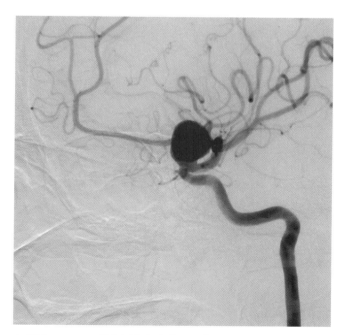

▲ 图 3-9　DSA 见左侧颈内动脉眼动脉段动脉瘤

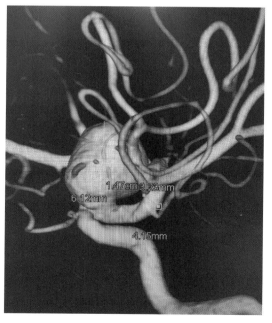

▲ 图 3-10　动脉瘤最大径约 14.7mm，瘤颈 6.12mm，远端载瘤动脉直径 3.23mm，近端载瘤动脉直径约 4.15mm

如果出入比较大，还建议在 2D 造影上进行校正。校正时一般以标准直径的金属钢球（如 5mm 或 10mm）做参考，或者以导管来参考。常用的是 5F 或 6F 的 Navien。5F Navien 导管头端的外径为 1.78mm，6F Navien 导管头端的外径为 2.12mm。该手术使用的机器在 3D 重建上测量的结果和 2D 血管减影造影的测量结果比较一致。

该动脉瘤瘤颈约 6.12mm，根据一般选择支架的原则两端的锚定距离一般在 6～8mm，可知最终的支架覆盖长度在 18～20mm 为佳。瘤颈远端约 6mm 处血管平直，是很好的锚定部位，虽然此处有发出的后交通动脉，亦不影响支架的锚定，只需要尽量避开脉络膜前动脉。支架尾端 6～8mm

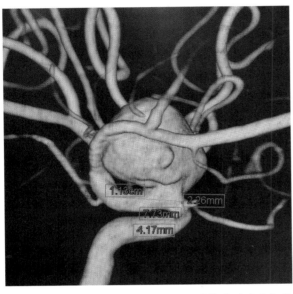

▲ 图 3-11　3D 造影下测量长度，近端载瘤动脉直径约 4.17mm，预测的支架长度为 11.3+2.26+7.73 ≈ 21.3mm

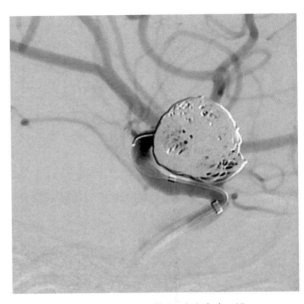

▲ 图 3-13　将 Marksman 导管越过动脉瘤，沿 Marksman 导管引入 Pipeline 4.0mm×20mm，支架头端打开，不覆盖脉络膜前动脉

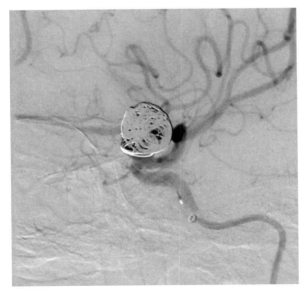

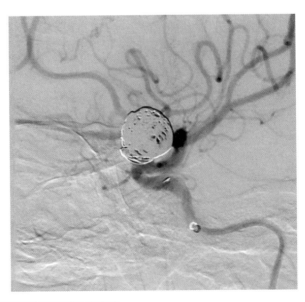

▲ 图 3-12　先用数枚弹簧圈疏松填塞动脉瘤瘤腔

处正好是虹吸弯拐弯处，支架的两端尽量不落在拐弯处，一是防止支架在拐弯处不贴壁，二是支架在拐弯处需要推拉释放，防止支架过短时没有有效的操作长度，三是支架落在拐弯处，由于张力和对血管内膜刺激的原因，可能很容易发生支架内狭窄。因此，选择瘤颈近端的锚定距离稍微长一些到达海绵窦段的水平部。此处的血管直径约 4.15mm。由于 Pipeline 支架有上下 0.25mm 的波动，标准 4.0mm 直径的支架最大可膨胀到直径 4.25mm。综上选择了 4.0mm×20cm 支架进行治疗。

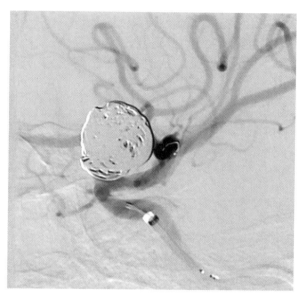

▲ 图 3-14　支架头端放置在后交通动脉处，支架在虹吸弯处打开

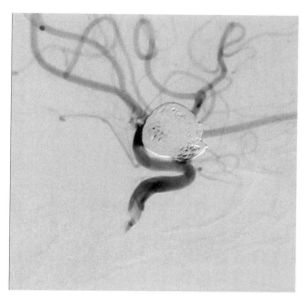

▲ 图 3-15　支架头尾端均落在预期的锚定点，整体打开及贴壁良好

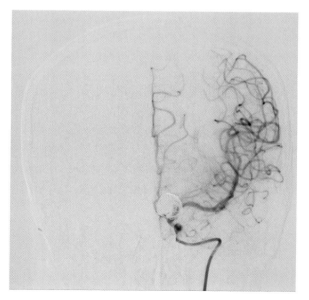

▲ 图 3-16　术后即时正位造影见动脉瘤瘤颈部分显影，远端血管显影正常

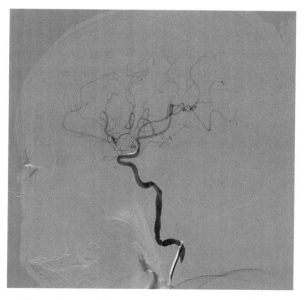

▲ 图 3-17　术后 5 个月复查造影见动脉瘤完全不显影，载瘤动脉通畅无狭窄，远端血管显影好

由于该病例瘤颈不是绝对宽颈而是相对"窄颈"，且有很好的角度展示载瘤动脉，因此为了防止 Marksman 和 Echelon 相互影响，选择了先填塞弹簧圈而后放置支架的步骤。但在多数病例还是以先放支架为主，以防放完弹簧圈后不易观察支架贴壁性问题。新型的 Phenom-27 导管可以替代 Marksman 导管输送放置 Pipeline，且 Phenom-27 导管的外径比 Marksman 小，Phenom-27 导管和 Echelon -10 可以同时在 6F Navien 腔内通过且很平顺。

这也是一个标准化的常见病例，按照术者术前的设计和选择，很好地完成手术。支架长度和落点也都很满意。

其实还有一个影响支架长度的非常重要的关键点就是释放过程中张力的调整。较大的张力支架会开得更好并适度扩张局部血管而使支架会变短。因此，在支架近端 1/2 的释放时要根据支架的长度和预释放点的位置关系而适度调整释放张力。这样可以更好地覆盖瘤颈且有效地管理支架落脚点。在支架尾端释放时也给予较大的张力，适度扩张局部血管，确保支架落脚点满意。

二、支架头端打开

病例 25 患者，女性，50 岁，3 个月前因 SAH 诊断为双侧颈内动脉瘤。并行左侧后交通动脉瘤支架辅助弹簧圈栓塞术。术后恢复好，此次来处理右侧颈内动脉海绵窦段巨大动脉瘤。mRS 评分 0 分。

【病变部位】 右侧颈内动脉海绵窦段动脉瘤。

【病变特点】 该动脉瘤大小约 20mm×30mm，瘤颈宽大于 10mm，颈内动脉非常迂曲（图 3-18）。

【手术方案】 Pipeline+coil 疏松填塞。

【手术过程】 使用 7F 长鞘 5F Navien 和 Echelon-10 两路系统。将 Marksman 支架导管头端放置在右侧大脑中动脉 M_2 段，根据血管直径测量和长度选择了 5.0mm×35mm 支架。在 M_1 段引入 PED 5.0mm×35mm。拟在大脑中动脉水平部分打开支架头端，头端无法打开，回撤支架拟打开支架头端，支架头端出管约 10mm 时支架仍不能打开，给予支架向前的张力仍无法打开，由于血管迂曲及支架型号较大，支架导管无法向前回收支架。尝试将系统整体回撤定位到虹吸弯处。即使这样支架头端仍无法打开。遂决定继续释放支架而到最后再处理头端。反复张力调整支架释放整体顺利。但在支架释放至瘤颈口近端时，支架发生了明显的扭结，支架打开不完全，此时瘤颈处已经打开并覆盖贴壁完全，则继续回撤直至完全释放。将支架导管在支撑导丝导引下向上通过支架远端未打开处，"由内向外"的作用力很容易推开头端。微导丝 Massage 近端扭结后支架充分打开。经预置的 Echelon-10 疏松填塞弹簧圈数枚。手术后造影见载瘤动脉通畅，支架贴壁可，瘤腔内有明显的对比剂滞留。经颈总动脉造影见仅动脉瘤瘤颈处有对比剂显影（图 3-19 至图 3-27）。

【临床结局】 麻醉苏醒后患者无不适，术后给予激素和脱水药物应用，适当控制血压。术后 6 个月随访见动脉瘤完全不显影，载瘤动脉通畅，远端血管显影好（图 3-28）。mRS 评分 0 分。

【病例点评】 由于该患者自身血管条件的原因，发生了支架头端打不开和扭结的情况。一般情况下，支架头端的打开有以下几个方法。①直接回撤支架导管 6～8mm，头端自动张开；②增加回撤距离到 10mm；③固定微导管或给稍微向前的张力，保持微导管不回撤的情况下推支架导丝给予支架一定向前的张力，有利于支架头端两个翼片的打开；④微导管向前回收释放出去的支架后第二次释放，由于两个翼片会被微导管推开，此时大部分情况会打开；⑤固定微导管和支架系统整体回

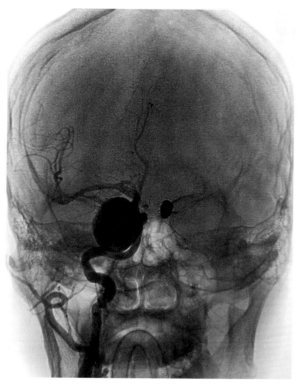

▲ 图 3-18　3 个月前左侧破裂动脉瘤行 Solitiaire 支架辅助弹簧圈栓塞术。右侧海绵窦段巨大动脉瘤，大小约 20mm×30mm，瘤颈宽，累及海绵窦水平段、后膝和垂直段，大于 10mm，颈内动脉迂曲

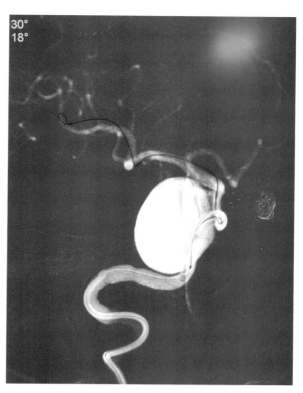

▲ 图 3-19　路图下 Synchro 微导丝携 Marksman 导管越过动脉瘤瘤颈放置在右侧大脑中动脉 M₂ 段。将 5F Navien 头端推送到动脉瘤瘤颈近端

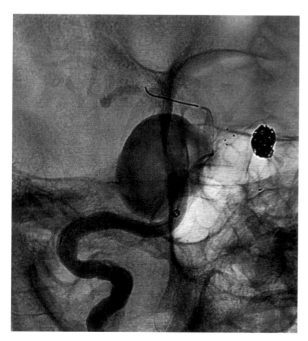

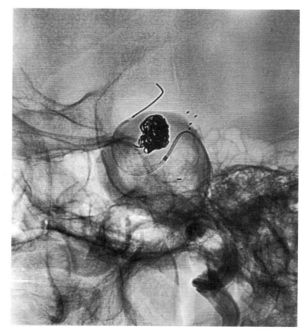

▲ 图 3-20　沿 Marksman 导管引入 Pipeline 5.0mm×35mm，支架在大脑中动脉打开头端，头端无法打开，回撤支架拟打开支架头端，支架头端出管约 10mm 时支架仍不能打开

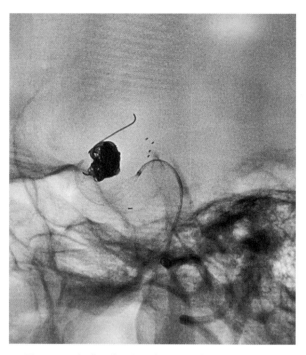

▲ 图 3-21　尝试回收支架，但由于血管迂曲，回收困难，较大张力下头端无明显变化，可见部分支架经过瘤颈疝入到瘤腔，但前端锚定部分支架张开更好

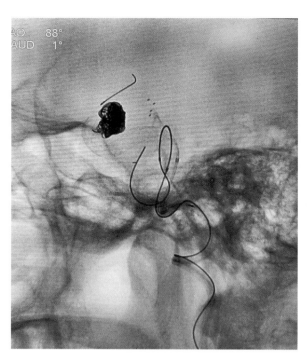

▲ 图 3-22　Echelon-10 导管放置入动脉瘤瘤腔，放置 1 枚 25mm×50cm 弹簧圈不解脱，起到部分支撑作用，有利于支架张力的调整

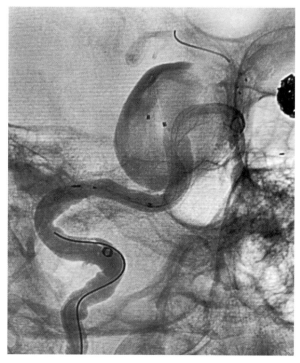

▲ 图 3-23　继续释放支架，支架释放至瘤颈口近端时，支架发生了明显的扭结，支架打开不完全，由于无法回收调整，遂继续释放

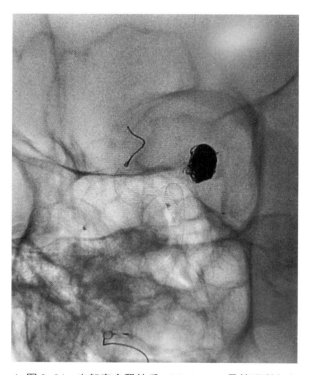

▲ 图 3-24　支架完全释放后，Marksman 导管顺利向上跟进到支架头端，支架头端瞬间自动弹开

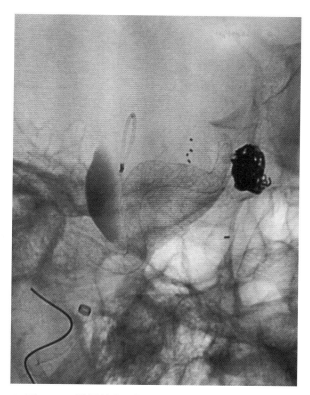

▲ 图 3-25　微导丝微导管成襻 Massage 后支架整体打开良好

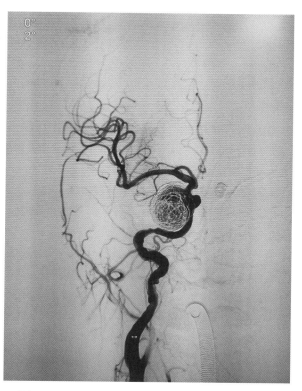

▲ 图 3-26　经过 Echelon-10 导管填充弹簧圈，直至动脉瘤瘤腔显影浅淡有明显的对比剂滞留

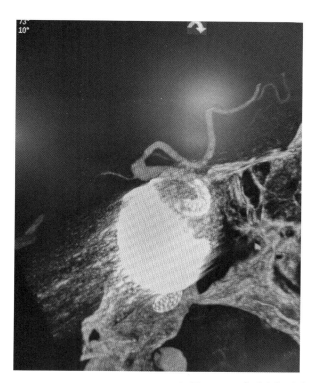

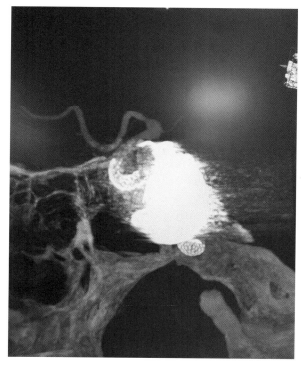

▲ 图 3-27　术后支架重建可见支架头端打开及贴壁良好

撤，在回撤过程中张力的自然释放和两个翼片的反向摩擦力，会使支架头端打开。以上方法适合绝大部分的情况。由于此病例血管迂曲及支架型号的选择不佳等，使得支架头端打不开时无法回收（如前述第 4 种方法），而其他几种方法也不奏效。这种情况要么如笔者所述继续放支架而后处理，要么更换支架。但即使更换支架或整个系统，血管迂曲的条件也不会改变，所以支架型号选择亦不会明显变化。但这仍是不得已而为之，仅提供一种思路，不能作为常规。因为不能排除是否因支架本身等原因而最终无法打开。

如果在释放了足够长度后 Pipeline Flex 头端仍不能打开，通常会有以下两种情况，对于这两种情况，我们将分别阐述如何进行处理。

1. 头端未打开呈杆状（图 3-29A）

(1) 整体缓慢回拉，回拉到 M_1 和 ICA 分叉，PED 头端超过分叉处 3~4mm，抵住弧形血管外缘，整体前推。注意，原位释放不适用该操作（图 3-30）。

(2) 缓慢回拉到颈内动脉中。注意，原位释放不适用该操作（图 3-31）。

(3) 进行重回收，再释放。

2. 头端未打开呈梭形（图 3-29B）

(1) 整体缓慢回拉，回拉到 M_1 和 ICA 分叉，PED 头端超过分叉处 3~4mm，抵住弧形血管外缘，整体前推。注意，原位释放不适用该操作（图 3-32）。

(2) 缓慢回拉到颈内动脉中。注意，原位释放不适用该操作（图 3-33）。

(3) 小幅度前推回撤，进行按摩（图 3-34）。

(4) 进行重回收，再释放。

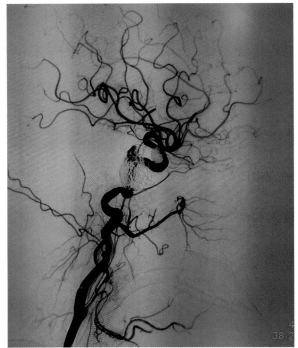

▲ 图 3-28 术后 6 个月随访见动脉瘤完全不显影，载瘤动脉通畅，远端血管显影好

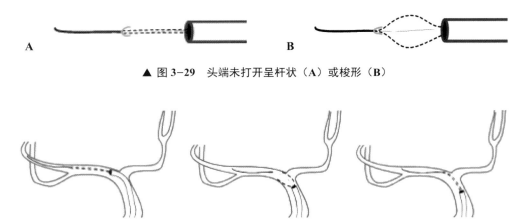

▲ 图 3-29 头端未打开呈杆状（A）或梭形（B）

▲ 图 3-30 整体缓慢回拉，回拉到 M_1 和 ICA 分叉，PED 头端超过分叉处 3~4mm，抵住弧形血管外缘，整体前推；注意，原位释放不适用该操作

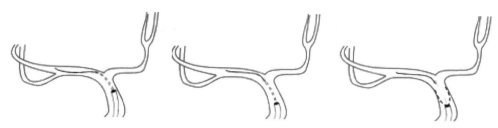

▲ 图 3-31　缓慢回拉到颈内动脉中；注意，原位释放不适用该操作

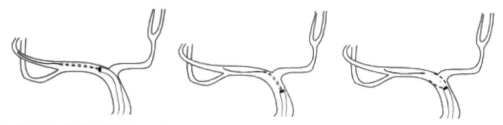

▲ 图 3-32　整体缓慢回拉，回拉到 M_1 和 ICA 分叉，PED 头端超过分叉处 3～4mm，抵住弧形血管外缘，整体前推；注意，原位释放不适用该操作

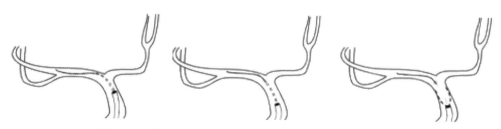

▲ 图 3-33　缓慢回拉到颈内动脉中；注意，原位释放不适用该操作

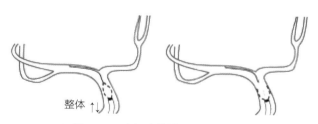

整体 ↑↓

▲ 图 3-34　小幅度前推回撤，进行按摩

三、支架定位

病例 26　患者，女性，46 岁，体检发现颅内动脉瘤。mRS 评分 0 分。

【病变部位】右侧颈内动脉眼动脉段多发动脉瘤。

【病变特点】两个动脉瘤，开口于虹吸弯背侧，近端较大动脉瘤向后内生长直径约 5.5mm，远端较小动脉瘤向后生长直径约 3.5mm，两瘤颈距离约 1.5mm。同侧后交通动脉粗大，同侧大脑前动脉未见显影（图 3-35）。后循环右侧 P_1 显影较纤细。

【手术方案】单纯 Pipeline 血流导向装置植入。

【手术过程】先将 5F Navien 中间导管在 8F MPD 支撑下放置在右侧颈内动脉海绵窦段。经 5F Navien 中间导管将 Marksman 微导管放置在同侧大脑中动脉 M₂ 段，沿 Marksman 引入 PED 4.25mm×18mm，支架头端定位在右侧后交通动脉瘤开口的近端，缓慢释放，完全覆盖动脉瘤瘤颈。结束手术造影见载瘤动脉通畅，支架贴壁好（图 3-36 至图 3-40）。

【临床结局】术后 8 个月临床无症状，DSA 见动脉瘤完全不显影，载瘤动脉通畅，远端血管显影如术前（图 3-41）。mRS 评分 0 分。

【病例点评】从技术上来讲，由于血管条件较好这例的 Pipeline 释放并不难。但是后交通动脉瘤的开口距离远端动脉瘤瘤颈较近，约 5mm。一般为了防止支架移位/缩短或更好地覆盖瘤颈，两端超过动脉瘤瘤颈 6mm 以上较为安全。但此例后交通动脉瘤较为粗大，虽然同侧 P₁ 动脉有显影，但是对于不必要覆盖的分支血管还是不要覆盖。对于分支/穿支，基本原则还是能不覆盖的尽量不要覆盖，非覆盖不可的也不必犹豫。基于以上预案选择了将支架远端定位在后交通动脉瘤开口的近端。方案确定后关键是保证支架头端的定位准确。将支架头端在大脑中动脉打开后回撤，此时支架头端露出微导管头端的长度越短越好，防止较长时后续张力难以向支架头端传递。其关键点是当支架头端撤到理想的目标点后让支架完全充分打开并贴壁良好，继续给足够的张力。支架头端完全打开贴壁并保持足够的张力是防止支架头端缩短的关键，否则支架头端很容易发生向近端的缩短。一旦支架头端定位后，支架尾端的定位主要依靠术前充分的评估和支架的选择。

在释放过程中，如果在透视模式下释放支架，看不到周围重要分支、血管走行、血管壁部位等，难以判断支架放置的部位和打开的状态；如果在路图下释放支架，由于血管处显影亮度太高，往往难以看清楚支架张开本身，因此在释放过程中经常会用到非减影造影模式，该模式的优点是能

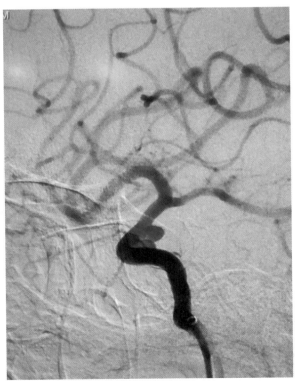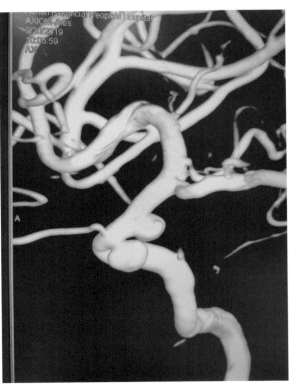

▲ 图 3-35 术前造影见右侧颈内动脉眼动脉段多发动脉瘤。两个动脉瘤开口于虹吸弯背侧，近端较大动脉瘤向后内生长直径约 5.5mm，远端较小动脉瘤向后生长直径约 3.5mm，两瘤颈距离约 1.5mm。同侧后交通动脉粗大，同侧大脑前动脉未见显影

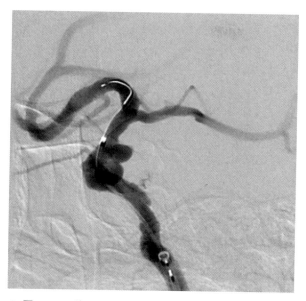

▲ 图 3-36　将 Marksman 导管越过动脉瘤瘤颈放置在右侧大脑中动脉 M₂ 段。沿 Marksman 导管引入 Pipeline 4.25mm×18mm。支架在远端打开后回撤到后交通动脉开口以近定位

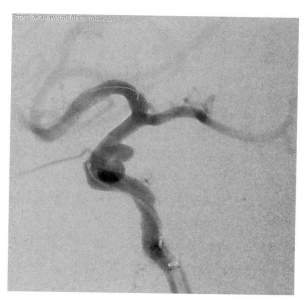

▲ 图 3-37　支架头端放置在后交通动脉开口近端，定位满意后逐渐释放支架

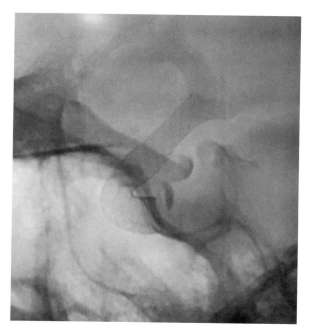

▲ 图 3-38　术后非减影造影可见支架贴壁好，支架远端正好不覆盖后交通动脉开口，支架近端在海绵窦平直段

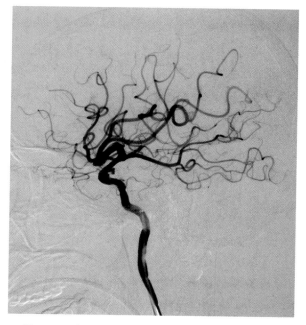

▲ 图 3-39　术后即时造影见动脉瘤瘤腔内有对比剂滞留，载瘤动脉通畅，远端血管显影正常

同时清晰地看到血管和支架。至少要在以下几个步骤时进行非减影造影，以便能尽早发现问题及时处理：①回拉锚定时，非减影造影用以判断远端锚定位置是否准确；②远端锚定后，非减影造影用于确认远端是否完全贴壁，确认锚定是否充足；③中段过弯后，非减影造影用于确认 PED 在转弯处的贴壁情况；④完全释放前，非减影造影用以确认远端和中段的贴壁情况，如发现问题可以通过回

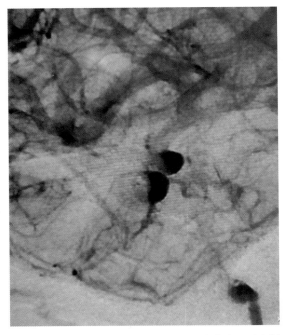

▲ 图 3-40　术后即时造影见静脉期动脉瘤瘤颈对比剂明显滞留

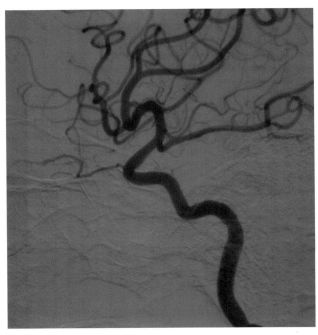

▲ 图 3-41　术后 8 个月复查造影见动脉瘤完全不显影,载瘤动脉通畅无狭窄,后交通动脉显影正常血流好,远端血管显影好

收操作进行调整;⑤完全释放后,非减影造影用于确认整体贴壁情况,判断是否需要进行后处理。

四、支架原位释放

病例 27　患者,女性,54 岁,体检发现颅内动脉瘤。既往脑梗死时曾采取抗血小板及他汀药物治疗。mRS 评分 0 分。

【病变部位】左侧颈内动脉眼动脉段多发动脉瘤。

【病变特点】两个动脉瘤大小分别为 5mm×3.5mm 和 3mm×2.2mm。动脉瘤同侧大脑中动脉 M_1 全程重度狭窄 > 80%（图 3-42）。

【手术方案】单纯 Pipeline 血流导向装置植入。

【手术过程】先将 6F Navien 中间导管在 8F MPD 支撑下放置在左侧颈内动脉海绵窦段。经 6F Navien 中间导管将 Marksman 微导管放置在同侧大脑前动脉 A_2 段,沿 Marksman 引入 PED 4.5mm×20mm,将支架头端放置在颈内动脉末端分叉部,回撤 Marksman,在回撤到支架头端 5mm 时,给支架足够的张力,让支架头端缓慢张开,证实支架头端张开后再继续缓慢回撤 Marksman 完全释放支架。结束手术造影见载瘤动脉通畅,支架贴壁好（图 3-43 至图 3-47）。

【临床结局】术后 6 个月后复查 DSA 见两个动脉瘤完全不显影,载瘤动脉通畅,远端血管显影如术前（图 3-48）。mRS 评分 0 分。

【病例点评】由于 Pipeline 支架自膨性弱及头端有两个翼片包裹,因此一般不采用原位释放的方法。一般的释放方法为,将支架放到大脑中动脉 M_1 平直段或基底动脉平直段,回撤 Marksman

6～8mm，让两个小翼片充分张开，支架头端充分打开并形成纺锤样结构后回撤定位支架系统。在此过程中，为了让头端打开，可能需要释放更长的前端、给支架一些张力、轻轻回撤系统等技巧。此病例中同侧大脑中动脉重度狭窄，不适合导管通过及支架预释放，因此我们将 Marksman 导管放

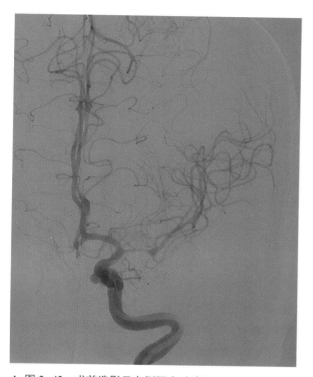
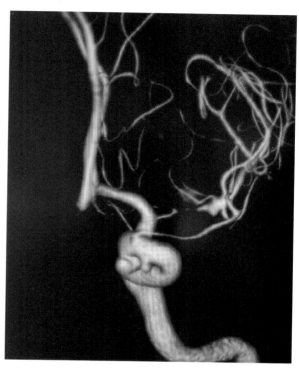

▲ 图 3-42　术前造影见左侧颈内动脉眼动脉多发动脉瘤，两个动脉瘤大小分别为 5mm×3.5mm 和 3mm×2.2mm。动脉瘤同侧大脑中动脉 M_1 全程重度狭窄＞ 80%

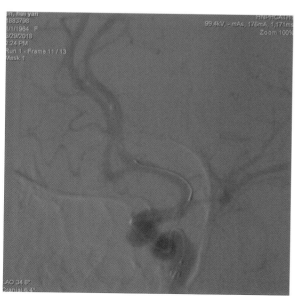
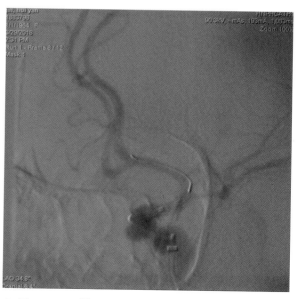

▲ 图 3-43　将 Marksman 微导管放置在同侧大脑前动脉 A_2 段。沿 Marksman 引入 PED 4.5mm×20mm，将支架头端放置在颈内动脉末端分叉部

▲ 图 3-44　回撤 Marksman，让支架头端在颈内动脉末端分叉部打开

到了同侧大脑前动脉。这时，关于支架头端打开的位置有两种情况或意见。第一是将支架推送到大脑前动脉 A₂ 段打开后回撤定位，这和在大脑中动脉释放的思路一致。我们没有采用这种办法有以下考虑。大脑前动脉较细，不利于翼片张开及支架打开，这在大脑中动脉中也有类似经验，因为支架直径在 4.25mm 以上的 Pipeline 支架在大脑中动脉打开就不太容易。另外颈内动脉末端和大脑前动脉水平段的夹角很锐，在支架回拉过程中，很容易发生弹跳，这样的话支架头端定位不易控制。

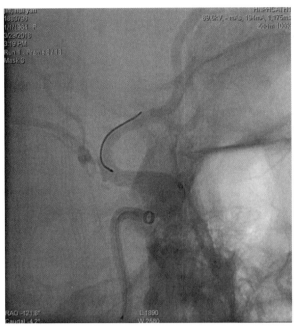

▲ 图 3-45　右侧斜位造影可见支架头端逐渐打开，并向近端略微缩短

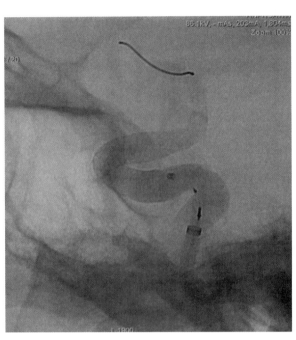

▲ 图 3-46　一定张力下支架完全打开并贴壁，可见支架远端大概在颈内动脉后交通动脉开口处

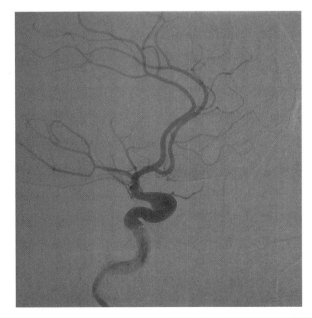

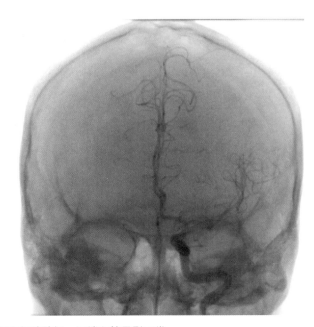

▲ 图 3-47　术后即时侧位造影见支架贴壁好，远端血管显影正常

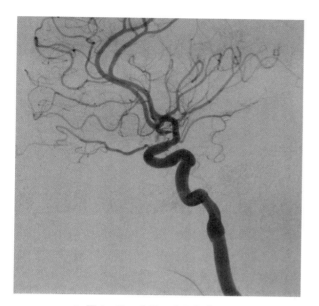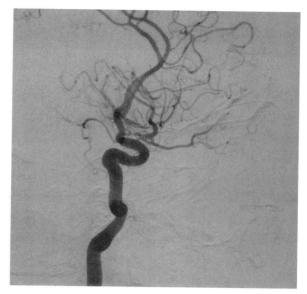

▲ 图 3-48　术后 6 个月复查 DSA 见两个动脉瘤完全不显影，载瘤动脉通畅，远端血管显影如术前

因此，笔者采用了第二种就是支架原位释放。第二代 Pipeline Flex 支架较第一代 Pipeline Classic 最大的变化就是支架头端由金属 coil 固定改为 ePTFE 翼片包裹。这样为原位释放支架提供了可能。在不太平直的血管段释放支架时，需要注意的是支架的张力一定要不断协调变化先小后大，一开始小的张力利于支架头端打开，后来大一些张力可防止头端后跳。通过这个病例提示我们，在特殊情况下 Pipeline 支架在拐弯处的原位释放也是可行的。如果是平直段如平直的椎动脉 V_4、大脑中动脉 M_1 段、大脑前动脉 A_2 段动脉瘤等，均可以使用原位释放的方法。

五、载瘤动脉迂曲

病例 28　患者，女性，60 岁，体检发现颅内动脉瘤。mRS 评分 0 分。

【病变部位】右侧颈内动脉眼段动脉瘤。

【病变特点】动脉瘤大小约 14.9mm×11.3mm，动脉瘤形态不规则有 6mm×4mm 子囊，绝对宽颈约 12mm。载瘤动脉迂曲（图 3-49）。

【手术方案】拟 Pipeline + coil 疏松填塞。实际单纯 Pipeline 血流导向装置植入。

【手术过程】7F 长鞘内将 Marksman 支架导管和 Echelon-10 微导管到位后引入 PED 3.5mm×30mm，拟将支架头端放置在颈内动脉末端不覆盖大脑前动脉开口。在放置过程中支架头端打开满意，但前端定位后由于海绵窦段血管迂曲，张力难以传递到支架前端，因此支架头端向近端移位至动脉瘤上缘位置，调整无果，将 Marksman 支架导管和 Pipeline 支架撤出。更换 Marksman 支架导管，再次引入 PED 3.5mm×30mm，这一次将支架头端定位在大脑中动脉 M_1 段起始部覆盖 A_1 段，调整支架张力下顺利释放。结束手术造影见载瘤动脉通畅，支架贴壁好，子瘤内有明显的对比剂滞留至静脉期（图 3-50 至图 3-56）。

【临床结局】术后患者无不适。半年后随访见动脉瘤完全不显影，载瘤动脉通畅无狭窄（图

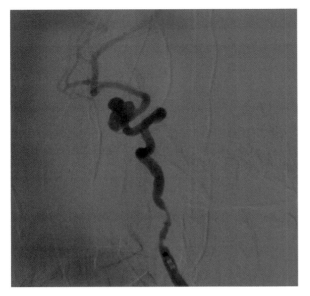

▲ 图 3-49　术前造影见右侧颈内动脉眼段动脉瘤，动脉瘤大小约 **14.9mm×11.3mm**，动脉瘤形态不规则有 **6mm×4mm** 子囊，绝对宽颈约 **12mm**。载瘤动脉及颈内动脉系统非常迂曲

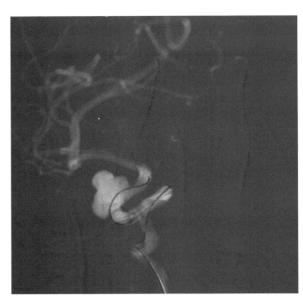

▲ 图 3-50　路图下，预塑形的 Synchro-14 微导丝反复尝试后越过动脉瘤瘤颈到达远端

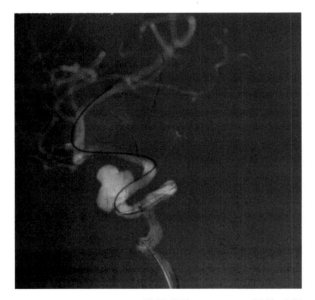

▲ 图 3-51　Synchro-14 微导丝将 Marksman 导管引导并放置在右侧大脑中动脉 M₃ 段，并同轴系统将 5F Navien 支架头端引导到海绵窦水平段近瘤颈处

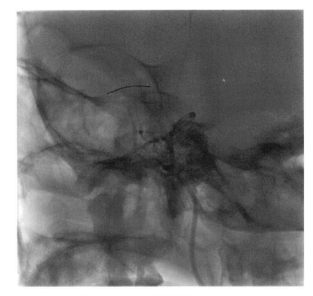

▲ 图 3-52　沿 Marksman 导管引入 PED 3.5mm×30mm。头端释放后并逐渐回撤在瘤颈处释放

3-57）。mRS 评分 0 分。

【病例点评】良好的路径和支撑系统在血流导向装置方式中起到非常重要的作用，因为不同于传统支架自膨张开的特点，编织支架均需要不断的推拉才能达到支架打开并贴壁，且 FD 支架往往金属网丝比较密，因此推拉的要求远大于 LVIS 支架，因此良好的支撑就显得更为重要。根据笔者等的经验，将颈内动脉极度迂曲定义为：①颈内动脉颈段有 360° 打襻或有 2 个以上连续大于 90°以上转角；②颈内动脉岩骨段和海绵窦后膝正常血管拐弯处角度大于 90°；③颈内动脉虹吸段呈

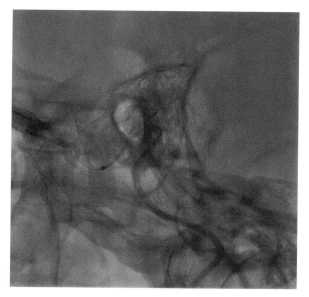

▲ 图 3-53　反复调整张力下支架在瘤颈处打开良好

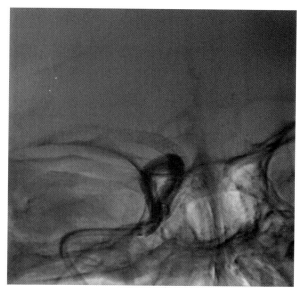

▲ 图 3-54　不减影造影见支架头端落在大脑中动脉 M_1 段，贴壁良好

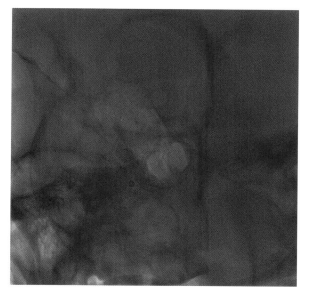

▲ 图 3-55　可见支架整体结构，全程打开良好，支架尾端落在海绵窦水平段，不越过后膝部弯曲

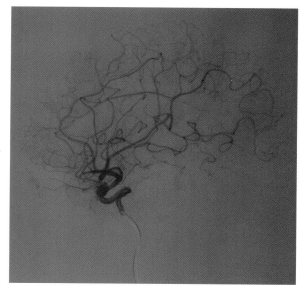

▲ 图 3-56　支架完全打开释放后造影见动脉瘤瘤腔显影变浅淡，正向血流正常

匚字或 C 字形而非括号弧形。如将海绵窦段的迂曲分为 4 个类型，特别是 3 型和 4 型中，虹吸弯处形成一个类似的 Ⅲ 型弓样结构，微导管在里面形成一个类似 Simon 样结构。在有血管迂曲的情况，张力的增减比较难精确传到到微导管头端。

在此例病例中可以看到，颈内动脉虹吸段呈匚字形，且海绵窦后膝弓背向上抬高，虽然 5F Navien 中间导管越过了海绵窦后膝克服了部分迂曲，但仍较困难。第一次定位支架时考虑 Pipeline 支架不覆盖大脑前动脉 A_1 段开口，但这样的话动脉瘤瘤颈远端锚定点只有 6～7mm，这个长度对迂曲血管还是不太充分的，因此第二次释放时直接将支架覆盖大脑前动脉 A_1 开口。远端良好的锚

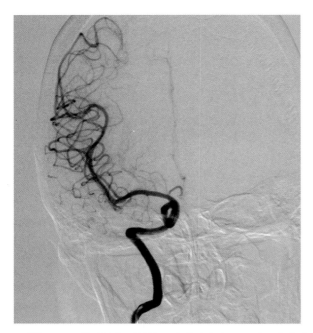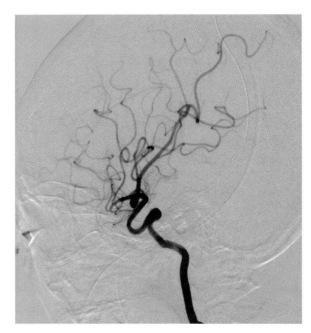

▲ 图 3-57　术后半年后随访见动脉瘤完全不显影，载瘤动脉通畅无狭窄。被支架覆盖的大脑前动脉仍有正向血流，远端血管显影好

定也有利于近端支架的推拉释放。对于迂曲血管我们的经验是：①选择 5F Navien 到达尽量远的部位提供支撑，必要时可以越过瘤颈；②长鞘可能比 8F 导引导管支撑力更好；③选择合适长度的支架尽量少的覆盖多个弯曲；④远端锚定点长度一定要足够且充分贴壁锚定；⑤如果有部分反复调整仍贴壁困难，只要不是发生扭结，可继续释放后用球囊后扩张处理。

　　一般情况下，第二次操作要更换新的支架，但在某种特殊情况下，确实需要将第一次回收的 Pipeline 二次使用时的方法如下。先将放置不满意的 Pipeline 完全回收到第一根 Marksman 内。用一根全新的 Marksman 放置到理想的部位。将回收有 Pipeline 的 Marksman 导管头端在 4F 动脉鞘导入鞘辅助下插入到全新的 Marksman 的尾端端口，缓慢将 Pipeline 从第一根 Marksman 内推送入新的 Marksman。在这个操作过程中，最重要的一点就是需要 4F 导入鞘的支撑；由于 Pipeline 支架缺少了翼片的保护，推送一定要缓慢防止损伤支架头端。

　　病例 29　患者，女性，49 岁，以间断性头痛 1 个月体检发现颅内动脉瘤。mRS 评分 0 分。
　　【病变部位】 左侧颈内动脉 C_5 段动脉瘤。
　　【病变特点】 动脉瘤大小约 16mm×18mm，宽颈，形态不规则（图 3-58）。
　　【手术方案】 Pipeline+coil 疏松填塞。
　　【手术过程】 7F 的 90cm 长鞘置于右侧颈内动脉 C_1 段近端平直处，沿长鞘分别置入 5F Navien 的 115cm 导管头端于右侧颈内海绵窦段，Echelon-10 导管于动脉瘤瘤腔内。工作位置角度下，Synchro 导丝配合 Marksman 微导管成襻超选入右侧大脑中动脉 M_3 段，精确测量后引入 PED 4.5mm×30mm，支架头端放置在大脑中动脉 M_1 段，瘤颈处采用中间导管释放 Pipeline 技术 [intra-DIC（distal intracranial catheter）PED deployment technique]。释放支架后造影显示，支架全程贴壁良好，瘤腔内对比剂滞留明显。遂沿栓塞导管依次填入 20mm×50cm 弹簧圈 2 枚、18mm×40cm 弹簧圈 2 枚、16mm×40cm 弹簧圈 4 枚，合计 8 枚弹簧圈。填闭造影显示，动脉瘤瘤腔栓塞致密，瘤腔内未见对比剂渗透，支架内血流通畅（图 3-59 至图 3-70）。

【临床结局】术后应用 80mg 甲泼尼龙 +100ml 生理盐水，每 12 小时 1 次，3 天后停用激素。停药后当天患者很快又出现剧烈头痛伴有恶心，继续给予甲泼尼龙，应用激素后头痛症状几小时内缓解，静脉滴注 2 天后该患者头痛症状明显好转停药，继而又因发生头痛而应用激素，应用激素后症状好转。使用 4 天后继续口服激素甲泼尼龙片 8mg/d，2 周，未再发生头痛。未行影像学随访。临床随访 6 个月，mRS 评分 0 分。

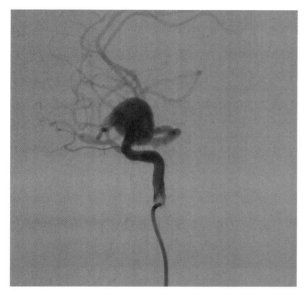

▲ 图 3-58　术前造影见右侧颈内动脉虹吸弯宽颈动脉瘤，动脉瘤大小约 16mm×18mm，宽颈，形态不规则。载瘤动脉呈匚字形迂曲

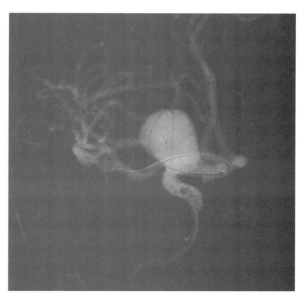

▲ 图 3-59　瘤颈宽，导丝导管采用成襻技术后大脑远端大脑中动脉 M_3 段

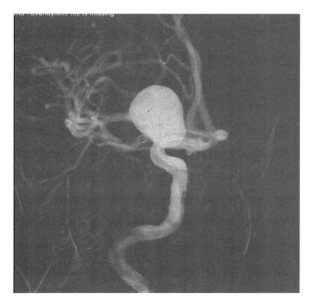

▲ 图 3-60　将系统拉直后，沿 Marksman 导管和微导丝将 5F Navien 的 115cm 中间导管越过动脉瘤瘤颈达到大脑中动脉 M_1 段。Echlon-10 导管于动脉瘤瘤腔内

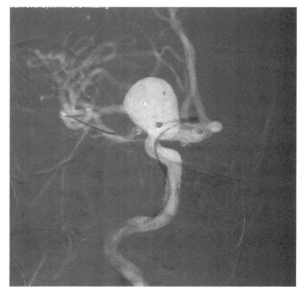

▲ 图 3-61　沿 Marksman 导管引入 Pipeline 4.5mm×30mm 到达大脑中动脉 M_1 段

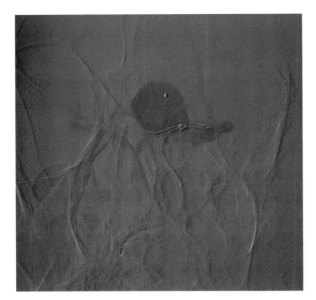

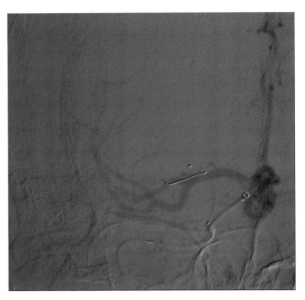

▲ 图 3-62　支架头端释放锚定放置在大脑中动脉 M₁ 段

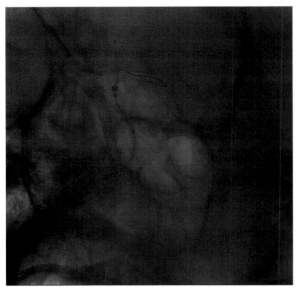

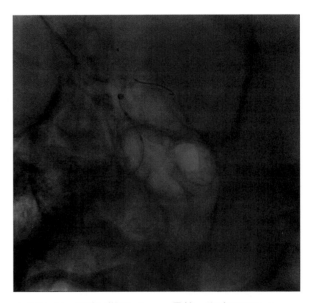

▲ 图 3-63　在瘤颈处释放时，5F Navien 保持张力，缓慢回撤 Marksman 导管，此时可见 Marksman 导管远端 Mark 距 Navien 标记为 1～2mm

▲ 图 3-64　继续回撤 Marksman 导管，此时可见 Marksman 导管远端 Mark 距 Navien 标记为 5～6mm。将支架释放在 Navien 内

　　【病例点评】该患者的动脉瘤解剖也有其自己的特点，即载瘤动脉较为迂曲，属于上个病例分析中所描述到的，虹吸弯呈匚字形，而其动脉瘤瘤颈宽，其瘤颈几乎完全在虹吸弯向上的顶角处，虹吸弯上端水平段几乎没有正常血管。这种情况下密网支架的推拉释放还是比较困难的。一般地，释放 Pipeline 是采用 Marksman 导管，采用支架推拉和导管张力的调整进行释放支架。但是由于个别血管迂曲的情况下，推拉阻力大且导管张力难以调整，支架存在打不开的情况。有学者采用了中间导管释放 Pipeline 技术 [intra-DIC（distal intracranial catheter）PED deployment technique]，也称为二次释放技术，简述如下。右侧股动脉穿刺置入 6F 动脉鞘或 8F Neuronmax，5F Navien 携

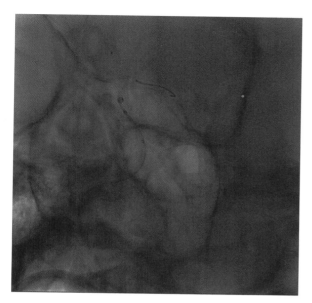

▲ 图 3-65 将 Marksman 导管和 Pipeline 作为一个整体向前推，可见 Navien 逐渐在张力作用下自动回撤

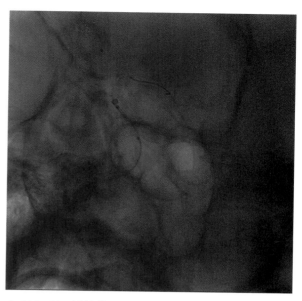

▲ 图 3-66 继续推 Marksman 导管和 Pipeline，Navien 继续回撤至 Marksman 导管标记处

Marksman 微导管到达动脉瘤远端，一般在大脑中动脉平直段或颈内动脉平直段开始释放支架。在释放过程中，遇到反复调整推拉或张力调整的情况下，支架仍无法打开时，推送 Navien 越过 Marksman 头端到达支架未打开的地方，然后回撤 Marksman 将支架"释放"在 Navien 内。此时，把 Navien 当作 Marksman 的功能，把 Marksman 当作推送导丝的功能，以推送 Marksman 联合回撤 Navien 让支架打开。有学者采用此技术处理了 11 例迂曲血管内 Pipeline 支架的释放，5 例使用了球囊后扩张技术使支架打开贴壁更充分。这种方法的基本原理和思路是，在迂曲血管内系统弯曲较多，支架输送导丝不能提供足够向前的推送力，因此编织型 Pipeline 支架在没有向前推力的情况下无法打开。而让 Navien 和 Marksman 角色变化之后，

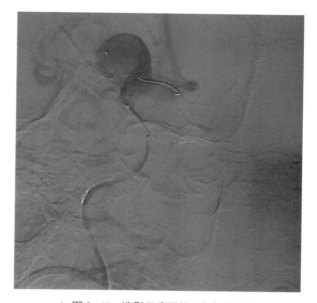

▲ 图 3-67 造影见瘤颈处支架打开良好

Marksman 配合输送导丝更容易提供足够的推送，因此支架更容易打开。这种方法给我们在遇到迂曲血管 PED 打开困难时提供了一个思路。该病例就是采用了该方法。先将支架头端打开并定位锚定在大脑中动脉 M_1 段，以提供足够的远端锚定长度和稳定性。在瘤颈处，采用二次释放技术，可见支架释放打开很顺利，大大降低了手术难度。

除了释放方法的特殊性，该患者术后头痛的症状和临床激素的应用出现了非常戏剧化的变化，头痛发生 2 次，激素用了 3 个时间段，特别是头痛均发生在停用激素后，而再次应用激素后头痛基本都在 4～6h 消失，这个病例有助于我们重新认识激素的作用（见病例 44）。

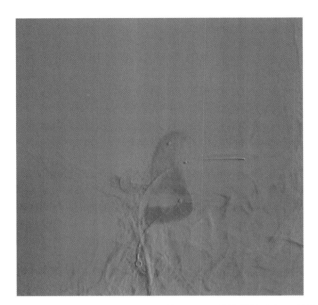
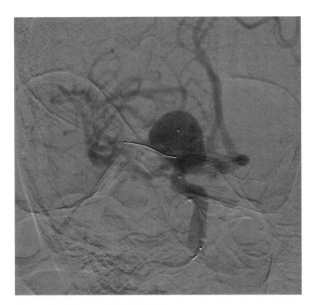

▲ 图 3-68　继续释放支架，斜位见支架完全打开，支架整体贴壁好

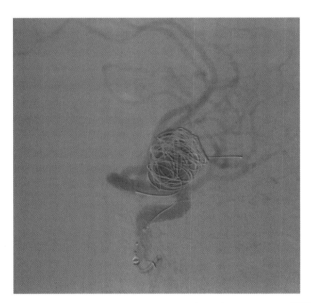
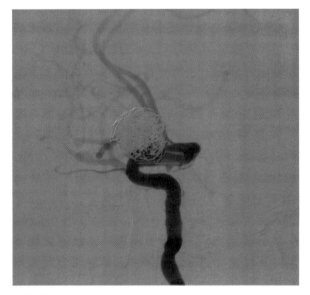

▲ 图 3-69　顺次经过 Echelon-10 导管填充弹簧圈，直至动脉瘤瘤腔完全不显影

病例 30　患者，女性，71 岁，因头痛伴有视物成双检查发现颅内动脉瘤。mRS 评分 1 分。

【病变部位】左侧颈内动脉海绵窦段动脉瘤。

【病变特点】巨大动脉瘤，动脉瘤大小约 25mm×30mm，瘤颈宽，造影时可以看出对比剂大部分流入瘤腔而远端颈内动脉充盈差（图 3-71），因此动脉瘤流入道、流出道及瘤颈根据 3D 造影都无法精确判断。

【手术方案】Pipeline+coil 疏松填塞。

【手术过程】使用 7F 长鞘 5F Navien 和 Echelon-10 两路系统。将 Marksman 支架导管头端放置在左侧大脑中动脉 M₂ 段，同时将 5F Navien 在 Marksman 和微导丝的支撑下完全越过动脉瘤瘤颈

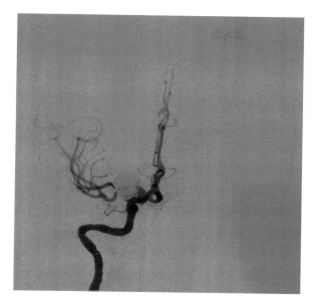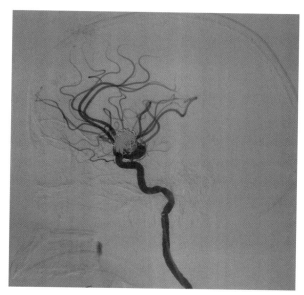

▲ 图 3-70 术后即时正侧位见动脉瘤瘤腔完全不显影，载瘤动脉通畅，远端血管显影好

到达虹吸弯，引入 PED 5.0mm×35mm 并在 M₁ 段头端打开。将支架回撤头端定位在跨过颈内动脉虹吸弯 7～10mm 处，缓慢释放支架，在释放过程中推支架和撤微导管减张力相结合，由于瘤颈长且宽，此处非常吃长度，35mm 支架尾端正好落在瘤颈口近端，覆盖不是很完全，遂引入第二枚 Pipeline 5.0mm×20mm，在瘤颈处形成重叠的双层支架。经过预置的 Echelon 微导管填入 25mm×50cm 弹簧圈 2 枚。动脉瘤瘤颈远端有一处狭窄，使用 2.5mm×15mm Gateway 球囊扩张改善不明显，手术造影见载瘤动脉通畅，支架贴壁好，正向血流明显好转，远端颈内动脉和大脑中动脉等分支动脉早期即显影，动脉早期进入瘤腔内对比剂较术前明显减少，瘤腔内有明显的对比剂滞留至静脉期（图 3-72 至图 3-78）。

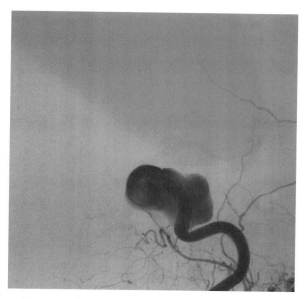

▲ 图 3-71 术前造影见右侧颈内动脉巨大动脉瘤，动脉瘤大小约 25mm×30mm，瘤颈宽，造影时可以看出对比剂大部分流入瘤腔而远端颈内动脉充盈差

【临床结局】麻醉苏醒后患者无不适，术后给予激素和脱水药物应用，适当控制血压。未行影像学随访。临床随访 6 个月，一般情况好，mRS 评分 1 分。

【病例点评】这是一个非常复杂的病例，不仅仅是解剖非常迂曲困难，特别是在术前对载瘤动脉和瘤颈处的解剖几乎是不清楚的。这和非常复杂的脑动静脉畸形有点儿类似，手术做到最后，其解剖特点才渐渐完全清晰了。从术后的影像资料了解该病例的血管非常迂曲，且有以下特点。①海绵窦段非常迂曲，如前病例中分析的可以划归为 4 型，即海绵窦后膝部弓背向上抬高非常明显；②颈

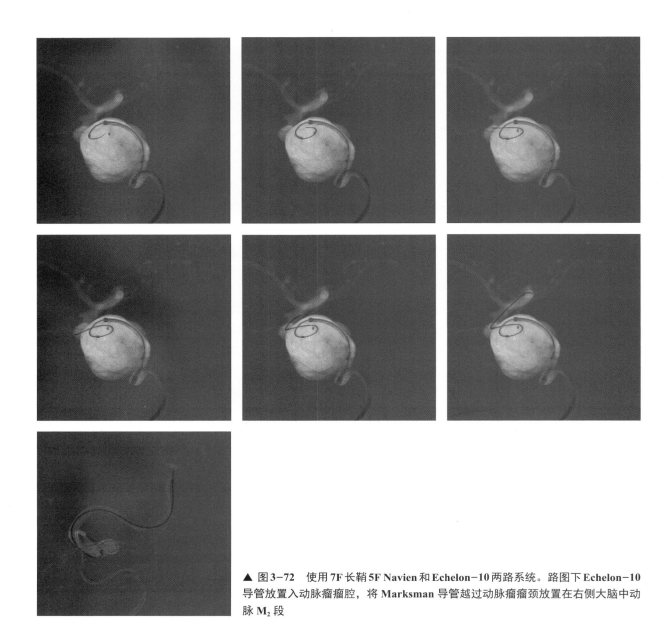

▲ 图 3-72　使用 7F 长鞘 5F Navien 和 Echelon-10 两路系统。路图下 Echelon-10 导管放置入动脉瘤瘤腔，将 Marksman 导管越过动脉瘤瘤颈放置在右侧大脑中动脉 M_2 段

内动脉 C_4 段和 $C_{5\sim6}$ 段不在同一平面上，颈内动脉通过虹吸弯后不仅仅向上向后延伸，而且明显向外迂曲近 90°；③可能是由于动脉瘤瘤体对载瘤动脉的挤压或造成的扭曲，在紧邻瘤颈远端的载瘤动脉有明显的血管狭窄；④瘤颈宽且瘤颈处颈内动脉瘤基本完全瘤化。手术中最大的难点是找到流出道，手术的时间也大部分花在此处。此处的经验是除了使用操控性较好的 Synchro-14 微导丝外，将 Navien 导管支架尽可能向前放置在瘤颈处，能够给导丝和导管提供更好的支撑，保证导丝头端的主要力量是向前而不是随着较大的血流突到瘤腔；由于解剖不清楚，正侧位多角度投射能提供更好的判断导丝头端是否到达载瘤动脉远端。支架远端的锚定点选择在过虹吸弯 7～10mm，就是因为防止支架头端滑落疝入瘤腔，且正好在拐弯处 7～10mm 可以更好地贴壁。支架选择的最大的 5mm×35mm 的型号，因为根据锚定点的选择，大型宽颈动脉瘤在瘤颈处更易使 FD 短缩，即使是 35mm 长度的还是缩短非常明显而不得不套叠放置了第二枚支架。第二枚支架放起来就容易得多，因为解剖已经很清楚且瘤颈也已经被第一枚支架完全覆盖了。瘤颈远端支架打开较细，还是考

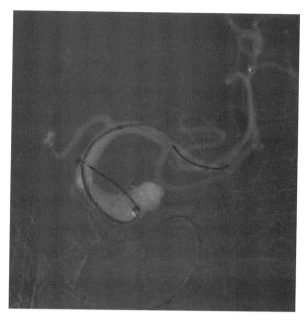

▲ 图 3-73 沿 Marksman 引入 PED 5.0mm×35mm 并在 M_1 段头端打开

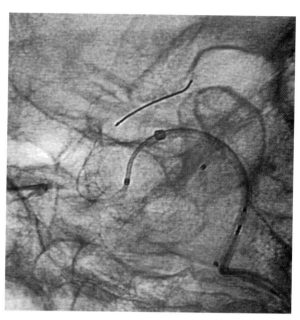

▲ 图 3-74 支架远端定位在眼动脉段，逐渐向近端释放

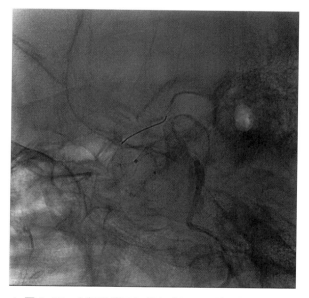

▲ 图 3-75 支架尾端正好落在瘤颈口近端，覆盖不是很完全，在瘤颈远端血管迂曲处支架打开但有狭窄约 50%

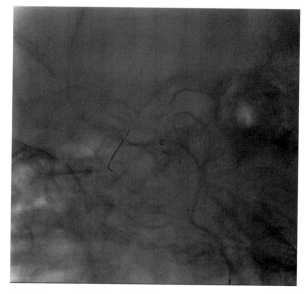

▲ 图 3-76 引入第二枚支架并释放，完全覆盖动脉瘤瘤颈

虑此处是由于血管扭曲造成的狭窄。因为远端虹吸弯处支架打开非常充分，此段血管较为平直且已经到了虹吸弯的近端 C_4 段，与 $C_{5\sim6}$ 段的成角对此处也没有明显影响，支架在此处也没有发生扭结，因此还是判断局部扭曲或原位狭窄的可能性大。使用球囊扩张后解除不明确，残余管腔直径 2.2mm 左右，因此未再使用更大球囊处理。

此例动脉瘤基本集合了影响 FD 放置的所有技术难点，最大的几点感受为：①支撑系统的重要性；②释放过程中张力的反复调整；③耐心。

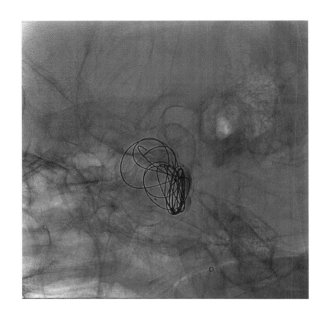

◀ 图 3-77　沿 Echelon-10 引入两枚弹簧圈疏松填塞

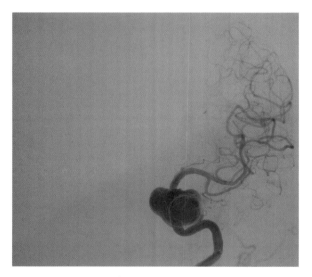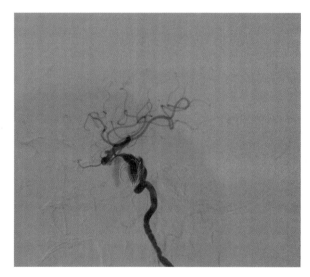

▲ 图 3-78　术后即时侧位造影见载瘤动脉通畅，正向血流明显好转，远端颈内动脉和大脑中动脉等分支动脉早期即显影，动脉早期进入瘤腔内对比剂较术前明显减少，瘤腔内有明显的对比剂滞留至静脉期

　　病例 31　患者，女性，55 岁，以突发头痛 4 天在当地医院检查发现颅内动脉瘤。无蛛网膜下腔出血。mRS 评分 0 分。

　　【病变部位】左侧颈内动脉床突旁大型动脉瘤。

　　【病变特点】动脉瘤大小约 17mm×19mm，宽颈，形态不规则伴有子瘤（图 3-79）。

　　【手术方案】Pipeline+coil 疏松填塞。

　　【手术过程】7F 的 90cm 长鞘置于左侧颈内动脉 C_1 段近端平直处，沿长鞘分别置入 5F Navien 的 115cm 导管头端于左侧颈内海绵窦段，Echelon-10 导管在 Synchro-14 辅助下，反复尝试在瘤腔内成襻后经动脉瘤流出道超选入左侧大脑中动脉 M_2 段，部分撤出微导管后难以解襻，更换 300cm 的 Synchro-14 后交换引入 Marksman 到达左侧大脑中动脉 M_2 段，部分撤出微导管后难以解襻，反

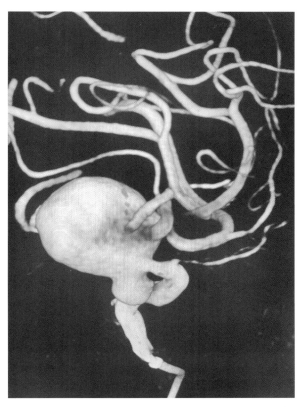

▲ 图 3-79　术前造影见左侧颈内动脉虹吸弯宽颈动脉瘤，大小约 **17mm×19mm**，宽颈，形态不规则伴有子瘤

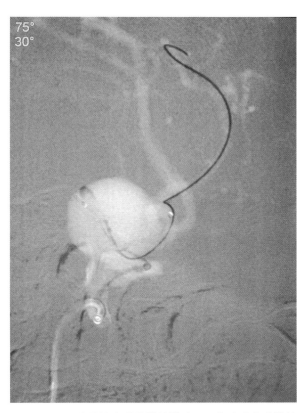

▲ 图 3-80　微导丝在微导管的辅助下，在瘤腔内成襻并达到远端大脑中动脉 M$_2$ 段

复尝试未成功。撤出微导丝，经 Marksman 引入 Solitaire 4mm×20mm 远端释放锚定在大脑中动脉后辅助解襻成功。再跟进 Marksman 到达左侧大脑中动脉 M$_2$ 段后撤出 Solitaire 支架。Echelon-10 在导丝辅助下经过长鞘引入到动脉瘤瘤腔。经 Echelon-10 填塞 25mm×50cm 及 22mm×50cm 弹簧圈各 2 枚，在瘤颈处形成部分支撑后，沿 Marksman 引入 PED 4.5mm×30mm，支架头端放置在大脑中动脉 M$_1$ 段，尾端在海绵窦段，支架打开良好，再将 Marksman 跟进到大脑中动脉。继续向瘤腔内填充弹簧圈数枚（长度共计 200cm）。再沿 Marksman 引入第二枚 PED 4.5mm×25mm，支架远端定位在第一枚支架内颈内动脉末端，不覆盖大脑中动脉。术后造影显示，动脉瘤瘤腔内未见对比剂渗透，子瘤完全不显影，支架内血流通畅，远端血管显影好（图 3-80 至图 3-87）。

【临床结局】术后应用甲泼尼龙 3 天。术

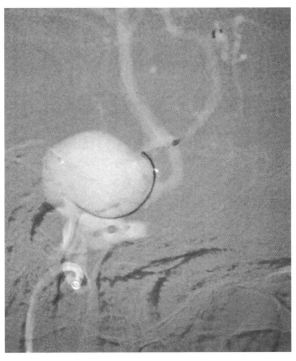

▲ 图 3-81　多次解襻失败后，沿 **Marksman** 引入 **Solitaire 4mm×20mm** 远端释放锚定在大脑中动脉并成功解襻

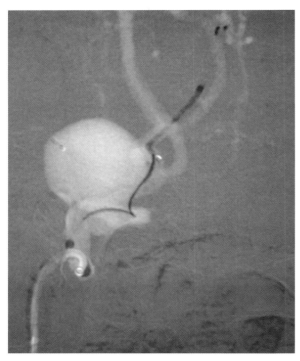

▲ 图 3-82　沿 **Solitaire** 回收将 **Marksman** 导管放到到达大脑中动脉 **M₂** 段

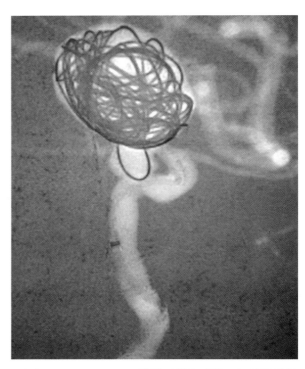

▲ 图 3-83　**Echelon-10** 塑形后送入瘤腔，经过该微导管向瘤腔内填塞数枚弹簧圈。可见弹簧圈在瘤腔内成篮满意，在瘤颈处有明显较多分布

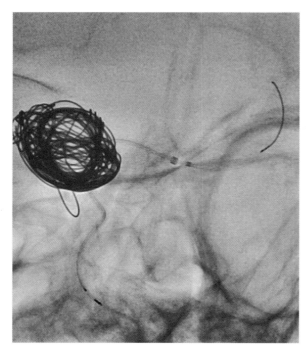

▲ 图 3-84　沿 **Marksman** 引入 **PED 4.5mm×30mm**，支架头端放置在大脑中动脉 **M₁** 段，覆盖大脑中动脉下干

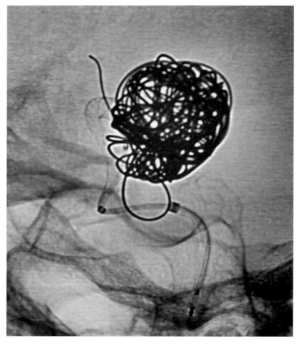

▲ 图 3-85　在瘤颈处释放支架，可见支架打开良好

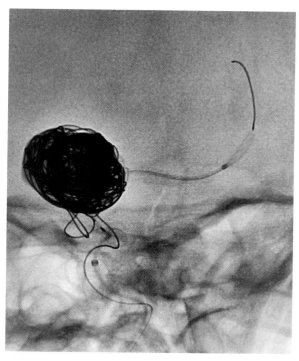

▲ 图 3-86　再沿 **Marksman** 引入第二枚 **PED 4.5mm×25mm**，支架远端定位在第一枚支架内颈内动脉末端，不覆盖大脑中动脉可看见第一枚支架远端锚定的位置

后神志清楚，不全运动性失语，右侧肢体肌力2～3 级，左侧肢体肌力正常。术后 14 天复查头部 CT，见左侧半卵圆中心有稍低密度（图3-88），继续康复治疗。mRS 评分 3 分。

【**病例点评**】通过这个病例，与大家分享一种虽然临床不常用但却可能用到的远端锚定技术。特别是在释放血流导向装置时。Cekirge SH. 等第一次描述使用了球囊锚定技术，他们使用了 HyperForm 球囊锚定的办法来处理大型动脉瘤导丝导管在瘤腔内成襻的问题，成功顺利地治疗了 2 例床突旁的大型动脉瘤。Dale Ding 等最早将球囊锚定技术应用在血流导向装置的释放上，而 Clarençon F. 等最早使用支架锚定的技术来辅助血流导向装置治疗大型动脉瘤。

动脉瘤瘤体较大，瘤颈较宽，且瘤颈位于载瘤动脉迂曲拐弯处的凸面，因此该动脉瘤也是血管内治疗较为困难的一类。先选择 Synchro导丝在 Echelon 导管的辅助下通过瘤内成襻的办法到达远端，这也是在处理大型动脉瘤较为

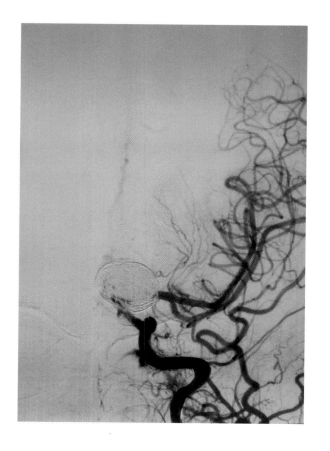

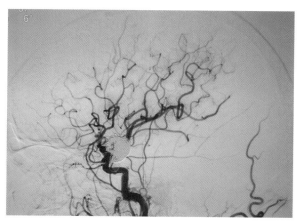

▲ 图 3-87　术后即时正侧位见动脉瘤瘤腔完全不显影，载瘤动脉通畅，远端血管显影好

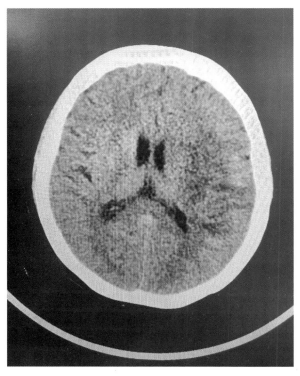

▲ 图 3-88　术后 14 天复查头部 CT，见左侧半卵圆中心有稍低密度

常用的技术。需要做成襻技术时，初次使用的微导管要柔软且跟进性好一些，多选择使用 Echelon-10 或 SL-10，可以选择不塑形或头端稍微塑形为 45° 均可。微导丝多选用扭控性和选择性更好的 Synchro 导丝。成襻时需注意微导丝和微导管在瘤腔内和瘤壁接触中的张力和角度变化，尽量使导丝导管成大弧度的前进后退或方向变化，应避免成锐角或张力大幅度的变化。微导丝找到出口后，应尽量远端走得远一些以提供足够的支撑，然后跟进微导管。微导管到达较远的位置后，如常见的 M₃ 段，可以开始解襻。解襻时需要注意，第一微导丝要回撤到襻以下，第二回撤缓慢且向成襻相反的方向轻微旋转，第三观察微导管头端的位置是否随回撤张力而后退或位置稳定，若位置后退明显时说明解襻失败要停止操作，防止微导管再回撤到瘤腔内。此例手术就是微导管无法解襻，反复尝试均失败。因此使用 300cm 导丝先把 Marksman 成襻状态下交换进去，拟尝试使用支撑力更强一些的 Marksman 解襻，结果由

于成角的原因仍无法解襻。遂使用远端锚定技术。远端锚定技术常用的是经过微导丝或微导管先引入支架或球囊，在不解襻的情况下，把 Marksman 或 Navien 导管通过动脉瘤颈到达远端再撤回支架进行解襻。文献中和临床中使用的是 Solitaire 支架或 Scepter 球囊，也有使用大型号弹簧圈锚定的。Solitaire 支架或 Scepter 球囊这两个器械通过性较好，能够较容易地到达远端。支架或球囊释放后锚定，回撤导管能够解襻并进行后续的治疗。本病例中使用 Solitaire 4mm×20mm 远端释放锚定在大脑中动脉后辅助解襻成功。4mm 的 Solitaire 通过性更好，且放在大脑中动脉足以提供足够的锚定力，因此推荐使用 4mm×20mm 的支架而不是 6mm。瘤颈口处有成角且瘤颈位于凸面，担心支架在瘤颈处不易打开或疝入到瘤腔内，因此手术时 PED 支架是在填充了一部分弹簧圈以在瘤颈口处形成部分支撑后引入并释放的，远端的锚定距离也比较长，一直放到大脑中动脉 M₁ 中段。后面的释放就较为容易了，在瘤颈处也很顺利地打开其支架非常稳定。术后动脉瘤完全不显影，载瘤动脉通畅，达到了手术预期。

　　患者术后出现了左侧半球的缺血，有运动性失语和肌力 2～3 级，可能是首枚密网支架覆盖大脑中动脉下干和穿支有关，给予积极的对症及康复治疗，改善微循环。

六、贴壁后处理

　　病例 32　患者，女性，52 岁，体检发现颅内动脉瘤。mRS 评分 0 分。

【病变部位】左侧颈内动脉虹吸弯处 2 个动脉瘤。

【病变特点】左侧颈内动脉虹吸弯处 2 个动脉瘤（图 3–89），较大的约 6.8mm × 8.0mm，瘤颈约 4.9mm，另一大小约 3.6mm × 3.6mm，瘤颈约 1.9mm。

【手术方案】单纯 Pipeline 血流导向装置植入。

【手术过程】在 8F MPD 支撑下先将 5F Navien 中间导管放置在左侧颈内动脉 C₃ 段。经 5F Navien 中间导管将 Marksman 微导管放置在同侧大脑中动脉 M₂ 段，沿 Marksman 引入 PED 4.5mm × 25mm，将支架头端放置在颈内动脉末端分叉部近端，回撤 Marksman，边回撤边推送释放支架。完全释放支架后，见除支架尾端外整段支架贴壁好，瘤腔内对比剂明显滞留。使用微导丝成襻后在支架尾部 Massage，支架明显缩短打开并贴壁良好（图 3–90 至图 3–95）。结束手术。

【临床结局】6 个月后复查 DSA 见动脉瘤完全不显影，载瘤动脉通畅无狭窄支架贴壁好（图 3–96）。mRS 评分 0 分。

【病例点评】该患者为同一血管段内两个动脉瘤，是血流导向装置非常好的适应证。评价该载瘤动脉整体上比较平滑且管径较为均一。但在近端颈内动脉海绵窦水平段，此段血管直径较其远端和近端明显较细，是形成支架

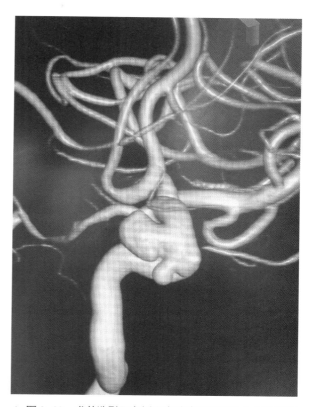

▲ 图 3-89　术前造影见左侧颈内动脉虹吸弯处 2 个动脉瘤

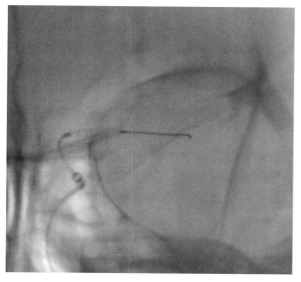

▲ 图 3-90　将 Marksman 导管越过动脉瘤瘤颈放置在左侧大脑中动脉 M₂ 段。沿 Marksman 导管引入 Pipeline 4.25mm × 25mm，可见支架头端打开

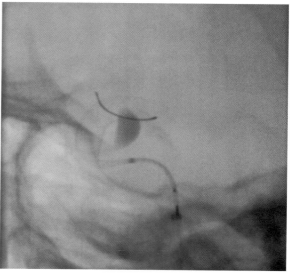

▲ 图 3-91　支架体部释放打开良好，瘤腔内已有明显对比剂滞留

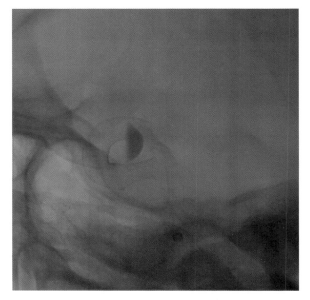

▲ 图 3-92　支架完全释放，考虑支架尾部贴壁不良

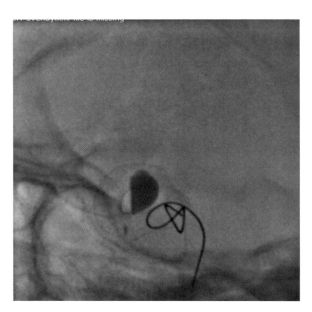

▲ 图 3-93　用成襻的导丝对支架进行 Massage

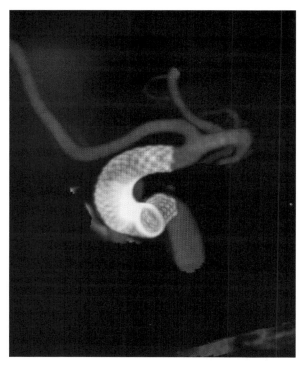

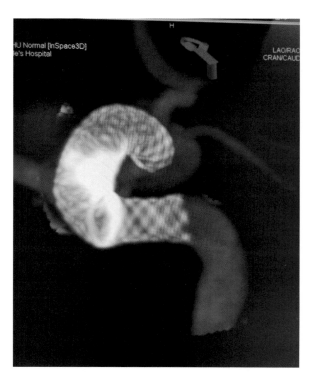

▲ 图 3-94　术后支架重建见支架整体贴壁良好

贴壁不良重要的解剖基础，特别容易发生在拐弯处和较细血管向较粗血管的移行部，也和在释放过程中张力的调整有关。在拐弯处的释放过程中，要造影判断是大弯侧还是小弯侧不易贴壁，是大弯侧时要增加一些张力，小弯侧时要充分打开支架的情况下整体回撤，让支架贴合小弯侧后再给张力推送支架。在支架末尾段大多数情况下可以无张力下释放支架，支架一般会回弹贴壁，如果像本例中由于血管管径有较明显变化而导致的不贴壁，往往只需要用微导丝 Massage 就能解决。这是一

种最常用、最简单且非常有效的办法。具体操作为用微导丝头端塑形为猪尾状，在微导管（常用 Marksman，也可以是其他微导管）的辅助下，将微导丝在支架打开不良处形成回襻样结构反复顶压，这种回襻样结构的导丝比较硬且是圆钝结构，因此效果好且安全。导丝 Massage 的方法常常用于支架尾端贴壁不良、大弯侧轻度贴壁不良或支架头端贴壁不良等。有时也可以合并用 Marksman 头端或 Navien 导管头端顶到大弯侧贴壁不良处。

病例 33　患者，女性，31 岁，以头痛和右侧肢体无力起病，检查发现颅内动脉瘤，mRS 评分 1 分。

【病变部位】左侧颈内动脉岩骨段至后交通段。

【病变特点】患者整个病变长度较长，从颈内动脉岩骨段延续到后交通段，形态不规则，有局部增粗成瘤样变。动脉瘤形态不规则且有多发子瘤（图 3-97）。

【手术方案】单纯Pipeline血流导向装置植入。

【手术过程】先将 5F Navien 中间导管在 8F MPD 支撑下放置在左侧颈内动脉岩骨段。经 5F Navien 中间导管将 Marksman 微导管放置在同侧大脑中动脉 M_2 段，沿 Marksman 引入 PED 4.5mm×30mm，将支架头端放置在颈内动脉末

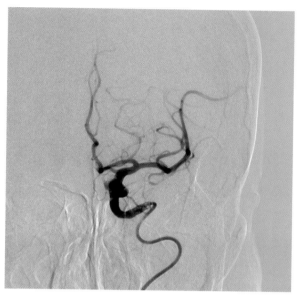

▲ 图 3-95　术后即时正位造影见动脉瘤有对比剂充盈，远端血管显影正常

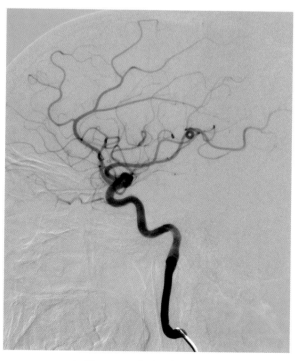
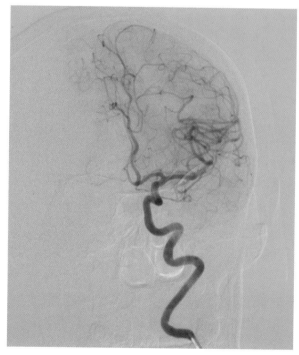

▲ 图 3-96　术后 6 个月复查造影见动脉瘤完全不显影，载瘤动脉通畅无狭窄，远端血管显影好

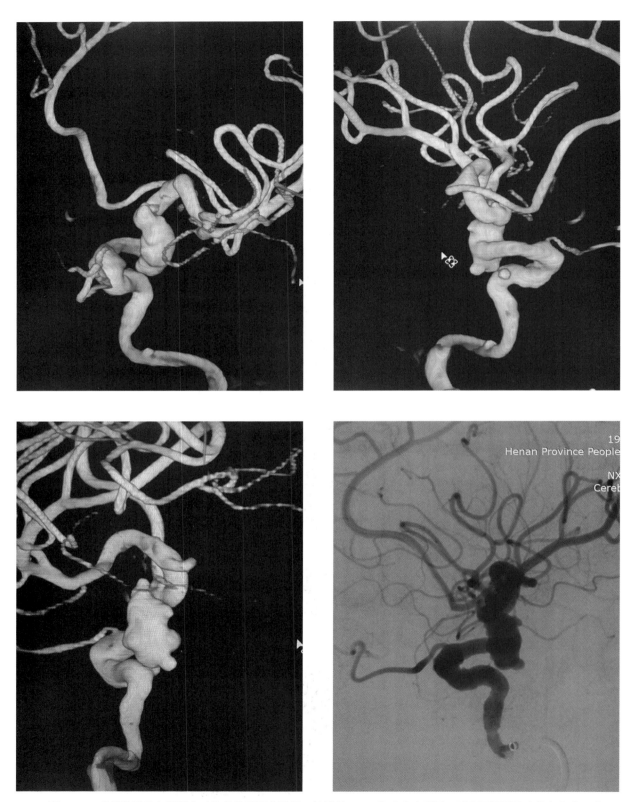

▲ 图 3-97 术前造影见左侧颈内动脉长节段迂曲增粗，特别是 $C_{5\sim7}$ 段动脉瘤明显，形态不规则且瘤体上多发子瘤

端分叉部，回撤 Marksman，边回撤边推送释放支架。由于载瘤动脉非常迂曲，在 C₆~₇ 段时拐弯较大，支架难于完全张开。在调整 2 次后保证支架没有发生扭结的情况下继续往下释放支架，直至完全释放。对未充分打开的部分，使用 Hyperform 7mm×7mm 球囊扩张后支架打开满意。结束手术造影见载瘤动脉通畅，支架贴壁好，子瘤内有明显的对比剂滞留至静脉期（图 3-98 至图 3-104）。

【临床结局】术后给予替罗非班 4ml/h 泵入 4 天，无不适。术后 7 个月随访见动脉瘤仍有显影，瘤腔明显变小（图 3-105）。mRS 评分 0 分。

【病例点评】该患者以缺血起病，合并头痛不排除病变短期内有所进展。考虑该长节段病变血管整体较脆弱，可能和先天动脉发育不良相关。目前由于血流动力学或微栓塞等造成脑缺血，且多发子瘤有破裂出血可能，因此给予血流导向装置治疗，一方面可改变血流状态，改善正向血流减少滞留导致的微栓塞风险，另一方面治愈那些较明显的子瘤减低出血风险。释放密网支架最重要的就是支架打开并充分贴壁，因为支架不贴壁是缺血性并发症、动脉瘤不愈合和发生支架内狭窄或闭塞的重要诱因，一般依靠术中的推拉等操作可达到，但是在较为迂曲的血管或血管管径变化很大的病变下，支架充分打开和贴壁变的比较困难。对于支架打开不良的处理常用的方法，除了微导丝 Massage 外，第二种常用的方法就是用球囊扩张，常用的球囊是 Hyperform、Hyperglide、Scepter 或 Gateway 球囊，这几种球囊相对较容易到位，特别是 Hyperform、Hyperglide 等顺应性非常安全，且可以根据血管壁的形态而变化。合并有狭窄时需要用 Gateway 球囊。关于支架贴壁，该病例中整段血管均迂曲扩张并瘤化，结构上类似梭形动脉瘤，已经不存在正常的血管壁结构，因此支架不可能做到全贴壁，只需要支架顺着血管正常的方向充分打开就好，把四周都看作是动脉瘤的一部分。但是这样形成缺血性并发症的概率会高于普通囊性动脉瘤，因此要给予充分的抗血小板药物，我们常

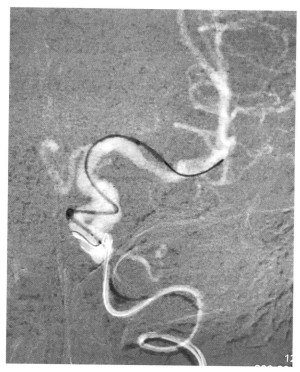

▲ 图 3-98　5F Navien 中间导管在 8F MPD 支撑下放置在虹吸弯处，将 Marksman 导管越过动脉瘤瘤颈放置在左侧大脑中动脉 M₂ 段。沿 Marksman 导管引入 Pipeline 4.5mm×30mm

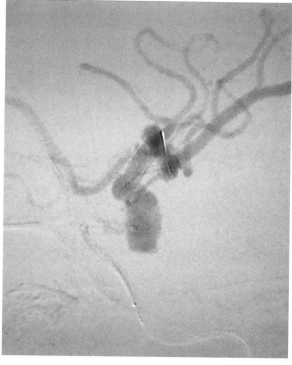

▲ 图 3-99　支架头端打开定位在颈内动脉末端分叉部，可见支架贴壁良好

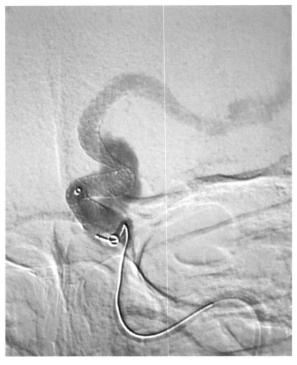

▲ 图 3-100 由于血管迂曲严重，支架在迂曲拐弯处部分打开，未完全打开

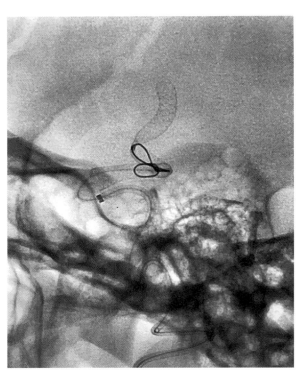

▲ 图 3-101 尝试用导丝 Massage 未打开处，Massage 后支架仍未打开

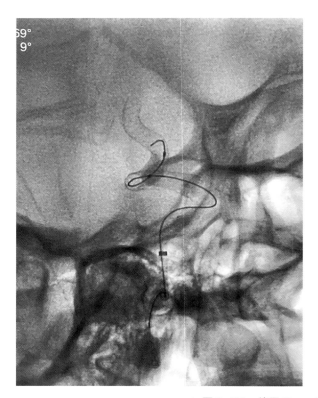

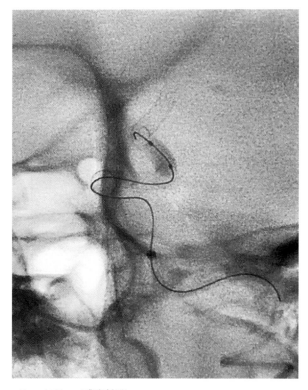

▲ 图 3-102 使用 Hyperform 7mm×7mm 球囊扩张

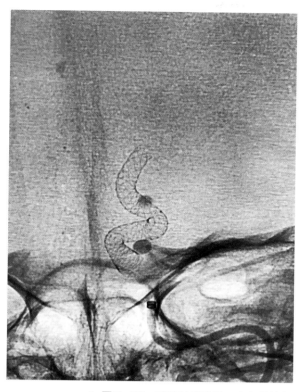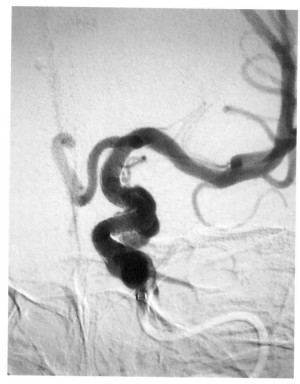

▲ 图 3-103　球囊扩张满意，支架整体打开良好，贴壁良好，子瘤部分有明显对比剂滞留

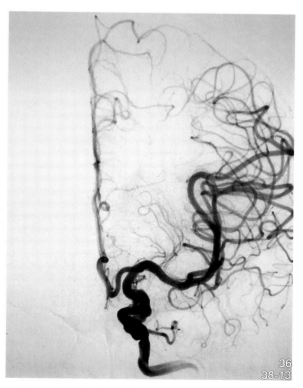

▲ 图 3-104　术后即时侧位造影见载瘤动脉通畅，远端血管显影正常

常会在双抗血小板药物的基础上再给予替罗非班 3～5 天。术后正向血流正常且无缺血并发症，动脉瘤子瘤有对比剂滞留到静脉期，达到了手术治疗的目的。

此外，合并载瘤血管狭窄的动脉瘤在国内患者中也并不少见。由于密网支架本身较好的支撑性及编织支架需要推拉的特性，因此绝大部分情况下可直接释放支架，无须单独处理狭窄；部分情况下，如载瘤血管狭窄很重、支架导管通过困难，可先行球囊扩张，但扩张时要缓慢，如在支架释放后狭窄段明显打开不良时（与术前管腔相比），也可使用球囊处理。

七、合并载瘤动脉狭窄

病例 34　患者，男性，46 岁，既往有左侧手指麻木病史，无糖尿病、高血压及高脂血

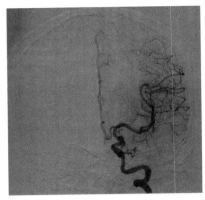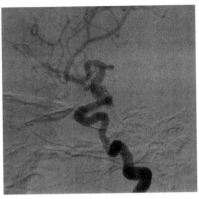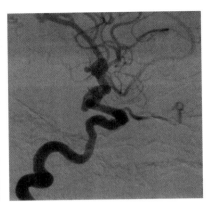

▲ 图 3-105　术后 7 个月复查造影见动脉瘤仍有显影，子瘤未见显影，载瘤动脉通畅无狭窄，远端血管显影好

症。此次因又出现头晕及左侧手指麻木症状入院。MR 未见明确新鲜梗死灶，PWI 见右侧大脑灌注差（MTT/TTP 延迟，CBF 下降）。DSA 见颅内动脉瘤。mRS 评分 0 分。

【病变部位】右侧大脑中动脉动脉瘤。

【病变特点】右侧大脑中动脉迂曲扩张合并近端狭窄，HRMR 见大脑中动脉扩张且近端狭窄，扩张段有明显的瘤腔，瘤腔内有血栓或血流缓滞区，近端狭窄未见明显动脉粥样化斑块（图 3-106）。综上诊断夹层动脉瘤。

【手术方案】单纯 Pipeline 血流导向装置植入。

【手术过程】先将 5F Navien 中间导管在 8F 导引导管支撑下放置在右侧颈内动脉末端。将 Marksman 微导管放置在大脑中动脉 M_2 段，沿 Marksman 引入 PED 3.75mm×18mm 支架，支架头端定位在 M_1 段末端分叉前，准确定位支架头端后继续缓慢释放。在支架到达狭窄段后，反复推支架增加张力，但狭窄处仍有狭窄，完全释放支架，支架近端正好落在 M_1 段起始部而未影响颈内动脉。Asahi 微导丝经过病变后，用 2.0mm×9mm 球囊后扩张狭窄段，较术前有所缓解但仍有狭窄。结束手术造影见载瘤动脉通畅，支架贴壁好，分支血管未见明显影响，瘤腔内有明显的对比剂滞留（图 3-107 至图 3-112）。

【临床结局】术后给予激素和替罗非班 4ml/h 泵入 4 天，无不适。术后 6 个月复查见动脉瘤完全不显影，载瘤动脉通畅如术后即时（图 3-113 和图 3-114）。mRS 评分 0 分。

【病例点评】这也是一个很有挑战的病例。笔者认为值得讨论的主要有以下 3 点。

第一，这个病例是否适合 FD 治疗。FD 虽然在国外近 8 年在国内近 5 年的使用，但仍处于一个初级阶段，从认识到实践到病例的选择还有很多路要走。从我们中心使用 FD 的 400 余例经验来看，FD 应该是该病例的第一选择。首先，该动脉瘤为夹层动脉瘤，夹层动脉瘤的治疗重要的是血管壁的修复而不是瘤腔的填塞；其次，动脉瘤瘤颈很宽，只有 FD 能很好地血管塑性，而传统的支架 + 弹簧圈不能如切线般修复瘤颈，复发风险大；再次，动脉瘤位于穿支密集区，虽然 FD 在密集穿支区有引起穿支缺血的发生风险，发生风险约为 5% 且多仅有较轻的临床症状，传统弹簧圈的占位效应及复杂操作所可能引起的缺血风险不低于 FD；最后，使用单纯 FD 技术操作上其实不难，难度远低于传统的支架 + 弹簧圈技术，风险和难度也远低于外科处理。

第二是支架直径的选择。我们根据血管扩张处较大的直径选择了直径为 3.75mm 的 Pipeline。此段 M_1 血管一般的直径在 2.5mm 左右是否可以根据经验选择 2.5mm 直径的支架？笔者认为万万不可。FD 的主要作用机制是血流导向和新生内皮覆盖，支架贴壁是良好临床效果和降低并发症的

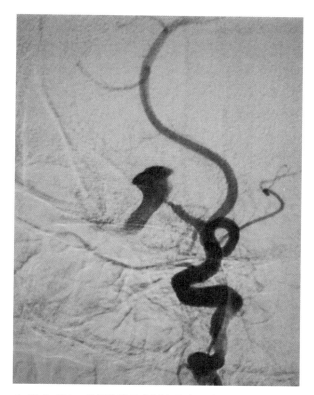 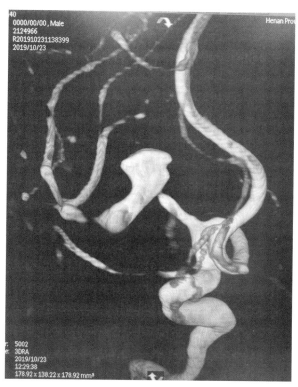

▲ 图 3-106　术前造影见右侧大脑中动脉 M_1 段动脉瘤，右侧大脑中动脉迂曲扩张合并近端狭窄，HRMR 见大脑中动脉扩张且近端狭窄，扩张段有明显的瘤腔，瘤腔内有血栓或血流缓滞区，近端狭窄未见明显动脉粥样化斑块

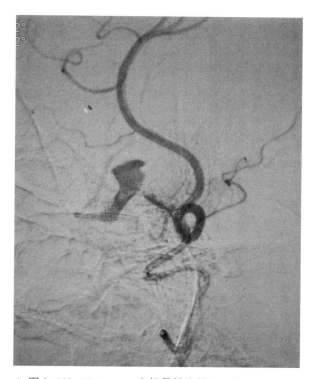 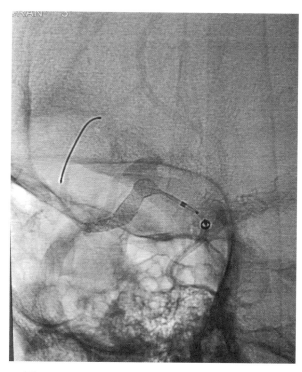

▲ 图 3-107　5F Navien 中间导管支撑下，将 Marksman 导管大脑中动脉 M_2 段

▲ 图 3-108　沿 Marksman 导管引入 Pipeline 3.75mm× 18mm。支架头端定位在 M_1 段末端分叉前，逐渐向近端打开。在瘤颈处，由于瘤颈较宽，支架稍微向瘤腔内突出

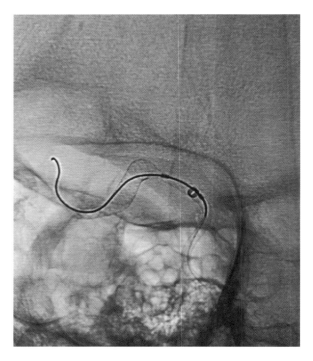

▲ 图 3-109　支架完全释放后，动脉瘤近端狭窄处狭窄较重，用 Gateway 2.0mm×9mm 球囊后扩张狭窄段，较术前有所缓解但仍有狭窄

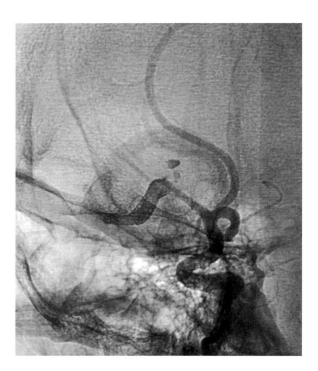

▲ 图 3-110　术后造影见支架打开及贴壁良好

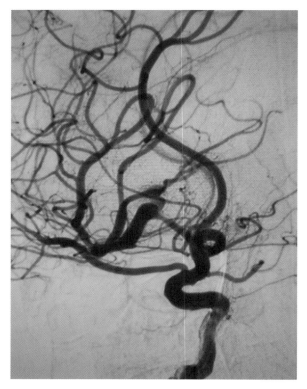

▲ 图 3-111　术后即时造影见载瘤动脉通畅，动脉瘤瘤腔内对比剂进入明显延迟，远端血管显影正常

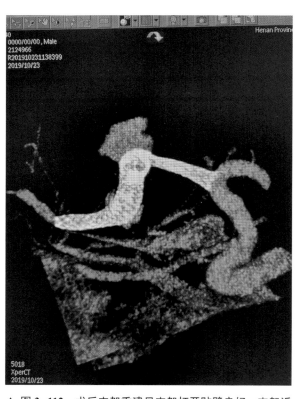

▲ 图 3-112　术后支架重建见支架打开贴壁良好，支架近端正好落在大脑中动脉起始部，未覆盖大脑前动脉开口

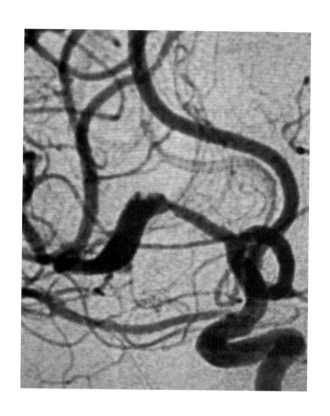

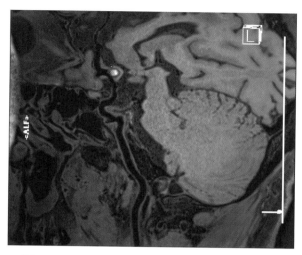

▲ 图 3-114　术后 6 个月行高分辨 MR 见载瘤动脉通畅，动脉瘤腔内机化血栓形成

◀ 图 3-113　术后 6 个月复查见动脉瘤完全不显影，载瘤动脉通畅如术后即时

要点。如果在颈内动脉等穿支 / 分支较少的血管，有时候完全可以把扩张的血管作为动脉瘤的一部分而根据一般正常的血管直径选择支架型号，但在穿支 / 分支较为密集的 M₁ 段，支架不贴壁就预示着血栓的风险，很可能导致多发穿支梗死，因此还是推荐选择贴壁。

　　第三是动脉瘤近端狭窄的处理。一般的处理原则是只要狭窄不是严重到影响放置 FD 支架（70%），均不做处理。若明确需要扩张的，一般在放置支架之前先处理好。此病例术前 DSA 见狭窄可能 90%，为了判断狭窄的原因还做了高分辨 MR，结合患者年轻且无任何动脉粥样硬化危险因素，判断还是夹层导致的狭窄可能性大，且在 Marksman 导管通过该狭窄段的时候并无明显阻力。夹层性狭窄更多见于椎动脉 V₄ 段，基本都不需要预扩张，支架张力足以解除狭窄。基于一般的经验和术前对狭窄处充分的成因判断，因此还是选择了没有预扩张而直接放置支架。本病例虽然并没有如预期的 FD 支架充分扩张开此狭窄段，但支架放置后此段狭窄较术前确实发生了明显好转，支架在此处打开也很充分，与近端相比残余狭窄不超过 50%。从术后分析，讨论若在放置支架前使用球囊扩张会不会更好？或使用直径 2.5mm 的球囊？我们推测结果可能与现在一样，只不过是增加了防止支架打不开的措施，但较大的球囊又怎么能确定不会引起血管损伤 / 穿支梗死呢？术后半年 DSA 和 HRMR 的复查结果见动脉瘤完全不显影，载瘤动脉如术后即时，无支架内狭窄，这又进一步印证了术前对狭窄的判断。

八、分支影响愈合

病例 35　患者，女性，47 岁，体检发现颅内动脉瘤。mRS 评分 0 分。

【病变部位】右侧颈内动脉后交通段动脉瘤。

【病变特点】动脉瘤大小约 7.4mm×7.3mm，瘤颈约 5mm，原始胚胎后交通动脉较为粗大且发自瘤体，脉络膜前动脉发自瘤颈（图 3-115）。

【手术方案】Pipeline+coil 疏松填塞。

【手术过程】患者 3 型弓系统不稳定，从右侧桡动脉入路。经桡动脉入路用 Pigtail 造影导管导引泥鳅导丝到达右侧颈动脉，然后交换技术将 6F Navien 中间导管放置在右侧颈内动脉 C$_3$ 段。经 6F Navien 中间导管同轴引入两个系统，即将 Marksman 微导管放置在同侧大脑中动脉 M$_2$ 段，将 Echelon-10 微导管放置在动脉瘤瘤腔。沿 Marksman 引入 PED 4.25mm×30mm，缓慢释放，完全覆盖动脉瘤瘤颈后沿 Echelon-10 微导管引入 7mm×30cm 弹簧圈。结束手术造影见载瘤动脉通畅，支架贴壁好。发自动脉瘤的后交通动脉和脉络膜前动脉显影正常（图 3-116 至图 3-122）。

【临床结局】10 个月后复查 DSA 见动脉瘤瘤腔及瘤颈部仍有部分对比剂充盈，载瘤动脉通畅，后交通动脉瘤及脉络膜前动脉通畅，远端血管显影如术前（图 3-123）。术后 36 个月复查 DSA 见动脉瘤瘤腔及瘤颈部仍有部分对比剂充盈，载瘤动脉通畅，后交通动脉瘤及脉络膜前动脉通畅，远端血管显影如术前（图 3-124）。mRS 评分 0 分。

【病例点评】这是 2016 年做的早期病例，因此支架选择得偏长一些。这个动脉瘤有其特殊，动脉瘤瘤体约 7.4mm，原始胚胎后交通动脉较为粗大且发自瘤体，脉络膜前动脉发自瘤颈。传统支架辅助栓塞时需要考虑同时保护载瘤动脉和粗大的后交通动脉瘤，一般需要双支架，手术操作复发并

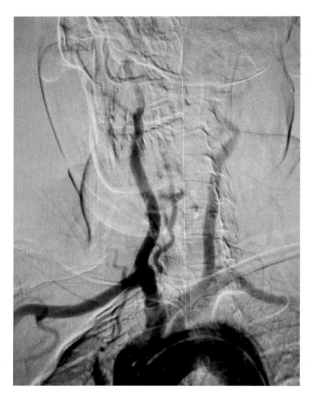

▲ 图 3-115　患者 3 型弓系统。股动脉入路系统不稳定。术前造影见右侧颈内动脉眼动脉宽颈动脉瘤，17mm× 15mm，瘤颈约 6mm，瘤腔内有血流喷射征，动脉瘤向外上方向生长

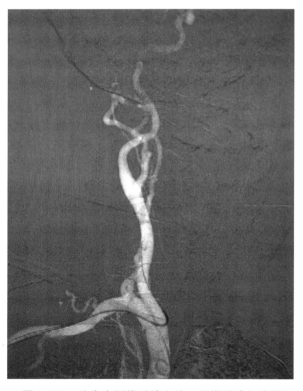

▲ 图 3-116　改为右侧桡动脉入路。经桡动脉入路置入 6F 桡动脉鞘，用 Pigtail 造影导管导引泥鳅导丝到达右侧颈动脉，然后交换技术将 6F Navien 中间导管放置在右侧颈内动脉 C$_3$ 段

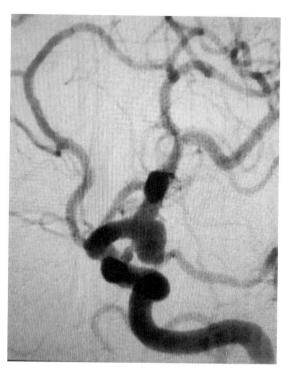

▲ 图 3-117 动脉瘤大小约 7.4mm×7.3mm，瘤颈约 5mm，原始胚胎后交通动脉较为粗大且发自瘤体

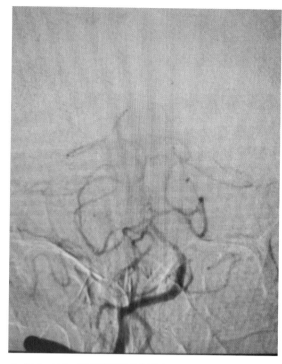

▲ 图 3-118 后循环压颈造影未见右侧大脑后动脉显影

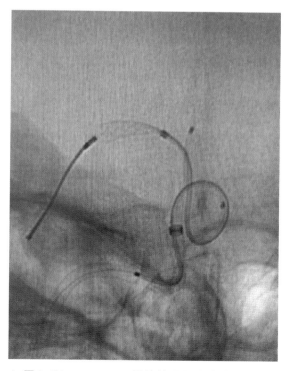

▲ 图 3-119 Echelon-10 导管放置入动脉瘤瘤腔，将 Marksman 导管越过动脉瘤瘤颈放置在右侧大脑中动脉 M_2 段。沿 Marksman 导管引入 Pipeline 4.25mm×30mm。支架头端放置在大脑中动脉 M_1 段，逐渐向近端打开

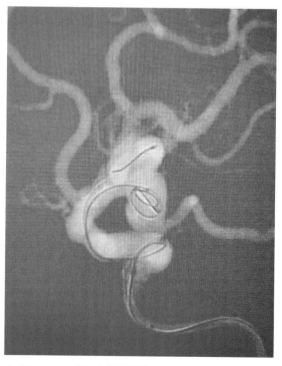

▲ 图 3-120 支架半释放覆盖瘤颈的情况下沿 Echelon-10 导管填充弹簧圈

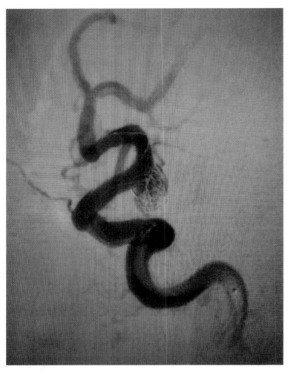

▲ 图 3-121　填塞一枚 7mm×30cm 弹簧圈后造影见动脉瘤瘤腔完全填塞，载瘤动脉通畅

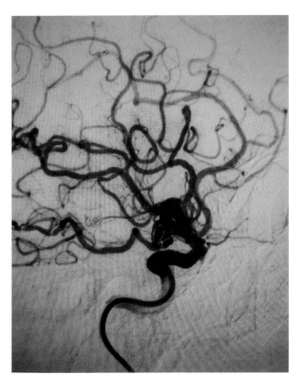

▲ 图 3-122　术后即时造影见动脉瘤显影，后交通动脉通畅，载瘤动脉通畅，远端血管显影正常

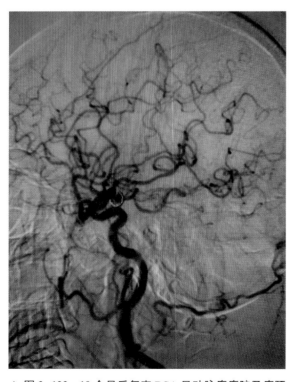

▲ 图 3-123　10 个月后复查 DSA 见动脉瘤瘤腔及瘤颈部仍有部分对比剂充盈，载瘤动脉通畅，后交通动脉及脉络膜前动脉通畅，远端血管显影如术前

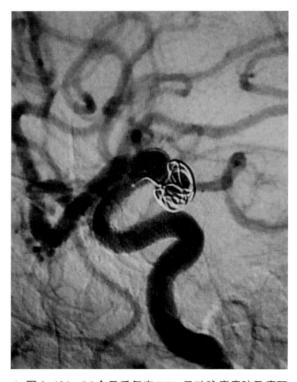

▲ 图 3-124　36 个月后复查 DSA 见动脉瘤瘤腔及瘤颈部仍有部分对比剂充盈，载瘤动脉通畅，后交通动脉及脉络膜前动脉通畅，远端血管显影如术前

发症相对高。血流导向装置应该是较理想的治疗方法。有研究将使用血流导向装置的动脉瘤按照动脉瘤瘤颈 / 瘤体是否合并有较大的分支血管分为两组，结果发现在合并有较大的分支血管的动脉瘤中，术后 6 个月和 12 个月随访中动脉瘤完全愈合率只有 40% 和 60%，均显著低于不合并较大的分支血管组的 84% 和 93%。更有甚者，在 Peter Kan 的研究中，他观察了 15 例合并较大的分支血管的动脉瘤，在随访的 12～48 个月中，动脉瘤均有显影，但从体积上动脉瘤有平均 25% 左右的缩小，临床上未发生破裂出血。从文献中的结果提示，高流量的边支血管是动脉瘤是否完全愈合重要的影响因素。因此，该动脉瘤不仅是使用了 FD，为了加速愈合，使用了 1 枚弹簧圈疏松填塞，因为从经验和文献中报道，使用弹簧圈能在 6～12 个月的影像学随访中增加完全治愈的比例。虽然此例在术后 36 个月中瘤腔内仍有对比剂充盈，但较前明显变小且未出血。这样的手术方式的好处也是显而易见的，其一手术操作简单围术期并发症低；其二是对重要分支（如后交通动脉和脉络膜前动脉）起到保护作用，避免弹簧圈栓塞致急性闭塞的可能；其三是远期临床结果满意，一般均有动脉瘤体积减小或瘤腔内血栓形成无再出血。综上所述，对于这种病例，笔者的观点是，一般不作为首选，但在常规栓塞或治疗困难的情况下，血流导向装置也是一种相对简单安全有效的策略。是否需要合并疏松填塞弹簧圈，目前的证据还不充分，经验提示弹簧圈能够促进瘤腔内血栓的形成。

病例 36 患者，女性，47 岁，2 年前体检发现颅内动脉瘤，随访中动脉瘤有所增大。mRS 评分 0 分。

【病变部位】左侧颈内动脉后交通段动脉瘤。

【病变特点】2 年前发现动脉瘤大小约 3mm，随访中动脉瘤增大约 4.1mm×3.2mm，瘤颈约 4mm。载瘤动脉直径约 4.45mm，较粗大的后交通动脉从瘤颈处发出（图 3–125）。

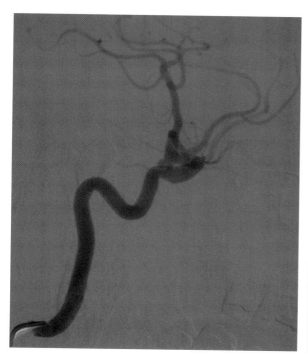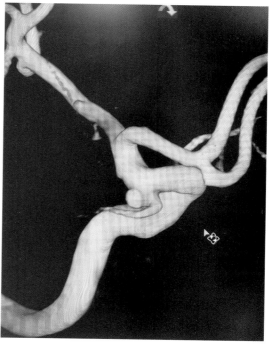

▲ 图 3–125　术前造影见左侧颈内动脉后交通动脉瘤，大小约 4.1mm×3.2mm，瘤颈约 4mm。载瘤动脉直径约 4.45mm，较粗大的后交通动脉从瘤颈处发出

【手术方案】单纯 Pipeline 血流导向装置植入。

【手术过程】先将 5F Navien 中间导管在 8FMPD 支撑下放置在左侧颈内动脉海绵窦段。经 5F Navien 中间导管将 Marksman 微导管放置在同侧大脑中动脉 M₂ 段，沿 Marksman 引入 PED 4.25mm × 16mm，缓慢释放，完全覆盖动脉瘤瘤颈。结束手术造影见载瘤动脉通畅，支架贴壁好（图 3-126 至图 3-130）。

【临床结局】16 个月后复查 DSA 见动脉瘤仍有少量显影，瘤腔内对比剂充盈浅淡且有明显滞

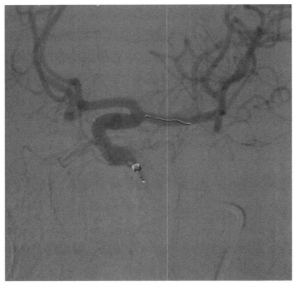

▲ 图 3-126　将 Marksman 导管越过动脉瘤瘤颈放置在左侧大脑中动脉 M₂ 段。沿 Marksman 导管引入 Pipeline 4.25mm×16mm。支架头端在左侧颈内动脉末端释放

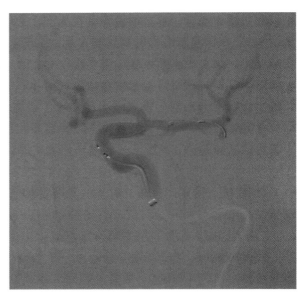

▲ 图 3-127　支架逐渐打开释放

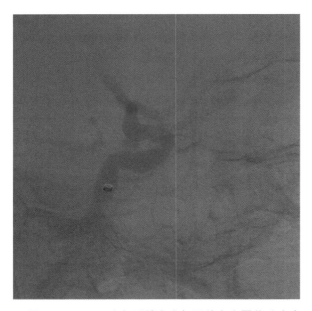

▲ 图 3-128　可见支架近端完全打开并完全覆盖动脉瘤瘤颈

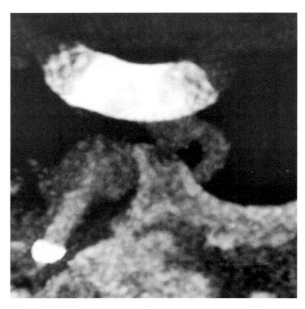

▲ 图 3-129　术后即时支架重建见支架打开良好，完全覆盖动脉瘤瘤颈，支架长度较标定长度有所缩短

留到静脉期，被覆盖的后交通动脉管径变细血流明显缓慢。载瘤动脉通畅，远端血管显影如术前（图 3-131）。mRS 评分 0 分。

【病例点评】这是个常见部位的小型动脉瘤，载瘤动脉也比较平直，从释放技术上来讲比较简单。简要再讨论一下支架的选择。载瘤动脉直径为 4.45mm，我们选择的是 4.25mm×16mm 的支架。

关于支架直径的选择：该动脉瘤载瘤动脉近端直径最大为 4.45mm，根据 Pipeline 支架实际直径可以比标定直径向上浮动 0.25mm 的特点，理论上选择直径为 4.25mm 或 4.5mm 的均可。此动脉瘤瘤颈处发出一个较为粗大的后交通动脉，虽然该血管并不是原始后交通动脉，但高流量的边支血管也是动脉瘤是否愈合的重要影响因素。文献中长期随访这一类患者，虽然还没有报道过动脉瘤再破裂出血的病例，但该血管血流长期保持稳定，动脉瘤很难从形态学上达到 Raymond Ⅰ 级愈合。为了增加动脉瘤影像学闭塞的概率，选择 4.25mm 的支架在瘤颈处可以适当推密，让支架网孔率更高，金属覆盖率也更高，理论上来讲能增加动脉瘤完全不显影的概率。动脉瘤的瘤颈 4mm，只要支架定位准确，即使在支架部分缩短的情况下 16mm 的支架也能完全覆盖动脉瘤瘤颈。短支架过弯儿少，易打开，难点是定位。

支架头端的定位关键靠操作：首先，要有良好的支撑系统，因此我们建议即使路径良好也要使用 Navien 中间导管；其次，头端要放置在相对平直段并充分打开锚定，弯曲部位不易打开很好且难以贴壁，头端打开不充分时会随着后面支架的张开而头端回缩；再次，在支架打开推拉的过程中，张力是随时变化的，张力的调整要因地制宜，变化缓慢。支架尾端的定位关键在策略，根据靶血管的直径变化、瘤颈、血管迂曲预判两个锚定点等综合判断所选支架的型号。尽量在保证贴壁、锚定安全长度的情况下避免放置在拐弯处或重要血管开口处。

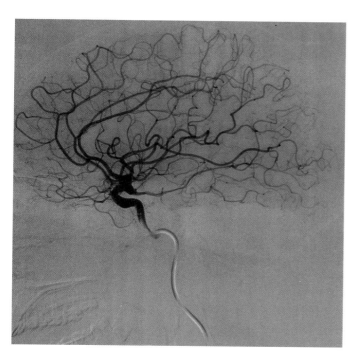

▲ 图 3-130　术后即时造影见动脉瘤仍有显影，后交通动脉及载瘤动脉通畅，远端血管显影好

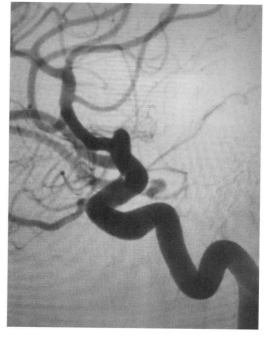

▲ 图 3-131　术后 16 个月复查造影见动脉瘤仍有少量显影，瘤腔内对比剂充盈浅淡且有明显滞留到静脉期，被覆盖的后交通动脉管径变细血流明显缓慢。载瘤动脉通畅，远端血管显影如术前

从上一个病例分析中得知，由于从动脉瘤瘤颈或瘤体发出的较大的分支血管的持续血流，会明显影响动脉瘤的闭合。该病例与上一个病例既有共同点又有明显的区别。共同点在于，由于较粗大后交通动脉的存在，在 36 个月的随访中动脉瘤均未完全愈合；不同点在于，该病例的后交通动脉不是原始胚胎性大脑后动脉，因此从生理学的角度讲，即使该后交通动脉发生闭合也不会影响大脑后动脉的血供，因此在随访过程中明显看到后交通动脉变得非常纤细且血流显著减少或接近闭塞，而动脉瘤瘤腔内对比剂充盈也非常缓慢。预期在长期随访中动脉瘤愈合的可能性很大。

从这两个病例与其他文献实践中，给予我们在病例选择中的提示，如果被覆盖的分支 / 穿支血管没有明显的代偿，该血管可能会长期保持血流，会减少动脉瘤的愈合率；如果该被覆盖的血管闭塞后会有明显的代偿，该分支血管可能只会延迟动脉瘤愈合的时间。

九、PED 影响分支

病例 37 患者，男性，49 岁，既往动脉粥样硬化危险因素明确，以"言语不利伴右侧肢体麻木"为主诉入院，MRI 示左侧基底节区脑梗死。药物保守治疗。检查合并颅内动脉瘤。mRS 评分 1 分。

【病变部位】 右侧颈内动脉 C_7 段动脉瘤。

【病变特点】 动脉瘤呈梭形，瘤体 12mm×5.3mm，累及右侧大脑前动脉 A_1 段开口，右侧 A_1 段较粗，对侧左侧大脑前动脉纤细，双侧大脑中动脉 M_1 段轻度狭窄（图 3-132）。

【手术方案】 单纯 Pipeline 血流导向装置植入。

【手术过程】 先将 5F Navien 中间导管在 8F MPD 支撑下放置在右侧颈内动脉海绵窦段。经 5F Navien 中间导管将 Marksman 微导管放置在同侧大脑中动脉 A_2 段，沿 Marksman 引入 PED 4.25mm×30mm，缓慢释放，支架远近端分别置于大脑中动脉 M_1 中段和颈内动脉海绵窦段，支架覆盖粗大的右侧 A_1 段。完全覆盖动脉瘤瘤颈。结束手术造影见载瘤动脉通畅，支架贴壁好（图 3-133 至图 3-136）。

【临床结局】 术后 6 个月复查，动脉瘤瘤腔明显缩小，支架内全程通畅，右侧大脑前动脉及其余分支显影良好，未见狭窄或血流延迟等情况（图 3-137）。左侧大脑前动脉 A_1 段显影供应同侧大脑前动脉（图 3-138）。

【病例点评】 颅内梭形动脉瘤，发生率低，约占颅内动脉瘤的 0.43%，临床上根据部位可表现为对周围结构（脑干、脑神经等）的压迫症状、短暂性缺血或脑梗死、破裂出血，部分患者仅表现为头痛、头晕等不典型症状，或体检时偶然发现。由于无明显瘤颈，外科夹闭非常困难；而血管内治疗之前多采用传统的辅助支

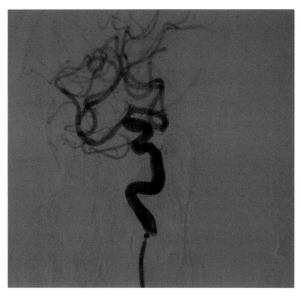

▲ 图 3-132 术前造影见右侧颈内动脉末端动脉瘤，呈梭形，瘤体 12mm×5.3mm，累及右侧大脑前动脉 A_1 段开口，右侧 A_1 段较粗供应双侧大脑前动脉

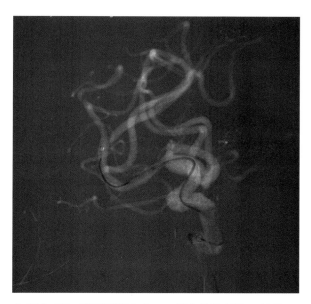

▲ 图 3-133　路图下沿 Marksman 引入 PED 4.25mm×30mm

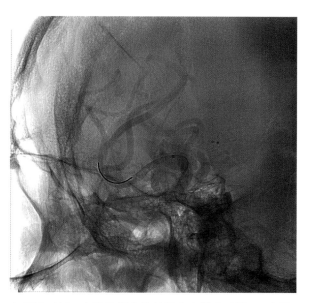

▲ 图 3-134　支架头端定位放置在大脑中动脉 M₁ 中段，逐渐向近端打开

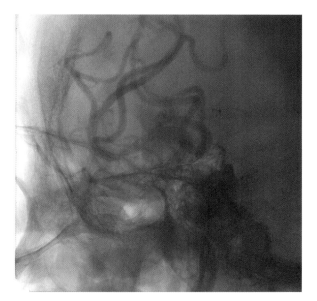

▲ 图 3-135　支架完全释放后，可见支架整体打开满意贴壁好

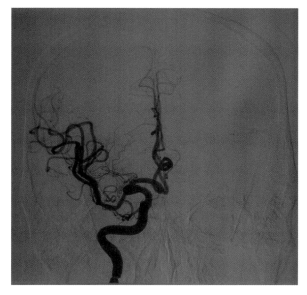

▲ 图 3-136　术后即时造影见动脉瘤载瘤动脉通畅，远端血管显影正常，双侧大脑前动脉显影好

架加以弹簧圈的填塞，单个或多个支架套叠释放的技术。

　　该病例的主要特点是病变位于颈内动脉末端，累及右侧大脑前动脉 A₁ 段的开口，而对侧大脑前动脉不显影，在造影中压颈造影仍无大脑前动脉显影。面临的主要困难是如果行传统的支架套叠结合弹簧圈栓塞，势必造成右侧大脑前动脉的急性闭塞会导致双侧大脑前动脉供血区急性梗死，此办法不行。那是否可行 Pipeline 治疗？若分支血管发自动脉瘤瘤体情况下使用 Pipeline 治疗的，Pipeline 与分支血管之间有两个互相影响。第一，分支血管会影响动脉瘤的治愈率，在其他病例中已有讨论，在此不再赘述；第二，Pipeline 会影响分支血管的血流，那影响有哪些？是影响轻微，

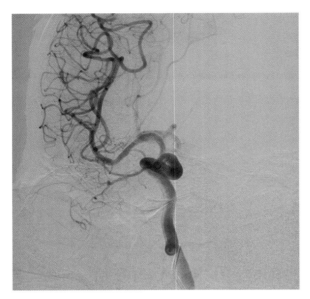
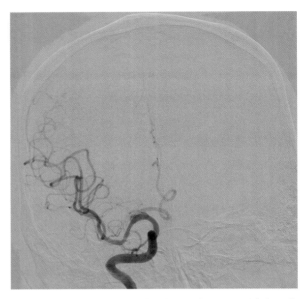

▲ 图 3-137　术后 6 个月复查见动脉瘤瘤腔完全修复不显影，支架内全程通畅，右侧大脑前动脉及其余分支显影良好，未见狭窄或血流延迟等情况

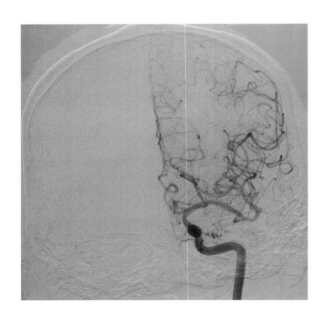

◀ 图 3-138　术后复查造影见左侧颈内动脉供应同侧大脑前动脉

还是血流减慢或导致血管闭塞？从目前本中心的病例同时结合文献结果来看，被覆盖血管的长期通畅情况与是否有良好的侧支循环代偿密切相关。一般情况下认为如果没有足够的侧支循环，直接血流可维持被 FD 覆盖的分支的通畅性；而如果直接侧支或者软脑膜血管代偿很好，被 FD 覆盖的分支可能会逐渐闭塞，而通常不会有临床症状。

　　常常被 Pipeline 支架覆盖的分支 / 穿支包括但不局限于眼动脉、脉络膜前动脉、小脑后下动脉、豆纹动脉、大脑中动脉分支、后交通动脉等。我们以眼动脉和脉络膜前动脉为例说明。眼动脉是较为明显的血管，且多数情况下颈外动脉会有代偿血管。眼动脉被 Pipeline 支架覆盖血流很容易受到影响，血流明显减慢甚至闭塞的概率为 0%～30%，平均约为 5%，但有相关临床视力影响的可能非常低约为 0.4%。脉络膜前动脉在造影中有的显影有的不显影，一般认为它是没有良好代偿的终末供血血管。绝大多数文献中被覆盖的脉络膜前动脉均未发生明显的血流变化，仅有个别文献报道会发生供血区缺血，多无影像学证据且为短暂性发作。在长期随访中，Raz E. 等观察了 29 例被 Ped 覆盖的脉络膜前动脉，在随访 1 年时仅有 1 例发生闭塞且无症状。其他被覆盖的血管也是类似情况。

　　因此，笔者的观点是，需要采用血流导向装置治疗且有重要分支 / 穿支血管会被覆盖时，分支 / 穿支供血区功能相对是安全的。选择较大型号的支架、充分贴壁和抗血小板治疗是降低穿支 / 分支并发症有效的措施。

十、支架扭结的处理

　　病例 38　患者，男性，67 岁，患者因头痛检查发现颅内动脉瘤。mRS 评分 0 分。

　　【病变部位】 右侧虹吸弯段动脉瘤。

　　【病变特点】 动脉瘤位于虹吸弯处，大小约 15mm×8mm，瘤颈约 8mm，颈内动脉虹吸弯载瘤动脉全周已经完全瘤化，同时颈内动脉颈段呈长节段迂曲成襻（图 3-139）。

　　【手术方案】 单纯 Pipeline 血流导向装置植入。

　　【手术过程】 使用 7F 长鞘支撑下将 5F Navien 的 115cm 导管越过迂曲的颈内动脉颈段，经反复尝试 Navien 导管头端最高只能到 C_1 末端。将 Marksman 在微导丝的支撑下经瘤内成襻到达到右侧大脑中动脉 M_3。引入 PED 5.0mm×35mm 释放支架并将支架头端定位在大脑中动脉 M_1 起始部。继续释放支架在动脉瘤瘤颈处时支架发生扭结（twist），继续释放支架至完全覆盖瘤颈，反复推拉支架并调整张力的情况下，扭结处仍不能打开。尝试整体回拉支架，支架头端向近端移位，此时扭结处支架完全张开并贴壁好。顺利将后端支架顺利释放。手术后造影见载瘤动脉通畅，支架贴壁好，瘤腔内对比剂较术前流速变慢滞留（图 3-140 至图 3-145）。

　　【临床结局】 麻醉苏醒后患者无不适。半年后随访见动脉瘤完全不显影，载瘤动脉通畅，远端血管显影好（图 3-146）。mRS 评分 0 分。

　　【病例点评】 弯曲变形是应用 FD 时较少见的并发症，但也是较难处理的一类并发症。支

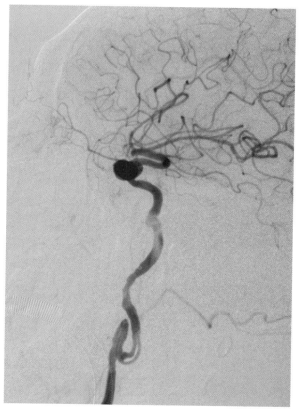

▲ **图 3-139**　术前造影见右侧颈内动脉虹吸弯动脉瘤，颈内动脉虹吸弯载瘤动脉全周已经完全瘤化，大小约 **15mm×8mm**，瘤颈约 **8mm**。颈内动脉 C_{1-2} 段连续两个 180° 反向弯儿，非常迂曲

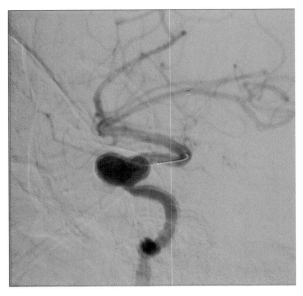 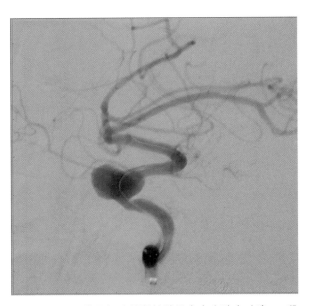

▲ 图 3-140 将 Marksman 导管预置到右侧大脑中动脉 M₃ 段。由于动脉瘤瘤颈宽及局部成角较锐，在推送 PED 5.0mm×35mm 上行过程中，支架仍突入瘤腔，贴着动脉瘤壁靠着大弯侧上行

▲ 图 3-141 将支架头端释放并锚定在大脑中动脉 M₁ 段起始段

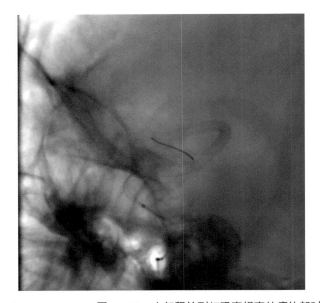 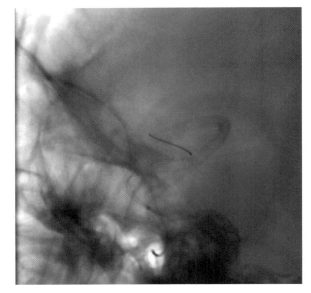

▲ 图 3-142 支架释放到虹吸弯拐弯处瘤体部时，支架发生扭结。反复推拉支架，扭结无法打开

架扭结主要是由于 Pipeline 是编织型支架，释放主要是靠推送支架让支架张开，支架本身自膨性很差，这也决定了支架在发生扭结是基本没有自行膨胀打开的能力，因此需要在手术过程中解决。

支架在放置过程中发生扭结是非常棘手的一件事情。好在发生弯曲变形的情况并不多，笔者认为以下条件是发生扭结常见的原因：①血管迂曲且靶血管不在同一平面；②较长的支架需跨越 2 个以上血管弯曲；③动脉瘤瘤颈宽导致支架导管在此一段有较大的活动度。

解决扭结的有效办法是在充分有效的支撑导管的基础上，回收再释放及调整张力，如此反复。

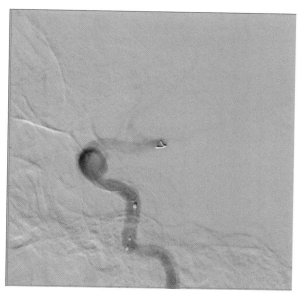

▲ 图 3-143 将 Marksman 导管和支架系统整体回撤。回撤后支架发生扭转，扭结打开，支架远端定位在瘤颈处以远约 6mm 处

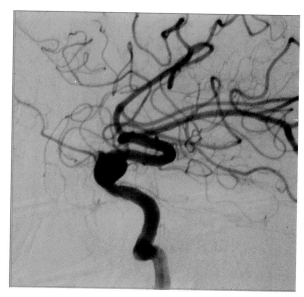

▲ 图 3-144 支架完全释放后

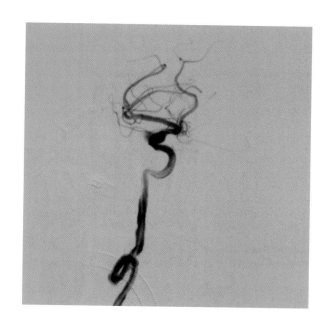

◀ 图 3-145 术后造影见动脉瘤瘤体内血流较术前明显减慢，远端分支血管显影好，正向血流正常

为了介绍方便，笔者按照扭结的程度分为完全扭结和不完全扭结，按照发生的部位分为远端 [D 段，瘤颈和（或）瘤颈以远] 和近端（P 段，瘤颈近端载瘤动脉段）。若发生完全扭结经反复处理仍不能打开的，要果断撤出支架，因为支架完全扭结时会造成连微导管再通过都困难，没有球囊后扩张机会。若不完全扭结发生在 D 段，解决方案为：①回收发生扭结这一段支架或完全回收支架重新释放，但多数由于系统张力高等原因导致支架难以回收，暴力回收可能会导致 Marksman 导管头段损坏，发生皱缩或拉长，导致支架导管和支架摩擦力增加，会使支架更难释放；②整体回撤系统，系统张力变化使支架整体后移，支架的位移有利于扭结力的释放，多数情况支架扭结会得到纠正，但

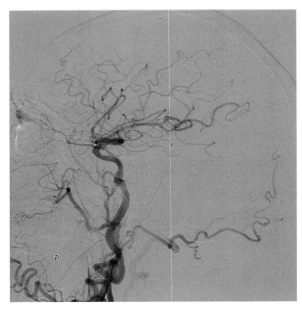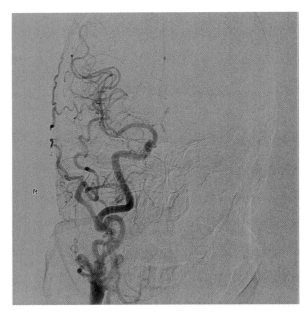

▲ **图 3-146** 术后半年正侧位造影见动脉瘤完全不显影，载瘤动脉完全重塑通畅，远端血管显影好

此时需要前端锚定点距离足够，防止发生支架不能完全覆盖瘤颈或掉入瘤腔的发生；③回收支架并上至更远处血管平直段，释放更长的支架（越过上次释放时的扭结段）后整体回撤；如何有可能，让中间导管越过或接近发生扭结的部位，再回收调整张力释放，或尝试将支架首先放置在中间导管内并行二次释放；④让完全扭结变为部分扭结，完全扭结是指支架扭结严重，扭结处甚至难以通过一根微导丝或微导管，部分扭结是指虽然有扭结，但是支架内有一些管腔，能通过后续需要的球囊等，这是可以把扭结留在最后使用导丝或球囊扩张的方法后处理；若选择后处理，支架头端定位要稍长一些，防止在球囊扩张时发生支架缩短移位；⑤如果发生扭结是在瘤颈近端且瘤颈处已完全打开、贴壁良好，可采用无张力回撤微导管的方法自然释放尾端支架，然后用微导丝或微导管等按摩，支架扭结往往会回弹打开；⑥上述尝试均不能解决时可更换系统和支架。若不完全扭结发生在 P 段，此时比较容易，只需无张力下继续释放支架，让扭结近端支架不要完全贴壁，待支架完全出导管后，会自行或在导丝导管轻微的理论作用下很容易打开。必要时球囊扩张。

该病例中有较多因素导致支架可能发生扭结，在术前预案时就预测到有可能发生扭结情况，因此在支架定位时预留了充分的空间，没有把支架的头端定位在颈内动脉末端，而是超过颈内动脉末端覆盖大脑前动脉达到大脑中动脉 M_1 段。由于该头端定位离动脉瘤瘤颈的距离充分，因此我们采用了第二种方法，即整体回拉支架的方法解决扭结。回拉支架后，支架回撤明显，头端达到颈内动脉末端超过瘤颈约 6mm 处，由于张力的自然调整释放，发生扭结远端和近端支架不在同一平面的张力恢复至同一平面，扭结得以解除，支架打开并贴壁良好。

病例 39 患者，男性，48 岁，因头痛检查发现颅内动脉瘤。mRS 评分 0 分。
【**病变部位**】左侧椎动脉夹层动脉瘤。
【**病变特点**】动脉瘤累及血管长度约 15mm，呈长节段梭形扩张（图 3-147）。
【**手术方案**】单纯 Pipeline 血流导向装置植入。
【**手术过程**】使用 7F 长鞘支撑下将 5F Navien 的 125cm 导管放置到左侧椎动脉 V_4 段动脉瘤近端。

将 Marksman 支架导管头端放置在左侧大脑后动脉 P$_1$ 段，使用根据血管直径测量和长度选择了 5.0mm×35mm 支架。在引入 PED 5.0mm×35mm 之前，体外推出支架头端支撑导丝并用塑形针塑形呈猪尾形后回收入导入鞘内。引入支架并在基底动脉内打开头端，回撤至椎动脉汇合点以下至左侧椎动脉定位释放。前部分释放顺利，在支架到血管拐弯处时，支架发生扭结（twist），此时剩余支架已覆盖大部分瘤颈。经反复调整仍不能很好打开支架，证实在不是完全扭结情况下，无张力释放剩余段。完全释放后 Marksman 在支撑导丝支撑下前行至扭结处，轻轻张力作用下支架弹开。手术后造影见载瘤动脉通畅，支架贴壁好，瘤腔内有明显的对比剂滞留（图 3-148 至图 3-155）。

【临床结局】麻醉苏醒后患者无不适。半年后随访见动脉瘤完全不显影，载瘤动脉通畅，远端血管显影好（图 3-156）。mRS 评分 0 分。

【病例点评】FD 治疗椎动脉夹层动脉瘤的原理为，减少动脉瘤瘤腔内的入射血流，将动脉瘤孤立于血流循环之外，促进动脉瘤腔内血栓的形成和瘤颈部位血管内膜的新生，从而促使管腔重建。无论从实际应用还是有关文献报道显示，在 FD 治疗后循环动脉瘤中，椎动脉动脉瘤手术的安全性和长期疗效优于其他部位动脉瘤。椎基底夹层动脉瘤中，受累动脉异常迂曲、扩张或延长在临床上并不少见，因此这种病变更强调的是对整个载瘤段血管的重建。有以下几点需要注意：①根据载瘤段血管直径选择支架直径和规格时，支架长度应足够长，直径上宁大勿小，保证支架能完全覆盖整个扩张的病变，且尽可能多的贴壁，尤其对于支架两端血管直径相对正常的部分。②对于这类病变，支撑导管要上行的尽可能高，尽可能地靠近病变位置，为这种长支架的释放提供良好的支撑。③对于长节段扩张的椎基底夹层，尽量使用单个密网支架覆盖，因为多个 FD 支架的套叠会增加穿支或分支血管的闭塞；必要时可先植入金属覆盖率更低的 LEO 支架进行"搭桥"。《颅内夹层动脉瘤的血管内治疗中国专家共识》中将颅内夹层分为 4 型，即经典型（Ⅰ型）、节段扩张型（Ⅱ型）、延

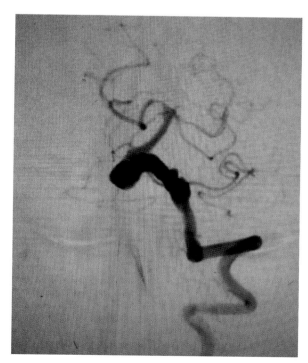

▲ 图 3-147　术前造影见左侧优势侧椎动脉 V$_4$ 段长节段夹层动脉瘤，动脉瘤长轴约 15mm

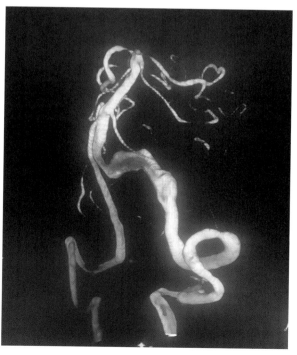

▲ 图 3-148　术前 3D 重建，见动脉瘤累及范围，其远端离椎动脉汇合部有约 5mm 的正常血管可以来锚定支架头端

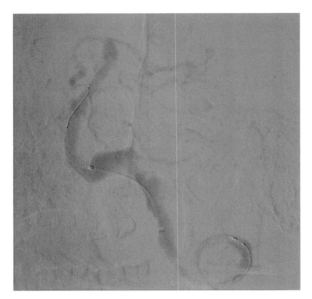 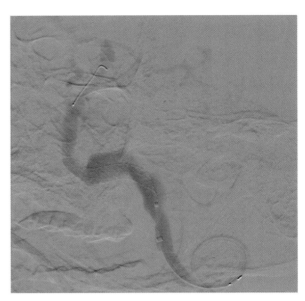

▲ 图 3-149　沿预置的 **Marksman** 导管引入 **5.0mm×35mm** 的 **Pipeline** 支架，支架头端锚定在左侧椎动脉正常血管内，不累及基底动脉

▲ 图 3-150　支架释放一半，在瘤体近半部分见支架发生扭结

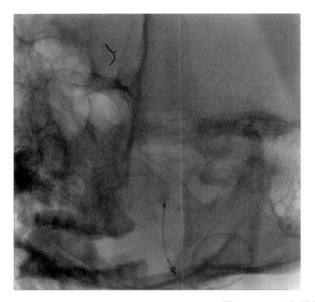 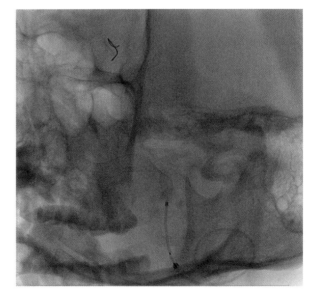

▲ 图 3-151　反复推拉支架，扭结无法打开

长扩张型（Ⅲ型）及局部巨大占位型（Ⅳ型），目前从实际应用看，对于Ⅰ型和Ⅱ型后循环夹层动脉瘤，使用 FD 治疗的安全性和有效性已不断被证实，但Ⅲ型和Ⅳ型病变更复杂，从该例延长扩张型（Ⅲ型）的实际病例中，FD 同样能取得很好的临床和影像学结果。

　　Bender MT. 等总结了单中心应用 999 枚 Pipeline 治疗颅内动脉瘤的回顾性研究，结果发现共 25 枚支架发生扭结，发生率约为 2.5%。回归分析确定了几个影响 Pipeline 发生扭结的变量，分别是巨大动脉瘤、支架长度和高龄。发生扭结的 Pipeline 的支架平均直径大于未扭结者（4.61mm vs. 4.02mm，$P < 0.001$），发生扭结的 Pipeline 的支架平均长度大于未扭结者（25.96mm vs.15.83mm，

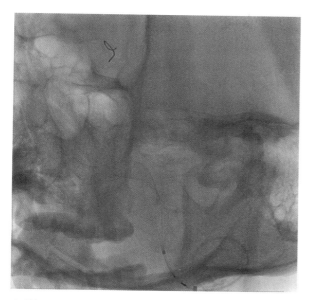

▲ 图 3-152　无张力下回撤 Marksman 导管，将支架尾端自然释放

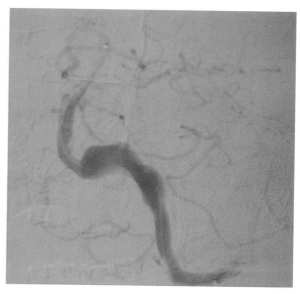

▲ 图 3-153　沿支架支撑导丝将 Marksman 导管经过扭结，支架自行弹开，支架贴壁好

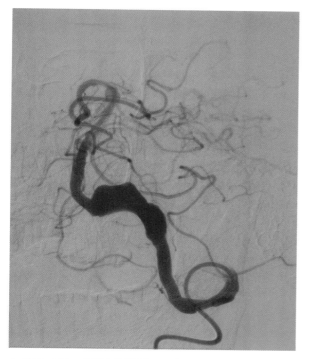

▲ 图 3-154　术后正位造影见远端分支血管显影好，正向血流正常

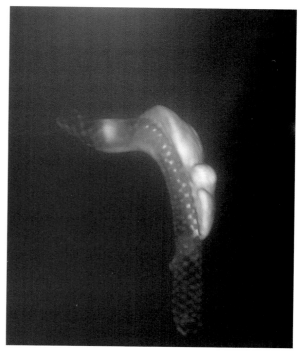

▲ 图 3-155　术后 CT 重建支架，见支架完整打开，支架外对比剂明显滞留

$P < 0.001$），支架的直径和长度也与动脉瘤本身大小和瘤腔大小密切相关。另外，发生扭结的病例多见于高龄（平均 67 岁）的女性（占所有的 85%），原因不详，可能与血管迂曲有关。发生扭结时，绝大部分情况是可以补救的，且 90% 能够成功，作者没有提示发生扭结与任何脑卒中发生事件有明确关系。但在长期随访中发现，发生扭结的动脉瘤病例往往更不容易完全愈合。

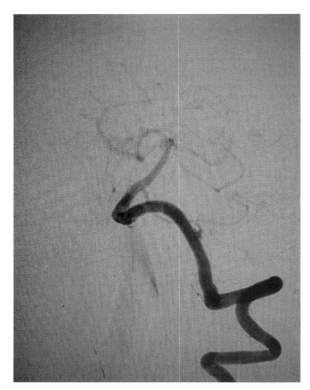

▲ 图 3-156 半年后随访见动脉瘤完全不显影，载瘤动脉完全重塑通畅，远端血管显影好

在上一个病例中，我们已总结了扭结发生的常见原因及其对策。此例病例也完全符合上述总结的常见原因，如靶血管不在同一平面、支架较长需跨越 2 个以上血管弯曲，以及动脉瘤瘤颈宽导致支架导管在此段有一定的活动度。此病例不完全扭结处基本发生在动脉瘤瘤颈的近段，此时比较容易，就是采用了无张力下继续释放支架，让扭结近端支架不要完全贴壁，待支架完全释放后，在微导管的轻微作用力下弹开。

手术过程中，一个小技巧是用塑形针将支架头端支撑导丝塑形呈猪尾形后再使用，这是为了防止导丝头端进入小血管造成出血。虽然该段导丝已有 55 度的弯度，但还是有戳进小血管的可能，特别是容易戳进基底动脉尖的穿支血管。可能的原因包括：①基底动脉尖穿支血管多且血管走行方向和基底动脉一致，导丝易进入；②基底动脉分支（大脑后动脉）和基底动脉主干成 90° 或 < 90°，不利于导丝向远端走行；③后循环夹层动脉瘤常见，多选择较粗较长的支架，此时支架缩短明显，导丝向前走行距离会比较长。猪尾型的头端会让导丝在遇到阻力时自行弯曲，能有效低进入小血管的可能。

十一、PED 支架桥接

病例 40 患者，男性，45 岁，患者因头痛检查发现颅内动脉瘤。mRS 评分 0 分。

【病变部位】右侧颈内动脉床突段动脉瘤。

【病变特点】动脉瘤位于虹吸弯处，大小约 33mm×20mm，瘤颈约 30mm，呈蛇形动脉瘤样改变，颈内动脉海绵窦段载瘤动脉全周已经完全瘤化（图 3-157），同时颈内动脉颈段呈长节段动脉瘤样变，工作位造影显示动脉瘤流入道流出道迂曲扭折，动脉瘤为巨大宽颈，手术难度巨大，常规外科及介入手段均难以实施。因瘤囊巨大、流入及流出道迂曲扭折，而且当时唯一密网支架二代产品 PED-flex，每一枚支架的长度有限（最长 35mm），所以采用复杂的桥接技术才能实施血管重建。

【手术方案】多密网支架桥接技术 + 弹簧圈。

【手术过程】双侧股动脉置鞘，右侧 8F 导引导管和 6F Navein。预塑形微导管头，Echlon-10 微导管预塑形配合 300cm 的 0.014in Synchro 微导丝经右侧顺利超选至 M_3，并交换 Marksman 至大脑中动脉远端，近端中间导管上行至动脉瘤流出道近端。

选择第一枚 PED-flex 4.5mm×35mm，远端释放在 C_7 远端（足够的锚定区以增加锚定力量），

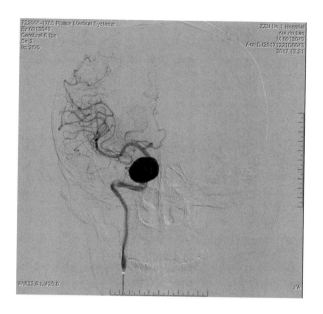
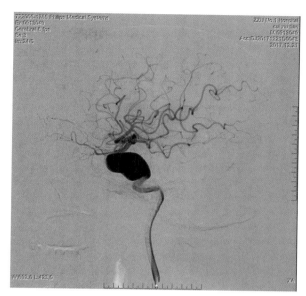
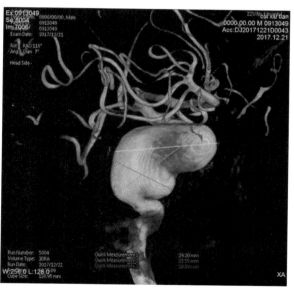
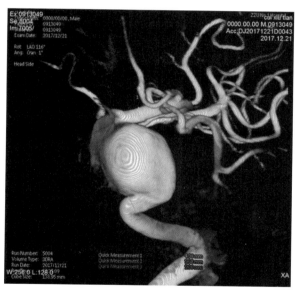

▲ 图 3-157　术前造影见右侧颈内动脉动脉瘤位于海绵窦－虹吸弯处，大小约 33mm×20mm，瘤颈约 30mm，呈蛇形动脉瘤样改变，颈内动脉海绵窦段载瘤动脉全周已完全瘤化

近端释放于瘤囊。之后将支架导管经支撑导丝再次引至 M₂ 串联套叠第二枚支架（5mm×35mm，两者重叠 1cm）。输送导丝的同时，缓慢回撤微导管释放支架，轻推为主，送支架和回撤微导管配合，以促进支架充分打开并增加两个支架套叠牢固，足够的锚定距离是提供稳定套叠的基础，稳定套接第一和第二枚支架后，减张可使第二枚支架近段落入流入道的弯曲，但明显瘤囊内支架的稳定性和网丝密度都不够。此时手术先进入第三个环节——瘤囊填圈，以进一步增加支架的稳定性。

　　左侧上行 5F 导引导管，导引导管内上引 Echelon-10 至动脉瘤瘤囊内依次填入 5 枚直径 20～25mm、长 50cm 的长圈（图 3-158 至图 3-163）。然后，撤出栓塞微导管，释放第二枚 PED 近段于流入道内，为了增加近段流入道的血流导向作用，并预防第二枚支架回缩出现迟发移位，按计划引入第三枚支架（5mm×30mm）。顺利桥接释放。

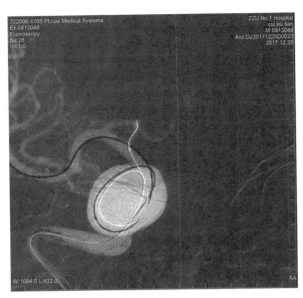

▲ 图 3-158　Echelon-10 微导管预塑形配合 300cm 0.014 英寸 Synchro 微导丝经右侧顺利超选至 M₃ 段，并交换 Marksman 至大脑中动脉远端

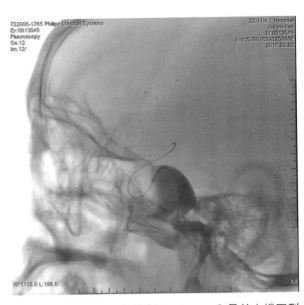

▲ 图 3-159　Navien 导管在 Marksman 和导丝支撑下到达动脉瘤流出道，增加支撑力

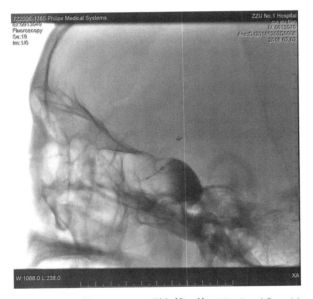

▲ 图 3-160　沿 Marksman 引入第一枚 PED-flex 4.5mm× 35mm，支架头端打开放置在颈内动脉末端，逐渐向近端打开，可见在床突上段打开良好

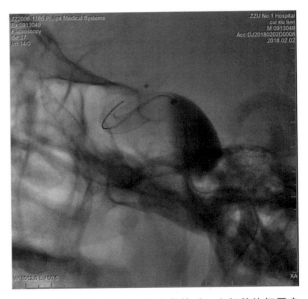

▲ 图 3-161　第一枚支架完全释放后，支架整体打开良好，尾端落在动脉瘤瘤囊及流出道

　　术后造影见载瘤动脉通畅，支架贴壁良好，瘤腔内对比剂较术前流速变慢滞留（图 3-164）。

　　【临床结局】麻醉苏醒后患者无不适。半年至 1 年随访动脉瘤完全不显影，载瘤动脉通畅，远端血管显影好（图 3-165）。半年和 1 年复查患者头痛完全消失，未遗留任何症状。mRS 评分 0 分。

　　【病例点评】本例患者动脉瘤呈梭形，最大径 / 长径 ≥ 30mm，有阵发性头痛症状，提示增大或破裂先兆，治疗指征非常明确。常规术式支架套叠 + 圈可以治疗，但需要很多的支架和大量大直径

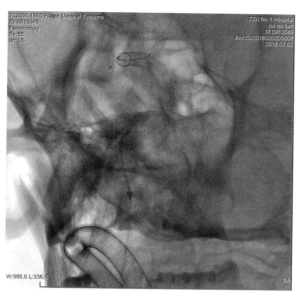

▲ 图 3-162　将支架导管经支撑导丝再次引至 M₂ 串联套叠第二枚 Pipeline 5mm×35mm，两者重叠 10mm，可见两支架重叠铆合良好

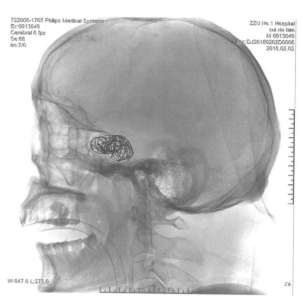

▲ 图 3-163　为增加支撑，沿预置的 Echelon 导管填塞数枚弹簧圈

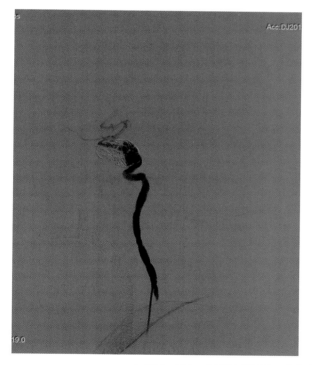

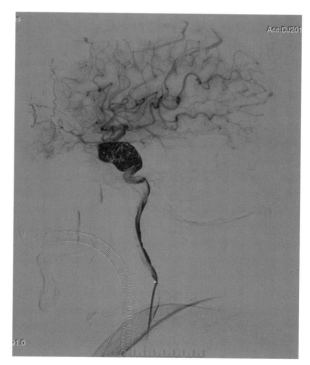

▲ 图 3-164　术后即时造影见动脉瘤腔内对比剂明显滞留，正向血流正常

的弹簧圈，复发率仍不低，为此该患者尝试密网支架治疗。但该患者载瘤动脉迂曲，Pipeline 支架除第一枚远端和第三枚近端部分在正常血管内以外，动脉瘤段支架基本全部释放在动脉瘤腔内，支架外仅靠少量弹簧圈支撑。对于是否可以同样起到内皮增生及重建血管的作用，目前报道寥寥无几。本例患者术后 6 个月首次随访 DSA 复查即显示动脉瘤愈合，12 个月仍稳定，无复发迹象，提

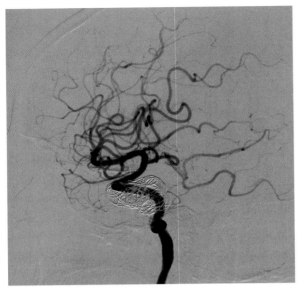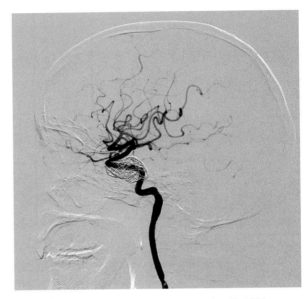

▲ 图 3-165　分别为术后半年和 1 年的随访，可见动脉瘤完全不显影，载瘤动脉通畅无狭窄，远端血管显影好

示即使按此方法套接释放支架也可以起到重建血管、闭塞动脉瘤的作用。文献报道，绝大多数使用血流导向装置时，支架释放均按照原血管走行路径释放，使支架尽量贴敷于正常血管壁，以达到引导内皮增生、修复血管的目的，本例若这样实施的话，以 PED 的长度，可能需要 4～5 枚支架。

桥接是应用 FD 的特殊情况下使用的技术，而目前密网支架二代产品 PED-flex，单枚支架的长度有限（最长 35mm），所以对于巨大宽径只能采用复杂的套接技术才能实施血管重建，但也是较难实施的技术，多枚密网支架套接时瘤颈口的金属覆盖率较单密网支架明显提高，且具有显著的血流导向作用，可明显减少进入动脉瘤瘤腔内的血流。

桥接释放 FD 关键在于：①充分有效地支撑导管；②微导丝、微导管超选流出道并确定通过瘤囊时的支撑点；③足够的远端及近端锚定区，保持支架稳定性；④充分的抗血小板措施并抑制率达标，同时注意术后应用抗凝药物。

该病例预后良好，显示了密网支架套叠术式的独到优势（明显增加了瘤颈口的金属覆盖率，同时还明显提高了整个载瘤动脉的血流导向作用），提高了介入局部重建技术对颅内复杂梭形动脉瘤的治愈率，值得推广。

十二、术后支架重建的 Angio-CT 技术

病例 41　患者，男性，55 岁，检查发现颅内动脉瘤。mRS 评分 0 分。

【病变部位】左侧颈内动脉眼动脉段。

【病变特点】左侧颈内动脉眼动脉段多发动脉瘤。瘤颈起于眼动脉以远 1～2mm 处，两个动脉瘤相向生长，较小的约 1.5mm×2mm 向上生长，较大的约 3.8mm×4mm 向内下生长（图 3-166）。

【手术方案】单纯 Pipeline 血流导向装置植入。

【手术过程】先将 5F Navien 中间导管在 8F 导引导管支撑下放置在左侧颈内动脉海绵窦段。微导丝携 Marksman 微导管放置在左侧大脑中动脉 M_2 段，沿 Marksman 引入 PED 3.75mm×18mm。最后支架打开顺利。结束手术造影见载瘤动脉通畅（图 3-167），支架贴壁好（图 3-168），子瘤内有明显的对比剂滞留。术后行支架重建见支架贴壁好（图 3-169 至图 3-172）。

【临床结局】术后 8 个月随访见动脉瘤完全不显影，载瘤动脉通畅。mRS 评分 0 分。

【病例点评】良好的支架贴壁保证动脉瘤影像学治愈及降低临床并发症重要的基础。所有支架的贴壁性都很重要，特别是以 Pipeline 为代表的高金属覆盖率的血流导向装置。临床手术中用来评价支架贴壁性的主要有两个办法。其一是直接的不减影模式下 2D 造影，该办法的优势是直接、简单、准确，缺点是有些部位或角度不能很好地展示。如果血管条件比较好，大多数情况下这种办法能解决问题。第二个办法是注射对比剂的 CT 重建。就像是做 CTA 一样，重建血管的同时让支架显影。该办法在 Pipeline 支架贴壁性评价中较为广泛，优势是可以多角度、多轴面观察，几乎没有盲区和死角。不足是较为麻烦且有时会受到技术影响。下面简要介绍一下该成像的技术操作（以 PHILIPS 机器为例）。

① DSA 下对照正侧位，将预成像的支架部分放置在视野中央。

② Application 选择：Head Xper CT（图 3-173）。

③ Procedure 选择：Xper CT Hires Cran.Stent（图 3-174）。

④ 参数设置：对比剂浓度为 10%～15%（对比剂∶生理盐水 =1∶9～1∶6），对比剂流速为 3ml/s，对比剂总量为 60ml，注射时间为 20s。

⑤ 高压注射器联动模式下行 Xper CT 扫描。

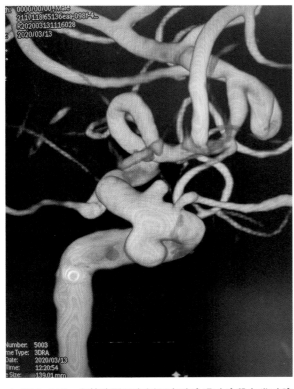

▲ 图 3-166　术前造影见左侧颈内动脉眼动脉段多发动脉瘤。两个动脉瘤相向生长

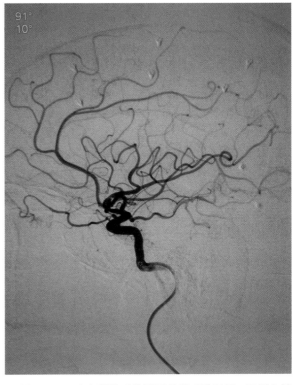

▲ 图 3-167　支架释放后造影见载瘤动脉通畅，远端血管显影好

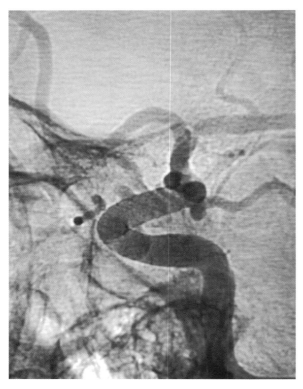

▲ 图 3-168　不减影模式下 2D 造影在侧位像观察支架贴壁良好

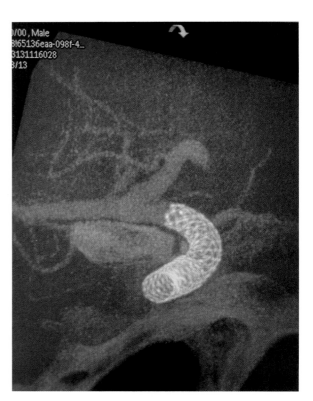

▲ 图 3-169　重建见支架远端和血管贴壁良好

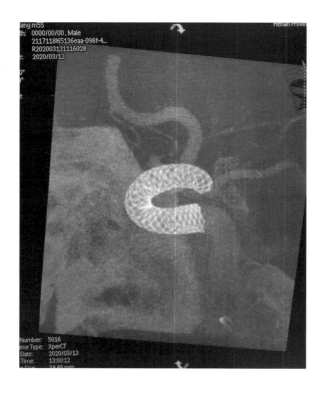

◀ 图 3-170　重建见支架近端和血管贴壁良好

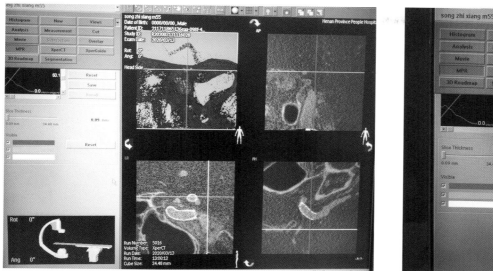

▲ 图 3-171　支架内 MPR 重建界面及其选项

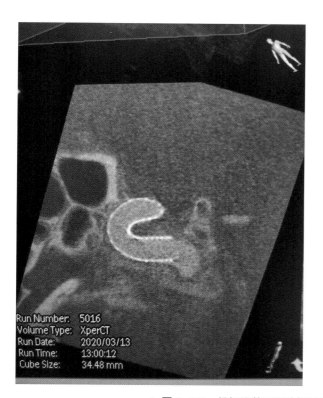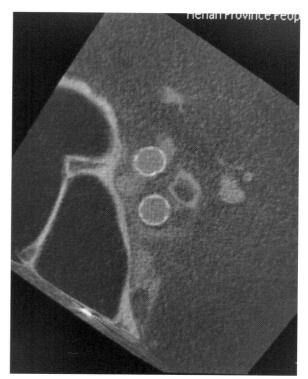

▲ 图 3-172　根据调整可以选择显示不同界面情况下支架的贴壁情况

⑥ 支架重建。

⑦ 点击 New 按钮，Cube Size 选择 33%；在各个角度上将支架部分放置在重建框内；Optimize for 选择 Stent；Resolution 选择 256^3 以上均可。

⑧ 点击 OK 键进行重建。重建结果如图所示（图 3-175）。

⑨ 可以选择 MPR、Slice Thickness、对比度、MIP 对图像进行调节（图 3-176）。

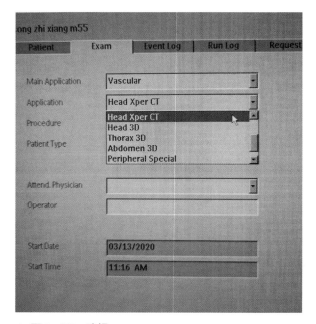

▲ 图 3-173　选择：Head Xper CT

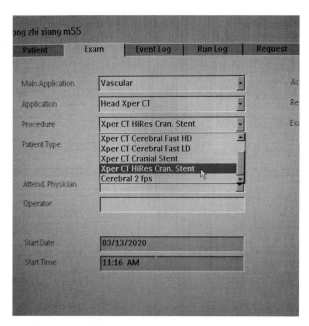

▲ 图 3-174　选择 Xper CT Hires Cran.Stent

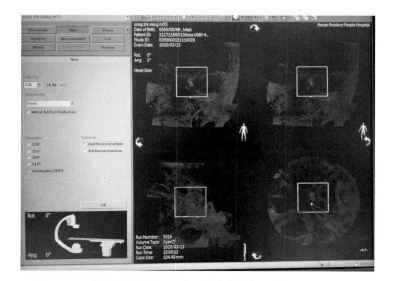

▲ 图 3-175　选择重建界面，可以对各参数进行调整

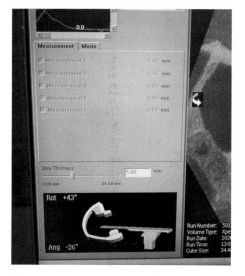

▲ 图 3-176　重建后选择 Slice Thickness 等界面参数对图像进行调节

十三、TEG 监测意义

病例 42　患者，男性，44 岁，因头痛体检发现颅内动脉瘤。mRS 评分 0 分。

【病变部位】右侧颈内动脉眼段动脉瘤。

【病变特点】动脉瘤位于右侧颈内动脉 C_5 段，动脉瘤大小约 7.1mm×5.6mm，宽颈约 6mm

（图 3-177）。

【手术方案】Pipeline+coil 疏松填塞。术前（2019 年 9 月 10 日）氯吡格雷基因检测结果提示，患者 CYP2C19 酶为慢代谢型，氯吡格雷治疗可能无效（图 3-178）。阿司匹林基因型 PEAR1（G ＞ A）检测，结果为突变杂合型，提示对阿司匹林应答不佳，需增加剂量（图 3-179）。血栓弹力图检测（TEG）结果为 ADP 的 MA 值 6.0mm，AA 的抑制率为 100%，ADP 的抑制率为 96.2%（AA 抑制率＞ 50%，ADP 抑制率＞ 30%，起效，反之，药物低反应；ADP 的 MA 值，安全窗 31～47mm，＞ 47mm 血栓风险高，＜ 31mm 出血风险高）（图 3-180）。后两项结果较为矛盾，故未调整抗血小板方案。继续给予阿司匹林 100mg，每日 1 次 + 氯吡格雷 75mg，每日 1 次，双抗治疗。

【手术过程】先将 5F Navien 中间导管在 7F 长鞘支撑下放置在右侧颈内动脉海绵窦段。经 5F Navien 中间导管将 Marksman 微导管放置在同侧大脑中动脉 M₂ 段，Echelon-10 经过 7F 长鞘预置在瘤腔内。沿 Marksman 引入 PED 3.25mm×18mm，缓慢释放，完全覆盖动脉瘤瘤颈，沿 Echelon-10 填充 6mm×20cm 弹簧圈 1 枚（图 3-181 至图 3-184）。结束手术造影见载瘤动脉通畅，支架贴壁好（图 3-185）。

【临床结局】术后 7 天（2019 年 9 月 17 日），出院前复测 TEG，结果为 ADP 的 MA 值 62mm，AA 的抑制率为 49.2%，ADP 的抑制率为 2.5%（图 3-186）。患者双抗治疗无不适。术后 5 个月临床随访无异常。mRS 评分 0 分。

【病例点评】支架植入术围术期的抗栓治疗是其中重要的一环。尤其对于金属覆盖率更高，网孔更密的血流导向装置，但关于抗血小板药物治疗的方案国内外各大中心都不尽相同。目前，有关 FD 治疗抗血小板聚集药物使用的方法、剂量和持续时间尚无统一的指南。目前最常用的检测血小板功能的检测方法有 Verify Now、光学比浊法（light transmission aggregometry，LTA）和血栓弹力图（thrombelastography，TEG）等。

国外常用的抗血小板方案是阿司匹林 300～325mg/d+ 氯吡格雷 75mg/d（3～14 天），也有部分

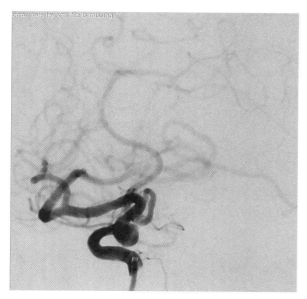

▲ 图 3-177　术前造影见右侧颈内动脉眼动脉段动脉瘤，动脉瘤大小约 **7.1mm×5.6mm**, 宽颈约 **6mm**

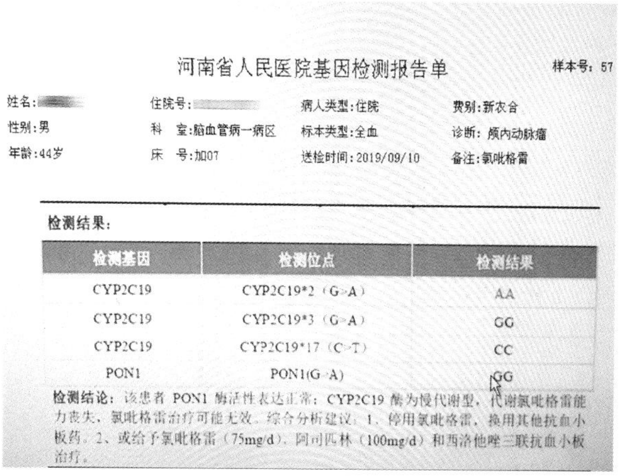

▲ 图 3-178　术前氯吡格雷基因检测结果提示，**CYP2C19** 酶为慢代谢型，代谢氯吡格雷的能力丧失，氯吡格雷治疗可能无效

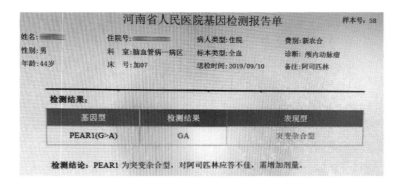

▲ 图 3-179 术前阿司匹林基因检测结果提示，PEAR1 为突变杂合型，对阿司匹林应答不佳，需增加剂量

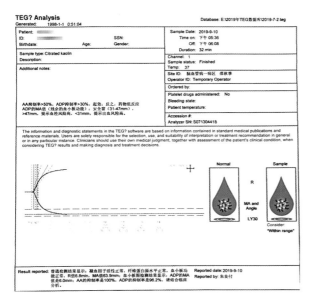

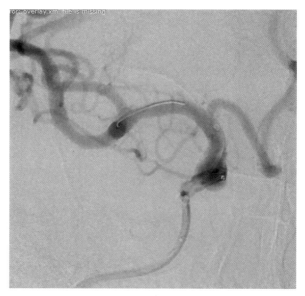

▲ 图 3-180 术前 TEG 检测结果为 ADP 的 MA 值是 6.0mm；AA 的抑制率是 100%，ADP 的抑制率是 96.2%

▲ 图 3-181 分别将 Marksman 导管和预塑形的 Echelon-10 到位，沿 Marksman 导管引入 3.25mm×18mm Pipeline 支架，支架头端打开良好，定位释放在颈内动脉分叉部

采用的是阿司匹林 81mg/d+ 氯吡格雷 75mg/d（5～10 天）的方案；抗血小板的检测 Verify Now 和 LTA 的应用更加广泛。在一项汇集 28 项研究 1556 名患者的 Meta 分析中，结论显示不使用血小板功能检测组的血栓性并发症率高于进行血小板功能检测组（6.2% vs. 5%）。在另一项多中心 402 名患者使用血流导向装置治疗的研究中，氯吡格雷抵抗组发生血栓性并发症的概率为 17.4%，显著性高于氯吡格雷正常组的 5.6%。而根据抗血小板药物的结果检测进行抗血小板方案的调整后，与那些不调整方案的组间进行对比，能显著性降低手术血栓相关性并发症（2.7% vs. 24.4%）。这表明在使用 FD 治疗颅内动脉瘤时，检测还是很有必要的。

目前，国内最常用的抗血小板功能检测为 TEG 检测。一般情况下，笔者所在中心术前口服双联抗血小板聚集药物为阿司匹林 100mg/d+ 氯吡格雷 75mg/d（5～7 天），然后进行氯吡格雷代谢酶 CYP2C19 基因型和抗血小板药物功能检测（TEG），部分患者据检测结果调整用药方案及剂量（增大药物剂量或术中使用静脉泵入替罗非班）。关于颅内动脉瘤密网支架植入患者术后长期服用抗栓

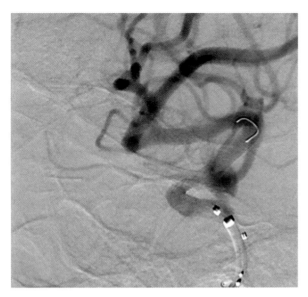

▲ 图 3-182　继续释放支架，见支架远端锚定张开良好，在瘤颈处完全覆盖瘤颈，支架贴壁好

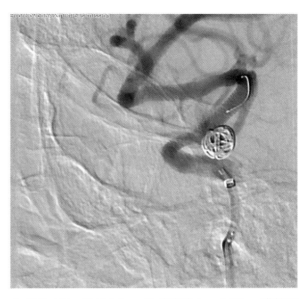

▲ 图 3-183　沿 Echelon-10 填塞将 6mm×20cm 弹簧圈完全填入瘤腔

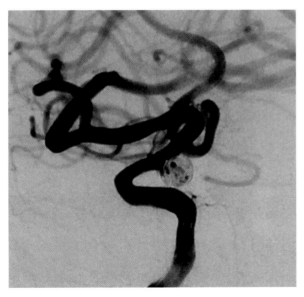

▲ 图 3-184　支架贴壁好，动脉瘤大部分填塞，瘤腔内对比剂充盈明显变少

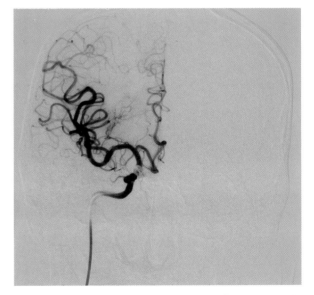

▲ 图 3-185　术后正位造影见远端分支血管显影好，正向血流正常

　　药物的时间或期限，笔者所在中心的情况是，术后常规双抗 3～6 个月，一般情况下建议继续单抗 6～12 个月，部分患者需长期服用。具体需根据长期随访有无症状、影像学复查有无迟发性血栓事件、支架内狭窄、患者年龄、血管条件、国人动脉硬化高危因素等综合考虑。密网支架治疗颅内动脉瘤对抗血小板治疗的要求是相对严格的，抗血小板治疗必须要进行监测。

　　需要注意的是血栓弹力图检测等受患者药物服用时间、血液标本送检时间、采血试管、温度、检测前血液受震荡情况等诸多因素影响，其结果可供临床有关抗栓治疗的参考，但并不能作为"金

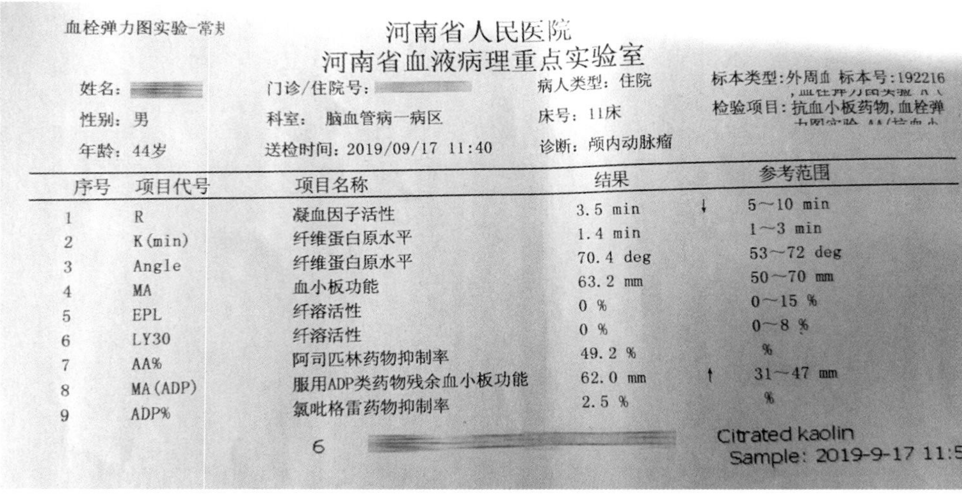

▲ 图 3-186 术后复查 TEG 检测结果，ADP 的 MA 值是 62.0mm；AA 的抑制率是 49.2%，ADP 的抑制率是 2.5%

标准"看待。另外，部分患者出院前或出院后还需动态复查 TEG，以确保调整后的抗血小板药效达标或防止药物超敏感导致的脑出血等不良反应。在比较 Verify Now 与 TEG 在服用双联抗血小板药物出血风险的预测价值，以及对氯吡格雷抗血小板功能的对比研究等多个研究结果显示，Verify Now 与 TEG 在 CYP2C1 快代谢组相关性欠佳，在 CYP2C19 中间代谢组存在显著线性负相关及弱一致性，在慢代谢组中则不存在相关性及一致性。总之，Verify Now 与 TEG 对血小板功能评价指标的一致性较差。

就该病例来讲，在氯吡格雷基因型测定结果显示抵抗的情况下，TEG 结果却显示该患者有较大的出血风险。两者结果相背而行、大相径庭，让临床决策变得非常困难。因此，有部分学者不支持进行 TEG 检测。笔者所在中心现在的做法如下。在术前行 TEG 和氯吡格雷代谢酶 CYP2C19 基因型检测，如果结果一致且达标，按照原有方案进行；如果 CYP2C19 基因型为慢代谢型且 TEG 显示抵抗提示血栓风险高，则氯吡格雷（波立维）加量 75mg、围术期加用替罗非班或改为替格瑞洛；如果 TEG 提示出血风险高，按照原有方案进行，一般不减药；如果 TEG 提示正常或出血风险高，但发生皮肤较多块瘀斑（4 块及以上）且反复出现，一般会采用阿司匹林或氯吡格雷隔天服用。总体来讲，减少双抗血小板的使用方案，在非常明确的氯吡格雷抵抗情况下会调整、增加抗血小板用药，但方案不尽相同。因此，根据 TEG 调整抗血小板方案的概率低，指导意义有限。期待未来能广泛应用 Verify Now 或光学比浊法等。

十四、替罗非班应用

病例 43　患者，女性，40 岁，以"头痛 4 年，加重 1 年"为主诉，发现颅内多发动脉瘤。mRS 评分 0 分。

【病变部位】右侧颈内动脉 C₅ 段，左侧颈内动脉 C₅ 段。

【病变特点】右侧颈内动脉 C$_5$ 段动脉瘤，大小约 2.6mm×2.4mm，动脉瘤向上生长（图 3-187），左侧颈内动脉 C$_5$ 段动脉瘤，大小约 6.5mm×4.4mm。

【手术方案】单纯 Pipeline 血流导向装置植入。

【手术过程】泥鳅导丝配合 8F 指引导管及 5F Navien 的 115cm 导管头端右侧颈内动脉破裂孔段，Synchro 微导丝配合 Marksman 微导管放置到右侧大脑中动脉 M$_2$ 段末端，沿 Marksman 引入 PED 4.5mm×20mm，远端锚定在颈内动脉末端近分叉处，顺利释放支架（图 3-188），近端支架落脚于颈内动脉破裂孔段，造影示动脉瘤瘤腔即刻滞留，支架远端靠小弯侧局部可见明显充盈缺损，海绵窦段水平段可见局部贴壁不良（图 3-189），其中远端的充盈缺损考虑为支架局部血栓形成。

术前检测阿司匹林基因型，为 PEAR1 为突变杂合型，对阿司匹林应答不佳，需增加剂量；检测氯吡格雷基因型，CYP2C19 酶为快代谢型，对氯吡格雷代谢正常（图 3-190）。患者口服双抗血

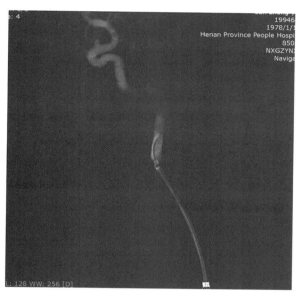

▲ 图 3-187　术前造影见右侧颈内动脉 C$_5$ 段动脉瘤，大小约 2.6mm×2.4mm，动脉瘤向上生长

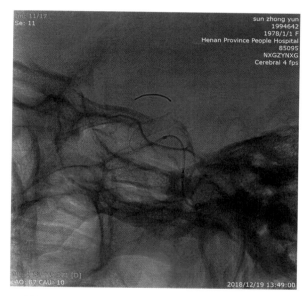

▲ 图 3-188　沿 Marksman 引 入 PED 4.5mm×20mm，支架头端及瘤颈部打开

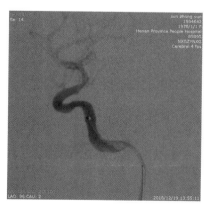
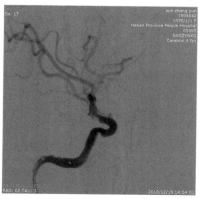
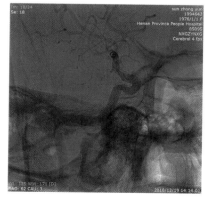

▲ 图 3-189　支架完全释放后造影见支架头端局部有充盈缺损，支架近端可能由于血管痉挛而支架贴壁不良。动脉瘤瘤腔内显影变浅淡

小板，血栓弹力图检测结果为 ADP 的 MA 值 50.4mm，AA 的抑制率为 32.6%，ADP 的抑制率为 29.5%（图 3-191）。遂立即给予盐酸替罗非班 8ml 静脉注射，5ml/h 持续泵入。继续观察 10min，造影显示局部充盈缺损明显好转；然后使用微导丝配合 HyperFrom 球囊，对近端局部贴壁不良进行扩张（图 3-192）。造影显示支架全程贴壁较前明显好转，支架内血流通畅，远端充盈缺损完全消失。同样方法，使用 PED 4.5mm×20mm 对左侧 C_5 段动脉瘤进行血流导向治疗（图 3-193 至

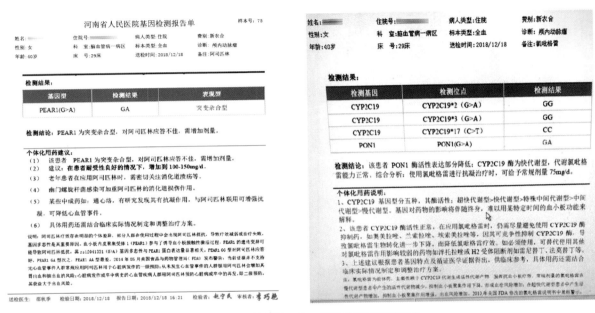

▲ 图 3-190　术前阿司匹林、氯吡格雷基因型结果

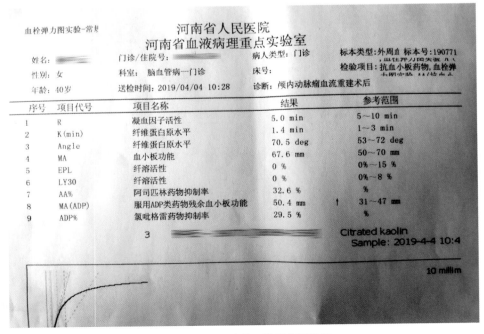

▲ 图 3-191　术前血栓弹力图结果

图 3-196），手术顺利。

【临床结局】术后无神经功能缺损等临床症状。术后 7 个月复查右侧动脉瘤完全不显影，载瘤动脉通畅，远端血管显影正常。左侧动脉瘤有少量对比剂充盈，OKM 分级为 C$_3$ 级，载瘤动脉通畅，远端血管显影正常（图 3-197 和图 3-198）。mRS 评分 0 分。

【病例点评】除了口服药物，部分患者术中及术后短期应用替罗非班可有效预防缺血事件的发

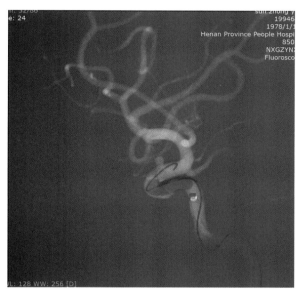

▲ 图 3-192　血栓形成考虑一方面是抗血小板不充分，另一方面是支架头端打开但贴壁不佳。给予替罗非班的同时，用 HyperFrom 4mm×15mm 对支架头端和尾端分别扩张

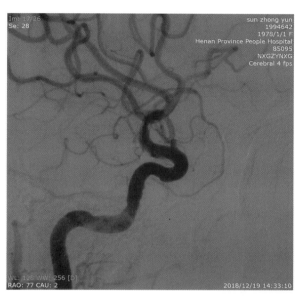

▲ 图 3-193　球囊扩张后造影见充盈缺损显著变小，几近消失，正向血流正常

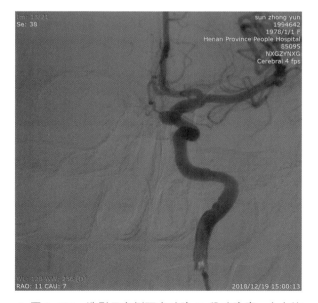

▲ 图 3-194　造影见左侧颈内动脉 C$_5$ 段动脉瘤，大小约 6.5mm×4.4mm

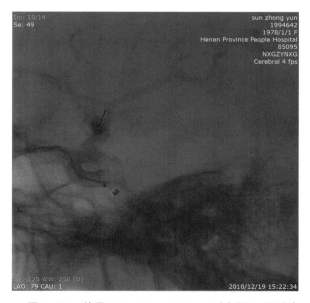

▲ 图 3-195　使用 PED 4.5mm×20mm 对左侧 C$_5$ 段动脉瘤进行血流导向治疗

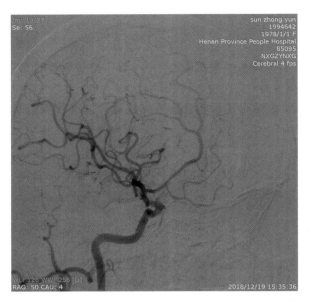 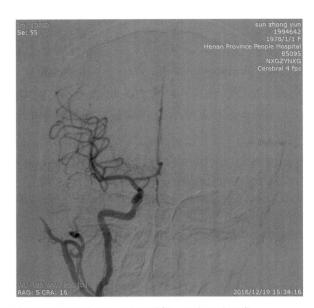

▲ 图 3-196 左侧动脉瘤治疗后，再次行右侧颈内动脉斜位和正位造影见无充盈缺损，正向血流正常

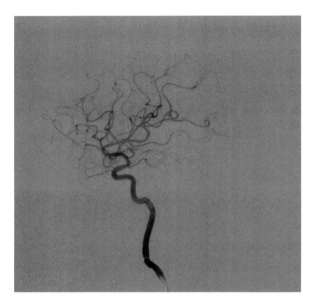 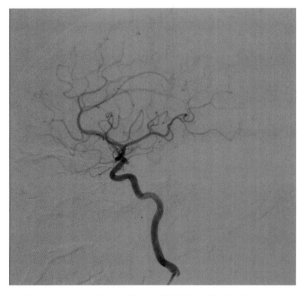

▲ 图 3-197 术后 7 个月复查造影见右侧动脉瘤完全不显影，载瘤动脉通畅，远端血管显影正常

▲ 图 3-198 术后 7 个月复查造影见左侧动脉瘤有少量对比剂充盈，OKM 分级为 C₃ 级，载瘤动脉通畅，远端血管显影正常

生。盐酸替罗非班是一种非肽类的血小板糖蛋白 Ⅱ b/ Ⅲ a 受体的可逆性拮抗药，该受体是与血小板聚集过程有关的主要血小板表面受体。其阻止纤维蛋白原与糖蛋白 Ⅱ b/ Ⅲ a 结合，进而阻断血小板的交联及血小板的聚集。其优点是起效快、半衰期短（约 2h），在神经介入抗栓治疗中应用广泛。对于未破裂动脉瘤术前口服双抗的情况下，我们一般会在如下情况下同时使用替罗非班，如术前 TEG 结果未达到抑制标准、操作时间较长、患者血管条件差（多发硬化斑块）、术中局部血栓形成、支架局部贴壁欠佳等情况。其实，结合血栓弹力图检测及药物基因结果，对于 FD 植入的患者，

替罗非班同时使用的概率明显增加，但一般均为小剂量，密网支架植入前或植入过程中，术中静脉推注 5～8ml，静脉持续泵入 3～4ml/h，术后持续应用 24～72h。

　　笔者关于双抗血小板＋小剂量替罗非班使用的体会如下：①血栓急性形成的好发时间，一般为术中及术后 72h，这也决定了使用替罗非班的时间一般为术中至术后 72h。②替罗非班有多年大量患者使用的经验，药物本身的安全性高效果可靠。③目前此类支架植入患者，小剂量应用效果良好，安全性好。但同时仍需注意部分患者可能的药物相关不良反应，如观察全身皮肤有无瘀斑及出血点等相关出血倾向，必要时及时复查血常规、凝血功能等相关指标；一些特殊患者，尤其是动脉瘤有迟发性破裂出血危险因素的，需平衡预防出血和缺血的风险。

　　笔者对使用 FD 治疗颅内动脉瘤的单中心 331 例患者进行了分析。围术期共有 12 例（3.6%）发生了缺血性并发症。其中单纯双抗血小板组的缺血性并发症发生率为 7.8%（8/102），而双抗血小板联合替罗非班组的缺血性并发症发生率仅为 1.7%（4/229）。多因素回归分析也充分证实了替罗非班是缺血性并发症的重要保护因素，且替罗非班的应用不会增加出血风险。

十五、术后激素应用

　　病例 44　患者，女性，60 岁，以间断性头痛体检发现颅内动脉瘤 4 天。既往高血压病史。mRS 评分 0 分。

　　【病变部位】右侧颈内动脉海绵窦段动脉瘤。

　　【病变特点】动脉瘤大小约 23.1mm×15.8mm，宽颈（图 3-199）。

　　【手术方案】单纯 Pipeline 血流导向装置植入。

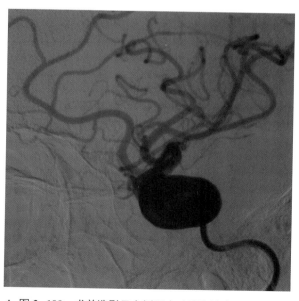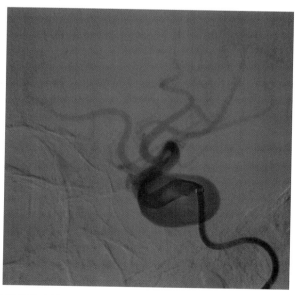

▲ 图 3-199　术前造影见右侧颈内动脉海绵窦段宽颈动脉瘤，动脉瘤大小约 **23.1mm×15.8mm**，瘤颈完全位于海绵窦水平段，具体看不清楚，但应该是相对"窄颈"动脉瘤

【手术过程】右侧股动脉置入 8F 动脉鞘。90cm 的 6F 长鞘置于右侧颈内动脉 C_1 段近端平直处，沿长鞘分别置入 115cm 的 5F Navien 导管头端于右侧颈内海绵窦段，Synchro 导丝配合 Marksman 微导管超选入右侧大脑中动脉 M_2 段，精确测量后引入 PED 5.0mm×25mm，支架头端定位到颈内动脉 C_5 平直段。释放支架后造影显示支架头端贴壁不佳，分别以微导丝进行 Massage 和 Gateway 2.75mm×9mm 球囊扩张（图 3-200 至图 3-204），见支架头端贴壁良好，瘤腔内对比剂滞留明显。造影显示动脉瘤瘤腔对比剂明显滞留，支架内血流通畅（图 3-205）。

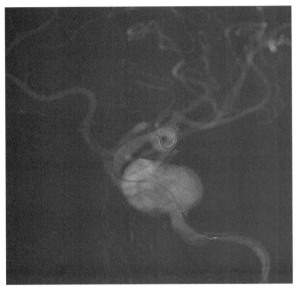

▲ 图 3-200　将 Marksman 导管越过动脉瘤瘤颈放置在右侧大脑中动脉 M_2 段。沿 Marksman 导管引入 Pipeline 5.0mm×25mm

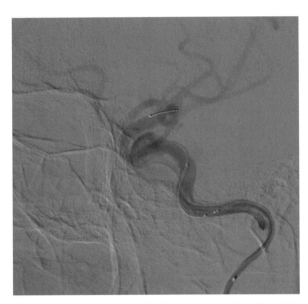

▲ 图 3-201　支架头端定位到颈内动脉 C_5 平直段。瘤颈处支架顺利打开

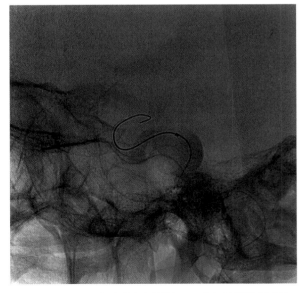

▲ 图 3-202　支架完全打开释放，见支架头端贴壁不佳

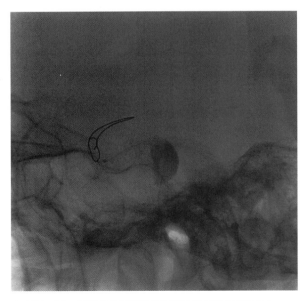

▲ 图 3-203　用微导丝塑形为猪尾后在支架头端进行 Massage

【临床结局】术后第 3 天患者出现头痛伴有恶心，查头 CT 见瘤腔内高密度，瘤体较圆，整体饱满，瘤周脑组织有低密度水肿，考虑瘤腔内明显血栓形成且瘤内压力较高，应用甲泼尼龙80mg+100ml 生理盐水，每 12 小时 1 次，同时脱水镇静等。2 天后患者出现复视，考虑动眼神经症状，继续激素脱水等治疗。术后第 9 天，头痛症状减轻但仍有复视。查头部 CT，与上次 CT 对比，瘤腔高密度略有所缩小，瘤周水肿减轻（图 3-206 和图 3-207）。停激素应用，未再发生头痛。mRS评分 0 分。

【病例点评】部分患者在动脉瘤栓塞术后出现头痛症状或部分患者头痛症状较术前明显加重，具体原因考虑可能为介入栓塞术后，快速形成的血栓导致动脉瘤术后体积增大及瘤壁瘤周水肿，进

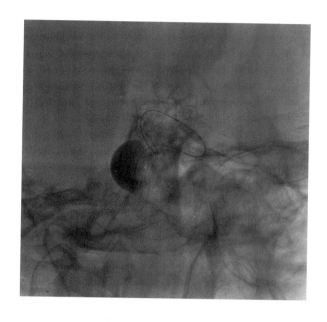

◀ 图 3-204　用 Gateway 2.75mm×9mm 球囊扩张支架头端

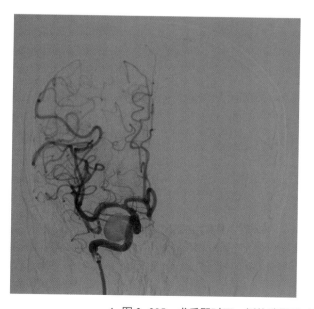
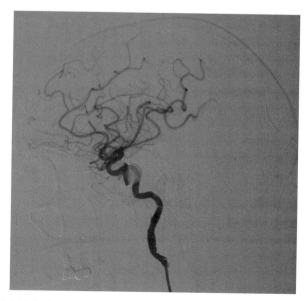

▲ 图 3-205　术后即时正、侧位造影见动脉瘤腔内对比剂滞留，远端血管显影正常

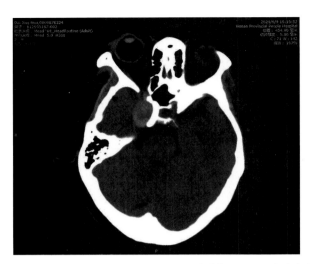
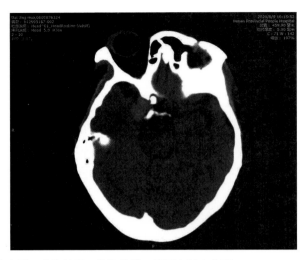

▲ 图 3-206　术后 3 天查头部 CT，见瘤腔内高密度影，瘤体较圆，整体饱满，瘤周有低密度影

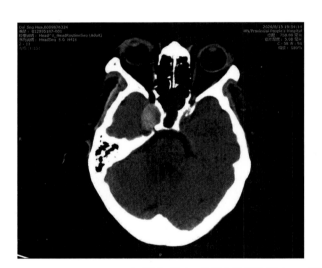
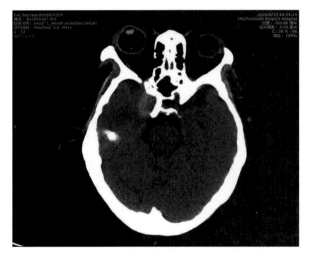

▲ 图 3-207　术后 9 天查头部 CT，见瘤腔高密度略有所缩小，瘤周水肿减轻

而对周围神经组织产生压迫作用。此类情况更常见于大型或巨大型动脉瘤，这些症状多为短暂性的，但也是大型动脉瘤介入术后症状加重或动脉瘤破裂出血的重要原因之一。在血流导向装置治疗颅内大型或巨大型动脉瘤也有术后再破裂出血的情况，除了血流动力学、瘤腔内压力增大等原因外，动脉瘤瘤壁炎症反应可能也是重要机制之一。笔者认为术后应用激素治疗可减轻瘤壁瘤周炎性反应，降低动脉瘤的占位效应。目前关于此种情况激素使用的剂量和药物维持的时间并无统一标准，多为各个中心的实际临床使用经验。笔者建议的用法为：①不常规应用，遇到大型或巨大型动脉瘤、形态不规则的动脉瘤（如有多个子瘤）、放置 PED 后瘤腔内对比剂滞留明显、有头痛等症状或症状有进展的动脉瘤等情况可以考虑使用；②一般术后应用 3～5 天，部分患者可根据头痛症状酌情延长；③可合并甘露醇使用，注意术后血压的控制；④我们一般常规使用甲泼尼龙80mg+100ml 生理盐水，每 12 小时 1 次，反应明显的患者出院后口服小剂量激素片 1～2 周。因此，从该病例中，我们可以发现对于 FD 术后的占位效应，尤其是巨大型动脉瘤，激素应用是有效和必要的。

十六、影像结果评价

病例 45 患者，男性，54 岁，患者因脑梗死检查发现颅内动脉瘤。mRS 评分 0 分。

【病变部位】右侧颈内动脉后海绵窦段动脉瘤。

【病变特点】动脉瘤大小约 21mm×17mm，瘤颈位于颈内动脉海绵窦膝部以下，宽约 14mm（图 3-208）。

【手术方案】单纯 Pipeline 血流导向装置植入。

【手术过程】先将 6F Navien 中间导管在 8F MPD 支撑下放置在右侧颈内动脉 C_3 段瘤颈口近端。沿中间导管将 Marksman 微导管放置在同侧大脑中动脉 M_2 段，沿 Marksman 引入 PED 4.5mm×30mm，缓慢释放，完全覆盖动脉瘤瘤颈（图 3-209 和图 3-210）。结束手术造影见载瘤动脉通畅，支架贴壁好。瘤腔内对比剂仍有充盈，充盈体积约为动脉瘤体积的 30%～40%，主要集中在瘤颈处，OKM 分级为 B_3 级，远端血管显影好（图 3-211 和图 3-212）。

【临床结局】术后 6 个月后复查 DSA 见对比剂在动脉瘤瘤颈处仍有充盈，对比剂滞留持续到静脉期，OKM 分级为 C_3 级（图 3-213 至图 3-215）。载瘤动脉通畅，远端血管显影如术前。mRS 评分 0 分。

【病例点评】血管内治疗颅内动脉瘤即时和复查时的效果，在支架辅助弹簧圈栓塞的治疗时，都是采用 Raymond-Roy 分级，可分为完全闭塞（Ⅰ级，动脉瘤完全不显影）、次全闭塞（Ⅱ级，瘤颈部分对比剂充盈）和部分闭塞（Ⅲ级，瘤腔内有对比剂充盈）。自血流导向装置应用以来，颅内

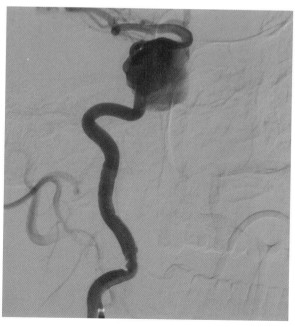

▲ 图 3-208 术前造影见右侧海绵窦段宽颈动脉瘤，动脉瘤大小约 21mm×17mm，瘤颈位于颈内动脉海绵窦膝部以下，宽约 14mm

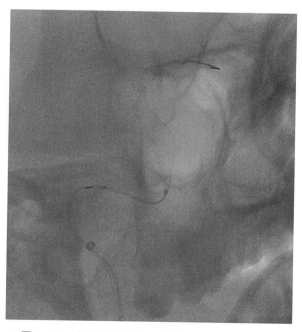

▲ 图 3-209 行单纯血流导向装置植入术。沿 Marksman 导管引入 Pipeline 4.5mm×30mm。支架远端打开贴壁良好。在瘤颈处由于瘤颈较宽，支架张开较大，以便减张防止支架在瘤颈处疝入瘤腔

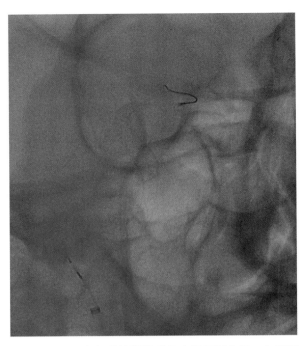

▲ 图 3-210 支架整体释放后见支架打开良好，在瘤颈处，由于瘤颈较宽，支架稍微向瘤腔内突出，但整体较为平直

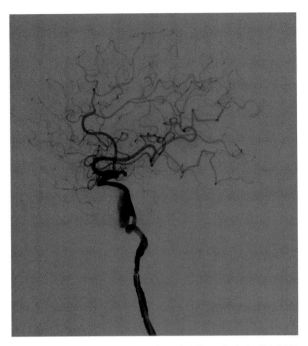

▲ 图 3-211 术后即时侧位造影动脉期见瘤腔内对比剂仍有充盈，充盈体积约为动脉瘤体积的 30%～40%，主要集中在瘤颈处。远端血管显影好

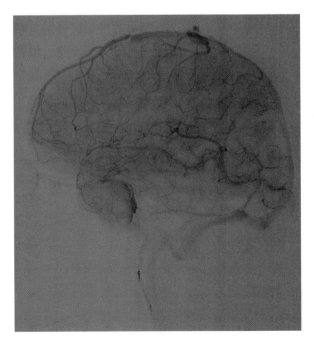

▲ 图 3-212 术后即时侧位造影静脉期见瘤腔内对比剂仍有滞留。OKM 分级为 B$_3$ 级。远端血管显影好

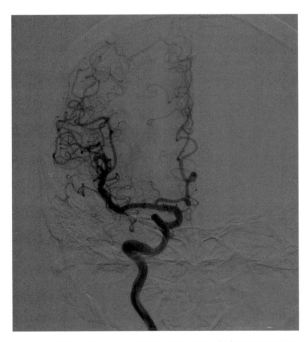

▲ 图 3-213 术后 6 个月复查 DSA 见动脉瘤近全不显影，载瘤动脉通畅无狭窄，远端血管显影好

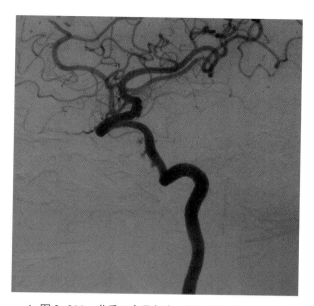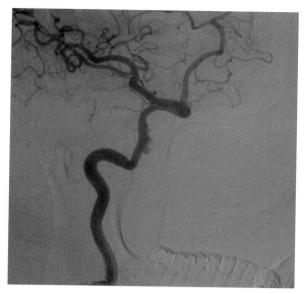

▲ 图 3-214　术后 6 个月复查正位和斜位造影动脉期可见瘤颈处仍有对比剂充盈，充盈体积小于动脉瘤总体积的 5%

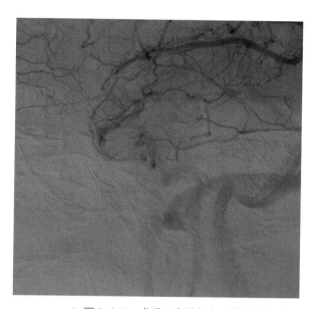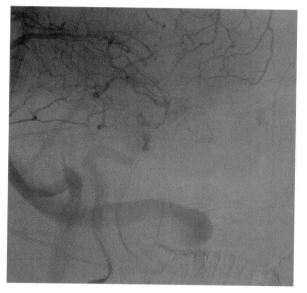

▲ 图 3-215　术后 6 个月复查正位和斜位造影静脉晚期可见瘤颈处对比剂滞留，OKM 分级为 C₃ 级

动脉瘤治疗的理念发生了变化，FD 治疗是一个需要时间形成血栓和新生内皮覆盖支架的过程，术中多数情况下不需要弹簧圈或仅需要少量弹簧圈疏松填塞，而 Raymond-Roy 分级过多的侧重于一个结果评价，已不合适作为 FD 治疗的评价。目前可以参考采用 OKM 分级系统（O'Kelly Marotta grading scale）法来评价血流导向治疗颅内动脉瘤。该评价系统主要关注两个参数，即动脉瘤内对比剂的充盈范围（A、B、C、D）和滞留程度（1、2、3）。瘤腔充盈范围分 4 级，即 A 级完全充盈（＞ 95%）、B 级部分充盈（5%～95%）、C 级瘤颈充盈（＜ 5%）、D 级不充盈。滞留程度按瘤内对比剂消散时间分 3 级，即 1 级无滞留（在动脉期内或毛细血管期前消散）、2 级中度滞留（在静脉期之前期消散）、3 级显著滞留（在静脉期消散或滞留更晚）。两个参数组合成 10 个级别，即 A₁、A₂、

A_3、B_1、B_2、B_3、C_1、C_2、C_3、D。

OKM 分级系统从血流动力学角度描述密网支架置入前后颅内动脉瘤的造影表现，其最大贡献在于对造影结果的描述建立统一的标准和规范，以期未来应用于注册登记、Meta 分析和临床试验等各种密网支架相关研究。造影时的不同级别，既是造影当时动脉瘤内对比剂充盈情况的实时反映，理论上代表着动脉瘤愈合的变化特征和规律，又能作为动脉瘤愈合难易程度的判断标准，也就是说，术后瘤内对比剂的充盈越少，滞留越明显，预示动脉瘤越容易愈合；反之，术后瘤内对比剂充盈越多，循环越快，则预示着动脉瘤延迟愈合。但 OKM 分级跟动脉瘤完全治愈预后的具体关联尚有待前瞻性研究的验证。

参 考 文 献

[1] Mut F, Cebral JR. Effects of flow-diverting device oversizing on hemodynamics alteration in cerebral aneurysms. Am J Neuroradiol,2012,33(10):2010-6.

[2] Makoyeva A, Bing F, Darsaut TE, et al. The varying porosity of braided self-expanding stents and flow diverters: an experimental study. Am J Neuroradiol,2013,34(3):596-602.

[3] Shapiro M, Raz E, Becske T, et al.. Variable porosity of the pipeline embolization device in straight and curved vessels: a guide for optimal deployment strategy. Am J Neuroradiol,2014,35(4):727-33.

[4] Ospel JM, Gascou G, Costalat V, et al. Comparison of pipeline embolization device sizing based on conventional 2D measurements and virtual simulation using the sim & size software: an agreement study. Am J Neuroradiol, 2019, 40(3):524-530.

[5] Kole MJ, Miller TR, Cannarsa G, et al. Pipeline embolization device diameter is an important factor determining the efficacy of flow diversion treatment of small intracranial saccular aneurysms. J Neurointerv Surg,2019,11(10):1004-1008.

[6] Pereira VM, Kelly M, Vega P, et al. New pipeline flex device: initial experience and technical nuances. J Neurointerv Surg,2015,7(12):920-5.

[7] Griessenauer CJ, Gupta R, Moore J, et al. Ex-vivo release of pipeline embolization device polytetrafluoroethylene (PTFE) sleeves for improved distal landing zone accuracy in-vivo: A technical note. Interv Neuroradiol, 2016,22(6):679-681.

[8] Shin DS, Carroll CP, Elghareeb M, et al. The evolution of flow-diverting stents for cerebral aneurysms; historical review, modern application, complications, and future direction. J Korean Neurosurg Soc,2020,63(2):137-152.

[9] Vakharia K, Munich SA, Waqas M, et al. Deployment of distal posterior cerebral artery flow diverter in tortuous anatomy. Neurosurg Focus,2019,46(Suppl_1):V9.

[10] Lin LM, Colby GP, Jiang B, et al. Classification of cavernous internal carotid artery tortuosity: a predictor of procedural complexity in Pipeline embolization. J Neurointerv Surg,2015,7(9):628-33.

[11] Ding D, Liu KC. Microsurgical extraction of a malfunctioned pipeline embolization device following complete deployment. J Cerebrovasc Endovasc Neurosurg,2013,15(3):241-5.

[12] Lin LM, Colby GP, Jiang B, et al. Intra-DIC (distal intracranial catheter) deployment of the Pipeline embolization device: a novel rescue strategy for failed device expansion. J Neurointerv Surg,2016,8(8):840-6.

[13] Colby GP, Gomez JF, Lin LM, et al. In situ removal of the pipeline embolization device: the 'corking' and 'pseudo-corking' techniques. J Neurointerv Surg,2013,5(2):e6.

[14] Griessenauer CJ, Gupta R, Moore J, et al. Ex-vivo release of Pipeline Embolization Device polytetrafluoroethylene (PTFE) sleeves for improved distal landing zone accuracy in-vivo: A technical note. Interv Neuroradiol,2016, 22(6): 679-681.

[15] Ding D, Starke RM, Evans AJ, et al. Balloon anchor technique for pipeline embolization device deployment across the neck of a giant intracranial aneurysm. J Cerebrovasc Endovasc Neurosurg,2014,16(2):125-30.

[16] Cekirge SH, Yavuz K, Geyik S, et al. HyperForm balloon-assisted endovascular neck bypass technique to perform balloon or stent-assisted treatment of cerebral aneurysms. Am J Neuroradiol,2007,28(7):1388-90.

[17] Clarençon F, Wyse G, Fanning N, et al. Solitaire FR stent as an adjunctive tool for pipeline stent deployment in the treatment of giant intracranial aneurysms. Neurosurgery,2013,72(2 Suppl Operative):onsE241-4; discussion onsE244.

[18] Savardekar AR, Patra DP, Nanda A, et al. Retrograde trans-posterior communicating artery rescue balloon angioplasty of incompletely expanded pipeline embolization device: complication management. Br J Neurosurg. 2020 May 18:1-4.

[19] Lin LM, Colby GP, Bender MT, et al. Use of the 0.027-inch VIA microcatheter for delivery of pipeline flex: a technical note. J Neurointerv Surg,2017,9(7):689-693.

[20] Kühn AL, Wakhloo AK, Gounis MJ, et al. Use of self-expanding stents for better intracranial flow diverter wall apposition. Interv Neuroradiol. 2017,23(2):129-136.

[21] Karsonovich T, Gordhan A. Endovascular management of symptomatic cerebral aneurysm thromboembolism due to pre-aneurysmal arterial stenosis. SAGE Open Med Case Rep,2017,5:2050313X17730263.

[22] Dacus MR, Nickele C, Welch BG, et al. Endovascular neurosurgery research group (ENRG). Matricidal cavernous aneurysms: a multicenter case series. J Neurointerv Surg,2019,11(6):584-590.

[23] Wang F, Liu Y, Wang M, et al. De novo aneurysm formation after wingspan stenting of intracranial carotid stenosis: computational hemodynamic analysis. World Neurosurg,2019,126:212-215.

[24] Kono K, Masuo O, Nakao N, et al. De novo cerebral aneurysm formation associated with proximal stenosis. Neurosurgery,2013,73(6):E1080-90.

[25] Trivelato FP, Salles Rezende MT, Ulhôa AC, et al. Occlusion rates of intracranial aneurysms treated with the Pipeline embolization device: the role of branches arising from the sac. J Neurosurg,2018,1-7.

[26] Kan P, Srinivasan VM, Mbabuike N, et al. Aneurysms with persistent patency after treatment with the Pipeline Embolization Device. J Neurosurg,2017,126(6):1894-1898.

[27] Darsaut TE, Bing F, Salazkin I, et al. Flow diverters failing to occlude experimental bifurcation or curved sidewall aneurysms: an in vivo study in canines. J Neurosurg,2012,117(1):37-44.

[28] Fahed R, Gentric JC, Salazkin I, et al. Flow diversion of bifurcation aneurysms is more effective when the jailed branch is occluded: an experimental study in a novel canine model. J Neurointerv Surg,2017,9(3):311-315.

[29] Rangel-Castilla L, Munich SA, Jaleel N, et al. Patency of anterior circulation branch vessels after pipeline embolization: longer-term results from 82 aneurysm cases. J Neurosurg. 2017,126(4):1064-1069.

[30] Roy AK, Howard BM, Haussen DC, et al. Reduced efficacy of the pipeline embolization device in the treatment of posterior communicating region aneurysms with fetal posterior cerebral artery configuration. Neurosurgery,2018, 82(5):695-700.

[31] Shapiro M, Raz E, Becske T, et al. Variable porosity of the pipeline embolization device in straight and curved vessels: a guide for optimal deployment strategy. Am J Neuroradiol,2014,35(4):727-33.

[32] Jou LD, Mitchell BD, Shaltoni HM, et al. Effect of structural remodeling (retraction and recoil) of the pipeline embolization device on aneurysm occlusion rate. Am J Neuroradiol,2014,35(9):1772-8.

[33] Raz E, Shapiro M, Becske T, et al. Anterior choroidal artery patency and clinical follow-up after coverage with the pipeline embolization device. Am J Neuroradiol,2015, 36(5):937-42.

[34] Adix ML, Kaminsky IA, Choi IS. Ophthalmic artery occlusion after Pipeline Embolization Device placement with reconstitution of flow via an endoleak: a report of two cases. J Neurointerv Surg,2017,9(7):686-688.

[35] Gascou G, Lobotesis K, Brunel H, et al. Extra-aneurysmal flow modification following pipeline embolization device implantation: focus on regional branches, perforators, and the parent vessel. Am J Neuroradiol,2015,36(4):725-31.

[36] Vedantam A, Rao VY, Shaltoni HM, et al. Incidence and clinical implications of carotid branch occlusion following treatment of internal carotid artery aneurysms with the pipeline embolization device. Neurosurgery,2015,76(2):173-8; discussion 178.

[37] Bender MT, Young RW, Zarrin DA, et al. Twisting: incidence and risk factors of an intraprocedural challenge associated with pipeline flow diversion of cerebral aneurysms. Neurosurgery,2020,88(1):25-35.

[38] Young RW, Bender MT, Colby GP, et al. Multiple pipeline twists encountered during treatment of a symptomatic fusiform ICA aneurysm. BMJ Case Rep,2019,12(7):e230036.

[39] Mitchell B, Jou LD, Mawad M. Retrieval of distorted pipeline embolic device using snare-loop. J Vasc Interv Neurol, 2014,7(5):1-4.

[40] Son W, Kang DH, Kim BM, et al. Retrograde snare-assisted rescue via anterior communicating artery for lost access during multiple overlapping pipeline embolization device placement. World Neurosurg. 2018 Jun;114:4-7.

[41] Kerl HU, Al-Zghloul M, Groden C, et al. Endovascular repositioning of a pipeline embolization device dislocated from the vertebral into the basilar artery using a stent-in-stent technique. practical and technical considerations. Clin Neuroradiol, 2012,22(1):47-54.

[42] Hilditch CA, Brinjikji W, Schaafsma J, et al. Flow-diverter stents for internal carotid artery reconstruction following spontaneous dissection: a technical report. Clin Neuroradiol,2019,29(4):707-715.

[43] Ding D, Starke RM, Durst CR, et al. DynaCT imaging for intraprocedural evaluation of flow-diverting stent apposition during endovascular treatment of intracranial aneurysms. J Clin Neurosci,2014,21(11):1981-3.

[44] Kato N, Yuki I, Ishibashi T, et al. Visualization of stent apposition after stent-assisted coiling of intracranial aneurysms using high resolution 3D fusion images acquired by C-arm CT. J Neurointerv Surg, 2020, 12(2):192-196.

[45] Aurboonyawat T, Schmidt PJ, Piotin M, et al. A study of the first-generation pipeline embolization device morphology using intraoperative angiographic computed tomography (ACT). Neuroradiology, 2011, 53(1):23-30.

[46] Brinjikji W, Lanzino G, Cloft HJ, Siddiqui AH, et al. Platelet testing is associated with worse clinical outcomes for patients treated with the pipeline embolization device. Am J Neuroradiol, 2015, 36(11):2090-5.

[47] Texakalidis P, Bekelis K, Atallah E, et al. Flow diversion with the pipeline embolization device for patients with intracranial aneurysms and antiplatelet therapy: a systematic literature review. Clin Neurol Neurosurg, 2017, 161:78-87.

[48] Adeeb N, Griessenauer CJ, Foreman PM, et al. Use of platelet function testing before pipeline embolization device placement: a multicenter cohort study. Stroke, 2017, 48(5):1322-1330.

[49] McTaggart RA, Choudhri OA, Marcellus ML, et al. Use of thromboelastography to tailor dual-antiplatelet therapy in patients undergoing treatment of intracranial aneurysms with the pipeline embolization device. J Neurointerv Surg, 2015, 7(6):425-30.

[50] Delgado Almandoz JE, Crandall BM, Scholz JM, et al. Pre-procedure P2Y12 reaction units value predicts perioperative thromboembolic and hemorrhagic complications in patients with cerebral aneurysms treated with the pipeline embolization device. J Neurointerv Surg, 2013, 5 Suppl 3:iii3-10.

[51] Gupta R, Moore JM, Griessenauer CJ, et al. Assessment of dual-antiplatelet regimen for pipeline embolization device placement: a survey of major academic neurovascular centers in the united states. World Neurosurg, 2016, 96:285-292.

[52] Lv HH, Wu S, Liu X, et al. Comparison of verifynow P2Y12 and thrombelastography for assessing clopidogrel response in stroke patients in china. Neurol Sci, 2016, 37(2): 277-82.

[53] Wu Q, Shao Q, Li L, et al. Prophylactic administration of tirofiban for preventing thromboembolic events in flow diversion treatment of intracranial aneurysms. J Neurointerv Surg, 2020, neurintsurg-2020-016878.

[54] Al Kasab S, Guerrero WR, Nakagawa D, et al. Safety and efficacy of the pipeline embolization device use in the outside circle of willis located intracranial aneurysms: a single-center experience. Interv Neurol, 2020, 8(2-6):83-91.

[55] Chalouhi N, Zanaty M, Whiting A, et al. Treatment of ruptured intracranial aneurysms with the pipeline embolization device. Neurosurgery, 2015, 76(2):165-72; discussion 172.

[56] Piano M, Valvassori L, Quilici L, et al. Midterm and long-term follow-up of cerebral aneurysms treated with flow diverter devices: a single-center experience. J Neurosurg, 2013, 118(2):408-16.

[57] La Pira B, Brinjikji W, Hunt C, et al. Reversible edema-like changes along the optic tract following pipeline-assisted coiling of a large anterior communicating artery aneurysm. J Neuroophthalmol, 2017, 37(2):154-158.

[58] O'kelly CJ, Krings T, Fiorella D, et al. A novel grading scale for the angiographic assessment of intracranial aneurysms treated using flow diverting stents. Interv Neuroradiol, 2010, 16(2):133-7.

[59] Joshi MD, O'Kelly CJ, Krings T, et al. Observer variability of an angiographic grading scale used for the assessment of intracranial aneurysms treated with flow-diverting stents. Am J Neuroradiol, 2013, 34(8):1589-92.

[60] Kamran M, Yarnold J, Grunwald IQ, et al. Assessment of angiographic outcomes after flow diversion treatment of intracranial aneurysms: a new grading schema. Neuroradiology, 2011, 53(7):501-8.

[61] Luo B, Kang H, Zhang H, et al. Pipeline Embolization device for intracranial aneurysms in a large chinese cohort: factors related to aneurysm occlusion. Ther Adv Neurol Disord, 2020, 13:1756286420967828.

第 4 章

Pipeline 并发症

我们可以从一些大型的研究中窥探到使用 Pipeline 治疗颅内动脉瘤总的并发症率的概况。Pipeline 上市前的 PUFS 研究中使用治疗较大宽颈动脉瘤的严重并发症总体发生率为 5.6%；Pipeline 上市后真实世界的回顾性 IntrePED 研究中，神经系统的总体残死率为 8.4%；上市后前瞻性 Diversion 研究中，术后 1 年的死亡率和严重并发症率共为 7.1%。如果再局限于一些亚组分析，如血流导向装置治疗椎 – 基底系统动脉瘤，其总体死亡率和并发症率分别为 10.9% 和 16.4%。因此，如何控制减少并发症仍为重要的课题。

简要总结一下血流导向装置的并发症，主要为支架内血栓形成、分支 / 穿支血管梗死、远端血管栓塞、脑实质出血、迟发性动脉瘤破裂出血、支架打开不良、载瘤动脉狭窄或闭塞、支架移位等。从文献和经验来看，引起并发症的因素主要还是动脉瘤疾病本身的原因，如动脉瘤体积较大、载瘤动脉迂曲 / 斑块、梭形动脉瘤、累及基底动脉的动脉瘤、破裂动脉瘤等，当然也存在一些技术性因素，如学习曲线、支架选择不当、支架贴壁不良、多层支架等，还包括一些患者本身的系统性因素，如对抗血小板药物反应性、患者年龄较大、合并系统性疾病等。如何根据患者的情况制订手术方案，尽量在术前预判可能出现的并发症并给予最大限度地避免，这种能力不是一蹴而就的，需要反复多积累、交流、阅读、总结和提高。但尽管如此，如同临床任何其他手术一样，完全预测和避免并发症是不可能和不现实的。

笔者结合自己所在医学中心的病例，列出了一些有代表性的常见并发症加以分析总结。一方面，借描述病例的情况，让读者了解常见的 FD 并发症，并尝试分析可能的原因及目前学术界对该并发症的认识；另一方面，结合具体病例提供一种处理这类并发症的具体思路和措施。当然这些思路和措施并不是唯一的。

一、术后动脉瘤出血

病例 46 患者，女性，39 岁，以慢性头痛起病，检查发现颅内动脉瘤。mRS 评分 0 分。

【病变部位】右侧颈内动脉 C_5 段动脉瘤。

【病变特点】动脉瘤巨大约 25mm × 22mm（图 4–1）。有明显血流喷射征（图 4–2）。

【手术方案】Pipeline+coil 疏松填塞。

【手术过程】右侧股动脉，8F MPD 导引导管同轴 115cm 的 6F Navien 指引导管置入右侧颈内动脉。在微导丝协助下分别将 Marksman 导管和 Echelon-10 微导管放置在 M₂ 远端和瘤腔内。沿 Marksman 导管引入 PED 4.25mm×30mm 并释放，支架打开及贴壁良好。沿预置的 Echelon-10 送入 22mm×50cm、22mm×50cm、20mm×50cm、18mm×40cm、16mm×40cm、16mm×40cm、12mm×40cm 共 7 枚弹簧圈，动脉瘤瘤腔部分栓塞（图 4-3 至图 4-6），特别是瘤颈部仍有对比剂充盈。手术结束时造影见载瘤动脉通畅，动脉瘤瘤顶部基本不显影，瘤颈处仍有对比剂充盈

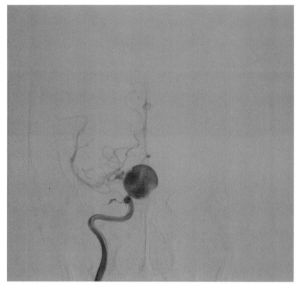

▲ 图 4-1　右侧颈内动脉正位，见右侧 C₅ 段动脉瘤，大小约 25mm×22mm

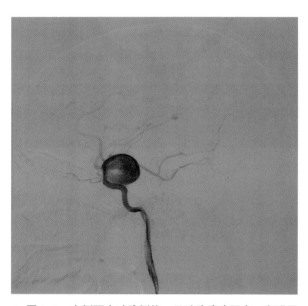

▲ 图 4-2　右侧颈内动脉侧位，见动脉瘤瘤颈宽，有明显的喷射征

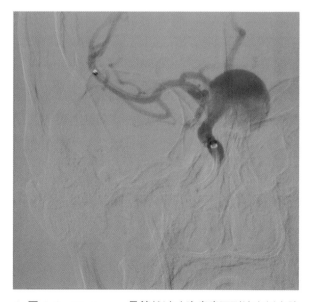

▲ 图 4-3　Marksman 导管越过动脉瘤瘤颈到达右侧大脑中动脉 M₂ 段

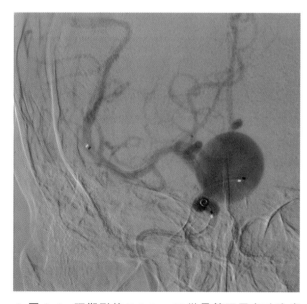

▲ 图 4-4　预塑形的 Echelon-10 微导管预置在动脉瘤瘤腔

（图 4-7）。

【临床结局】术后给予控制血压、甲泼尼龙治疗。术后复苏顺利，回病房清醒。术后第 2 天（术后约 16h）晨出现剧烈头痛伴呕吐昏迷，CT 示蛛网膜下腔出血，再造影过程中癫痫发作，双侧瞳孔散大，深昏迷状态（图 4-8 和图 4-9），转入 ICU 预后差。

【病例点评】FD 术后发生动脉瘤破裂性蛛网膜下腔出血是非常严重的并发症，约占所有 FD 术后的 0.6%，也有文献 Meta 分析其发生率高达 4%。根据本中心的经验和国内其他中心交流的经验，

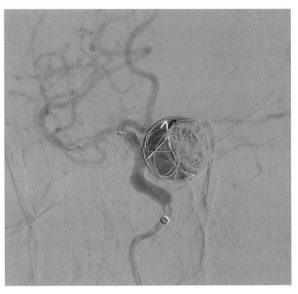

▲ 图 4-5　沿 Marksman 导管放置 4.25mm×30mm 的 Pipeline，支架远端在颈内动脉后交通处，近端在海绵窦段。支架打开及贴壁良好

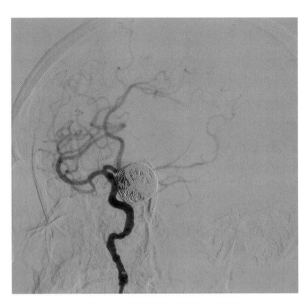

▲ 图 4-6　弹簧圈疏松填塞动脉瘤

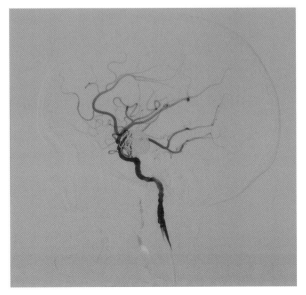

▲ 图 4-7　术后造影见瘤顶部基本不显影，瘤颈处仍有对比剂充盈

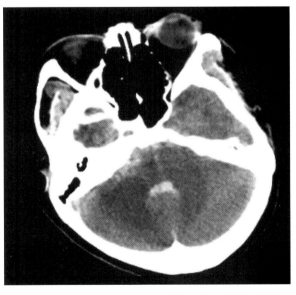

▲ 图 4-8　CT 见第四脑室内高密度，动脉瘤层面由于金属放射伪影而不清楚

笔者认为前者 0.5%～2% 的发生率还是比较真实的，这也与较高证据级别的 Diversion 研究中 1.2% 的 SAH 发生率接近，笔者所在医学中心 FD 术后 SAH 为 1 例，发生率为 0.25%。由于其发生率有限，所以发生动脉瘤破裂的机制还不十分清楚。但存在几个基本现象：① FD 术后 SAH 多发生在大型或巨大型动脉瘤，而直径 ＜ 15mm 动脉瘤发生风险非常低；②前循环的发生率是后循环的约 1.89 倍；③症状性动脉瘤 AR 值＞ 1.6 且有明显入射血流的也是动脉瘤出血高危因素。其出血机制一般有以下几种考虑。其一，FD 放置后，仍有入射血流，动脉瘤瘤腔内压力较术前增加，这种血流动力学参数的变化导致动脉瘤发生破裂出血或持续增大的动脉瘤体积造成瘤壁撕裂出血。其二，动脉瘤瘤腔

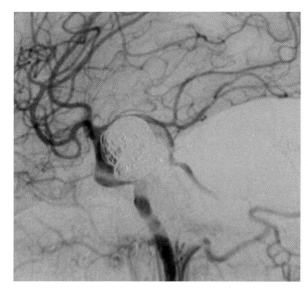

▲ 图 4-9　复查 DSA 见动脉瘤破裂出血

内血栓过快形成，血栓形成过程中诱发炎症反应，形成了炎症酶溶解了本已经脆弱的瘤壁或阻断了动脉壁本身的滋养动脉发生破裂。其三，抗血小板、抗凝药物的作用机制不清楚，所以如何预防也不清楚。辅助弹簧圈栓塞并不能避免出血，该出血病例就是 Pipeline 辅助弹簧圈的栓塞，虽然使用弹簧圈栓塞至动脉瘤瘤顶部基本不显影，但仍发生的 SAH，说明对巨大型动脉瘤来讲，疏松弹簧圈填塞作用有限。

　　综合笔者及大家的经验，提出以下几个思路可能有助于预防迟发破裂，但还需要进一步循证医学的证据：①分期治疗，一期先单纯弹簧圈填塞，使巨大型动脉瘤变成大型或普通大小动脉瘤，特别是使动脉瘤瘤顶部分无血流，二期 3 个月内放置 FD。②多层 FD 套叠，对于巨大型动脉瘤来讲可能需要多至 4 层 FD，才会导致瘤腔内近似无对比剂进出。③ FD 结合弹簧圈致密栓塞，我们多次采用了这个办法，无再出血发生。但这并不是确切的办法，因为同样有病例显示即使使用 FD 结合较致密的栓塞，术后仍有迟发性破裂出血的可能性。④联合外科治疗可能是个有效的策略（详见病例 14）。但以上均须更多的病例经验来证实。

二、脑实质出血

　　病例 47　患者，女性，45 岁，以慢性头痛起病，检查发现颅内动脉瘤。既往高血压病史。mRS 评分 0 分。

　　【病变部位】右侧颈内动脉眼动脉段动脉瘤。

　　【病变特点】动脉瘤约 7mm×8mm，瘤颈约 5mm，瘤体有明显子瘤（图 4-10）。

　　【手术方案】Pipeline+coil 疏松填塞。

　　【手术过程】术前阿司匹林基因型检测、氯吡格雷基因型检测和血栓弹力图检测结果提示阿司匹林为正常代谢型，氯吡格雷为快代谢型但需增加维持剂量；血栓弹力图检测结果提示阿司匹

林抑制率 100%，氯吡格雷抑制率 68%，ADP 的 MA 值 19.5mm（图 4-11）。右侧股动脉入路，穿刺置入 8F 动脉鞘，泥鳅导丝配合下同轴引入 8F MPD 指引导管和 5F Navien 导管，使 8F MPD 头端至于右侧颈内动脉 C_1 段，5F Navien 置于右侧颈内动脉 C_3 段，Synchro-2 微导丝引入塑形后的 Echelon-10 微导管至动脉瘤内。Synchro-2 微导丝引入 Marksman 支架导管置于右侧大脑中动脉 M_2 段，撤出微导丝，引入 Pipeline 4mm×20mm 血流导向装置，造影明确动脉瘤解剖位置后，透视下缓慢释放支架（图 4-12），造影示支架内血流通畅，支架近端贴壁欠佳，微导丝塑形后送入支架内，按摩支架后再次造影示支架贴壁良好，动脉瘤腔内可见对比剂滞留。造影再次确认动脉瘤形态极不规则，经 Echelon-10 微导管在动脉瘤内填入 EV3 AXIUM 7mm×30cm 弹簧圈 1 枚（图 4-13），送入微导丝后退出微导管，造影示动脉瘤明显滞留，子瘤未见显影（图 4-14）。

【临床结局】术后给予控制血压治疗。术后复苏顺利，回病房清醒。术后第 3 天晨出现剧烈头痛伴呕吐昏迷，CT 示脑实质出血（图 4-15 和图 4-16），急诊给予清血肿 + 去骨瓣减压（图 4-17），术后 ICU 支持治疗，抗血小板药物在外科开颅术后 24h 后恢复替罗非班 3ml/h，1 周后复查头 CT

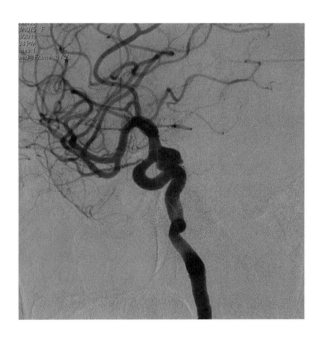

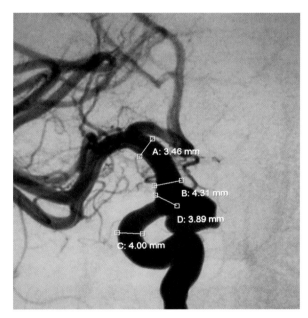

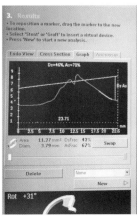

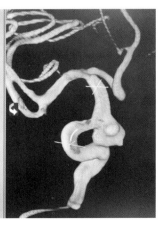

▲ 图 4-10　术前造影见右侧颈内动脉眼动脉段动脉瘤，动脉瘤约 7mm×8mm，瘤颈约 5mm，瘤体有明显子瘤。通过二维造影和三维重建测量动脉瘤及载瘤动脉数据

检测结果：

基因型	检测结果	表现型
PEAR1(G>A)	GG	野生型

检测结论： PEAR1 为野生型，对阿司匹林应答好。

个体化用药建议：

(1) PEAR1 为野生型，对阿司匹林应答好。建议：**75 mg/d**。

(2) 老年患者在应用阿司匹林时，需密切关注消化道溃疡等。

(3) 幽门螺旋菌感染可加重阿司匹林的消化道损伤作用。

(4) 某些中成药如：通心络，有研究发现其有抗凝作用，与阿司匹林联用可增强抗凝，可降低心血管事件。

(5) 具体用药还需结合临床实际情况制定和调整治疗方案。

说明：阿司匹林疗效存在明显的个体差异，部分人群在使用过程中会出现阿司匹林抵抗，导致疗效减弱或治疗失败。基因多态性是其重要原因。血小板内皮聚集受体 1（PEAR1）参与了诱导血小板接触性激活过程，PEAR1 的遗传变异可能导致阿司匹林抵抗，其 rs12041331（G）A 基因多态性与 PEAR1 蛋白表达显著相关。PEAR1 GG 型对阿司匹林应答好，PEAR1 GA 型次之，PEAR1 AA 型最差。2014 年 05 月美国食品与药品管理局（FDA）发布警告：当前证据并不支持无心血管事件人群应规则阿司匹林用于心脏病发作的（一级）预防；从未发生过心血管事件的人群服用阿司匹林可增加其胃出血和脑出血的风险；心脏病发作或卒中病史的心血管疾病病人群用阿司匹林预防心脏病或卒中的再发，即二级预防，其获益大于出血风险。

检测结果：

检测基因	检测位点	检测结果
CYP2C19	CYP2C19*2（G>A）	GG
CYP2C19	CYP2C19*3（G>A）	GG
CYP2C19	CYP2C19*17（C>T）	CC
PON1	PON1(G>A)	AA

检测结论： 该患者 PON1 酶活性表达显降低；CYP2C19 酶为快代谢型，代谢氯吡格雷能力正常。综合分析：使用氯吡格雷进行抗凝治疗时，需增加 50%（增加到 112mg/d）维持剂量，且需联合阿司匹林。

个体化用药说明：

1、CYP2C19 基因型分五种，其酶活性：超快代谢型>快代谢型>特殊中间代谢型>中间代谢型>慢代谢型。基因对药物的影响将伴随终身，难以用某特定时间的血小板功能来解释。

2、该患者 CYP2C19 酶活性正常，在应用氯吡格雷时，仍需尽量避免使用 CYP2C19 酶抑制药，如奥美拉唑、兰索拉唑、埃索美拉唑等等，因其可竞争性抑制 CYP2C19 酶，导致氯吡格雷生物转化进一步下降，而降低氯吡格雷疗效。如必须使用，可替代使用其他对氯吡格雷作用影响较弱的药物如泮托拉唑或 H2 受体阻断剂如雷尼替丁、法莫替丁等。

3、上述建议根据患者基因特点及循证医学证据得出，供临床参考。具体用药还需结合临床实际情况制定和调整治疗方案。

注：氯吡格雷为前体药，主要依靠于 CYP2C19 代谢生成活性代谢产物，发挥抗血小板疗效。常规剂量的氯吡格雷在慢代谢型患者中产生的活性代谢物减少，抑制血小板聚集作用下降，形成血栓风险增加；在超快代谢型患者中产生活性代谢产物增加，出血风险增大。2010 年美国 FDA 修改的氯吡格雷说明书中明确警示：CYP2C19 基因型检测应用作为临床调整治疗策略的参考。PON1 在氯吡格雷生物转化上起着关键作用，PON1-576G>A 基因多态性可影响 PON1 活性表达，是氯吡格雷疗效重要预测因子。与野生型（GG 型）比较，GA 型和 AA 型氯吡格雷抵抗风险增加，其半年后发生支架内血栓风险亦明显增加。

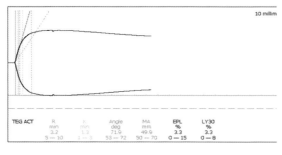

血栓弹力图实验室-索影

河南省人民医院
河南省血液病理重点实验室

序号	项目代号	项目名称	结果	参考范围
1	R	凝血因子活性	3.2 min ↓	5～10 min
2	K(min)	纤维蛋白原水平	1.3 min ↓	1～3 min
3	Angle	纤维蛋白原水平	71.9 deg	53～72 deg
4	MA	血小板功能	49.9 mm	50～70 mm
5	EPL	纤溶活性	3.3 %	0%～15 %
6	LY30	纤溶活性	3.3 %	0%～8 %
7	AA%	阿司匹林药物抑制率	100 %	%
8	MA(ADP)	服用ADP类药物后余血小板功能	19.5 mm ↓	31～47 mm
9	ADP%	氯吡格雷药物抑制率	68 %	%

Citrated kaolin
Sample: 2019-7-22 11:5

10 millim

TEG ACT	R min	K min	Angle deg	MA mm	EPL %	LY30 %
	3.2	1.3	71.9	49.9	3.3	3.3
	5 — 10	1 — 3	53 — 72	50 — 70	0 — 15	0 — 8

送检医生：邵秋季　检验日期：2019/07/22　报告日期：2019/07/22　检验者：黄翠　审核者：高体年
本报告仅对检测的标本有效！
报告意义：普通检测项显示：凝血因子活性高，纤维蛋白原水平正常，血小板功能略低，R值3.2min，MA值49.9mm！血小板抑制检测结果显示：ADP的MA值19.5mm！AA抑制率是100%，ADP的抑制率是68%，请结合临床分析。
报告解释如下：
AA抑制率>50%，ADP抑制率>30%，起效：反之，药物低反应
ADP的MA值（残余的血小板功能）：安全窗 31～47mm）：
>47mm，提示血栓风险高，<31mm，提示出血风险高。

▲ 图 4-11　术前阿司匹林基因型检测、氯吡格雷基因型检测和血栓弹力图检测结果。提示阿司匹林为正常代谢型，氯吡格雷为快代谢型但需增加维持剂量。血栓弹力图检测结果提示阿司匹林抑制率 **100%**，氯吡格雷抑制率 **68%，ADP 的 MA 值 19.5mm**

未见出血后给予氯吡格雷 75mg（每天 1 次）+ 阿司匹林 100mg（隔天 1 次）口服。术后 2 个月患者恢复良好（图 4-18），mRS 评分 2 分，神志清楚，语言及运动功能好，残留听力下降、偏盲。继续康复治疗。行颅骨修补手术顺利，术后 1 年复查 DSA 见动脉瘤完全不显影，载瘤动脉通畅无狭窄，余血管无明显异常（图 4-19）。术后 1 年高分辨 MR 见动脉瘤不显影，载瘤动脉通畅（图 4-20）。出院时复测 TEG 结果，血小板功能正常（图 4-21）。神志清楚，语言及运动功能正常，听力明显好转接近正常，残留偏盲。mRS 评分 1 分。

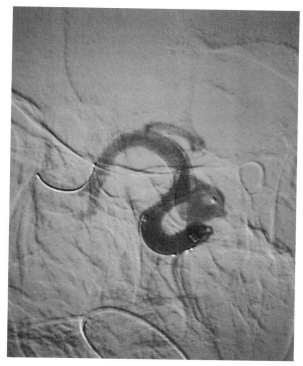

▲ 图 4-12　将 **Marksman** 导管和预塑形的 **Echelon-10** 导管到位，沿 **Marksman** 导管引入 **4.0mm×20mm Pipeline** 支架，支架头端打开良好，定位释放在颈内动脉 C₆ 端，逐渐释放覆盖动脉瘤瘤颈

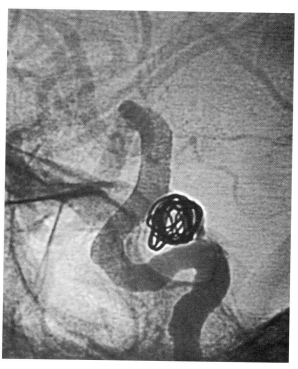

▲ 图 4-13　动脉瘤瘤腔内疏松填塞一枚弹簧圈。支架尾端锚定在血管平直段贴壁好

【病例点评】这是一例 FD 术后迟发性脑实质出血并发症。迟发性脑实质出血是指血流导向装置术后患者发生的动脉瘤远隔部位的脑实质的出血，可伴有硬膜下或硬膜外血肿，多数研究显示发生率约为 2.4%，但也有报道显示其发生率高达 8.5%。其发生时间多在术后 1 周左右，最长的可发生在术后 3 周。迟发性脑实质出血的临床症状主要表现为头痛、偏瘫、失语或视力障碍等。绝大多数的迟发性脑实质出血均发生在治疗的动脉瘤的同侧循环且为同支动脉供血区域内，仅个别发生在对侧或其他远隔部位，其中的原因还不明确。没有研究表明动脉瘤的大小等形态特点及手术用血流导向装置的数目与迟发性脑实质出血之间有相关性。

目前，对发生迟发性脑实质出血的原因还不明确，观察研究表明以下原因可能用来解释发生出血的机制或学说。

梗死后出血转换学说：在手术操作过程

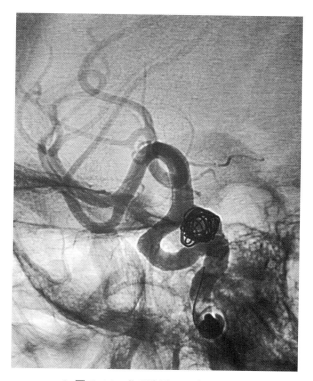

▲ 图 4-14　术后造影见远端血管正常

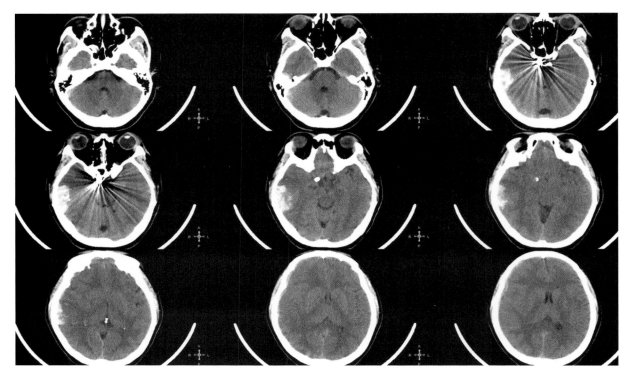

▲ 图 4-15 术后 3 天晨出现剧烈头痛伴呕吐昏迷，CT 示脑实质出血。量少在皮质。给予制动卧床休息，控制血压，脱水等治疗，密切观察

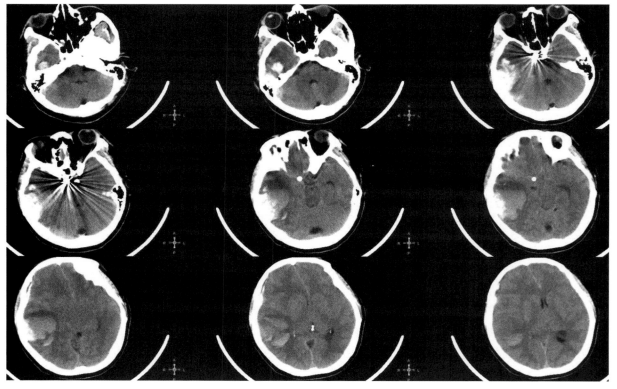

▲ 图 4-16 2h 后突发意识障碍。复查 CT 示持续出血

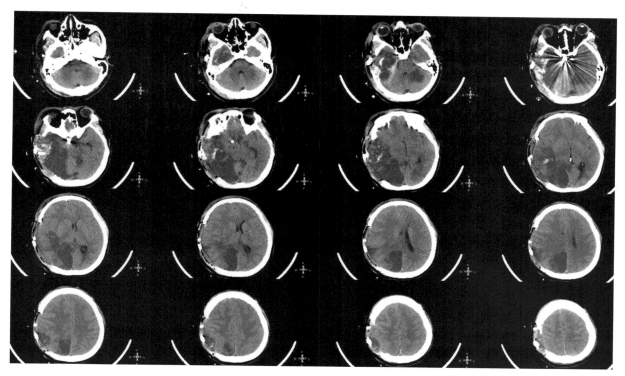

▲ 图 4-17 急诊行血肿清除 + 去骨瓣减压术

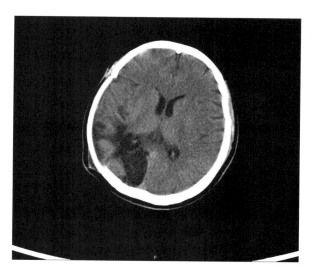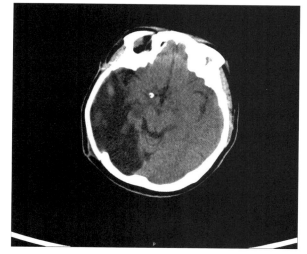

▲ 图 4-18 行颅骨修补术后，见颞枕叶低密度区

中，由于各种原因导致的靶血管微栓塞造成终末端血管栓塞造成脑梗死，在抗血小板药物、血管弹性差、血流动力学等的作用机制下，发生梗死后的出血转化造成脑出血。

血管弹性改变学说：该学说认为使用 FD 后，放置 FD 这一段血管的顺应性下降，支架改变了该段血管的弹性贮器作用，从而改变了血液传递到远端脑血管的压力波形，这意味着传递的压力波形可能表现为较高的收缩压峰值和较低的舒张压，局部脉压差的增大导致了同侧迟发性脑实质出血

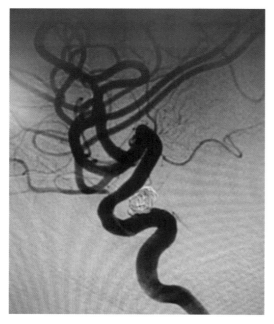

▲ 图 4-19 术后 1 年复查 DSA，见动脉瘤体内完全不显影，载瘤动脉通畅无狭窄。远端血管显影正常

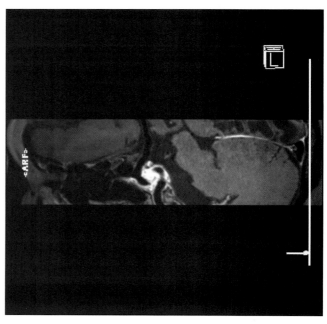

▲ 图 4-20 术后 1 年高分辨 MR 见动脉瘤不显影，载瘤动脉通畅

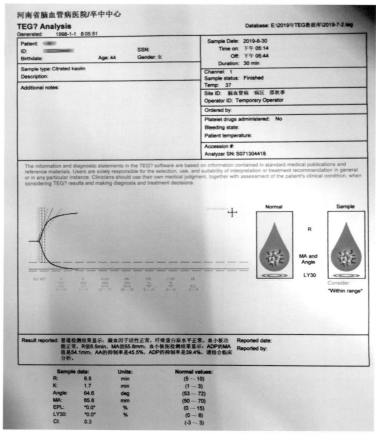

▲ 图 4-21 出院时复测 TEG 结果

的发生。

血流动力学说：Pipeline 术后，通过 QMRA 的方法定量分析和比较病变侧和对侧颈内动脉段和大脑中动脉段的血流动力学结果，发现不仅观察到了 Pipeline 支架术后载瘤动脉及其远端血管血流动力学的变化，并且发现在 Pipeline 同侧的大脑中动脉区域，其血流和血管壁剪切力（wall shear stress，WSS）较对侧显著性增大。而血流的变化和 WSS 的变化也多认为在颅内动脉瘤的破裂中起到关键作用。

异物栓塞学说：对 Pipeline 术后迟发性脑实质出血患者脑出血区域组织切片进行了病理学研究，显微镜下发现该部分组织内小血管均被某种异物材料栓塞，使用红外光谱法分析这些栓塞异物确定为聚乙烯吡咯烷酮（PVP）。PVP 被广泛应用在神经介入器械（如动脉鞘 / 泥鳅导丝 /Synchro 微导丝等）的涂层物质。PVP 及其聚合物会引起局部微血管的血管血栓形成物、肉芽肿病、肉芽肿病性血管炎等从而导致血管构筑学变化损伤。这种血管脆性的增加在高龄、高血压等条件下共同促成了血管破裂而导致脑实质出血。

抗血小板药物因素：没有人能够否认抗血小板药物的应用是否在迟发性脑实质出血中起到某种作用，但这种迟发性脑出血的临床特点和一般的药物性出血还是有明显不匹配之处。首先，Pipeline 术后迟发性脑实质出血的发生率略高于一般抗血小板药物导致的脑出血的发生率；其次，Pipeline 术后迟发性脑实质出血多发生在支架同侧也很难用抗血小板药物解释；再次，出血发生和手术在时间上的相关性，一般发生在 Pipeline 术后 1 周左右；最后，不同中心的抗血小板方案不尽相同，大多数中心并没有检测或确定血栓弹力图等检测结果和出血的相关性。

其他原因，如导丝损伤、静脉损伤、高灌注损伤等。

以上出血的推测的解释，均是在一定的病例数和一定的研究方法下得出的结果，同时也有不同病例不支持以上结果。因此，对 Pipeline 术后迟发性脑实质出血的病因和发病机制还不明确，可能是在某个原因起主要作用的情况下，其他原因综合在一起，最终导致了出血。虽然目前还不能预判断是否会发生支架术后迟发性脑出血，但应该可以做到及时发现出血并作积极的治疗。术后密切观察患者的神志、精神状态、语言、四肢运动等，结合术后常规的脑 CT 复查，不难做出出血的诊断。

就该病例而言，梗死发生在术后 3 天，与动脉瘤为同侧前循环。术前血栓弹力图提示 ADP 的 MA 值较低。可能会有这样的疑问，是不是由于抗血小板药物太过敏感导致的。暂且把这个疑问放这里。患者出院时抗血小板方案是氯吡格雷 75mg（每天 1 次）+ 阿司匹林 100mg（隔天 1 次），当时再次检测 TEG 提示 ADP 的 MA 值较高，易致血栓。试想，将两种抗血小板方案及 TEG 结果均放在术前，该如何抉择？其实来讲，在国内的抗血小板方案的药物用量均显著低于国外，这在第 3 章的 TEG 检测中有说明。因此，并不能说明抗血小板在出血中起到多少作用，专家共识中也没有推荐根据 TEG 结果调整抗血小板药物方案。

临床上也没有预测是否发生迟发性脑实质出血的观察指标。根据出血量、出血部位、局部占位效应和临床表现等特点，部分患者需要外科开颅清除血肿和（或）去骨瓣减压术。大部分患者能够恢复良好，但也可致严重残疾或死亡。本中心有 2 例出血血肿范围较小，减少抗血小板的情况下药物治疗恢复好，无再出血发生。该例因为出血量大且短时间发生意识障碍，给予积极外科干预治疗。外科治疗 24h 内停止新的抗血小板药物应用，但之前口服的阿司匹林和氯吡格雷应该还有作用，术后 24h 证实无再出血后给予小剂量替罗非班应用，确实有支架内血栓形成的风险，但这也是根据当时的具体情况做出的有利方案。

病例 48 患者，女性，60 岁，以头痛检查发现颅内动脉瘤。既往高血压病史。mRS 评分 0 分。

【**病变部位**】左侧颈内动脉海绵窦段动脉瘤。

【**病变特点**】动脉瘤呈梭形膨大，约 15mm×10mm（图 4-22）。

【**手术方案**】Pipeline+coil 疏松填塞。

【**手术过程**】右侧股动脉入路，穿刺置入 8F 动脉鞘，泥鳅导丝协同 8F MPD 指引导管，引入 115cm 的 6F Navien 指引导管，导管头端置于左侧颈内动脉海绵窦段平直部。造影见颈内动脉颈段血管痉挛，给予罂粟碱改善。Traxcess14 配合 Marksman 导管头端放置在左侧颈内动脉末端，并将 Echelon-10 微导管引入到动脉瘤瘤腔内。沿 Echelon-10 送入 10mm×30cm 弹簧圈部分填充在瘤腔内；通过 Marksman 导管引入 Pipeline 4.25mm×30mm，支架头端定位在颈内动脉末端分叉前，释放支架展开贴壁良好，支架内及远端血流通畅。将弹簧圈完全推送并释放在瘤腔内。造影见载瘤动脉通畅，动脉瘤腔内有对比剂充盈（图 4-23 至图 4-27）。

【**临床结局**】术后复苏顺利，回病房清醒。术后 1 周出院无不适。出院后 10 天再次以头痛伴呕吐入院，查 CT 示左侧顶枕叶脑实质出血，出血量约 14ml，给予脱水等药物治疗（图 4-28）。3 周后复查 CT 见血肿吸收，mRS 评分 0 分。神志清楚，语音及运动功能好，无神经缺失功能。术后半年复查动脉瘤未见显影，载瘤动脉通畅（图 4-29）。mRS 评分 0 分。

【**病例点评**】这是一例 FD 术后迟发性脑实质出血并发症。关于发生迟发性脑实质出血的可能的机制在上一病例分析中已经做了总结。结合这个病例，不能排除是血流动力学变化导致的脑实质出血。截至 2020 年 10 月底，笔者所在医学中心共完成 FD 治疗 400 余例，一共发生了迟发性脑实质出血并发症 7 例，发生率约为 1.8%，与其他 Meta 分析或多中心的结果是一致的。其中就包括 2

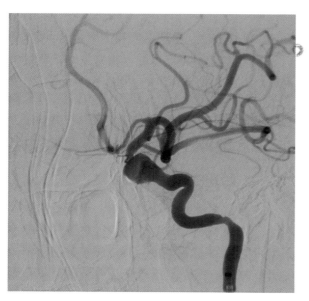

▲ 图 4-22 术前造影见左侧颈内动脉海绵窦段动脉瘤，呈梭形膨大，约 **15mm×10mm**

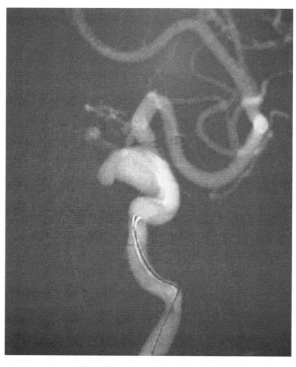

▲ 图 4-23 选择工作角度，展示动脉瘤载瘤动脉和瘤颈，可见动脉瘤瘤颈宽，包绕整个载瘤动脉

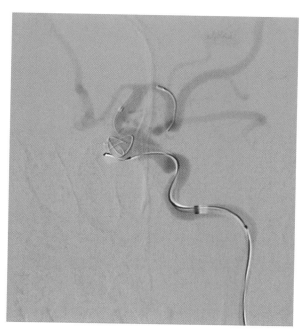

▲ 图 4-24　分别将 **Marksman** 导管和预塑形的 **Echelon-10** 到位，沿 **Echelon-10** 填入 **10mm×30mm** 弹簧圈部分填入瘤腔起到支撑作用。沿 **Marksman** 导管引入 **4.25mm×30mm Pipeline** 支架，支架头端打开良好，定位释放在颈内动脉分叉部

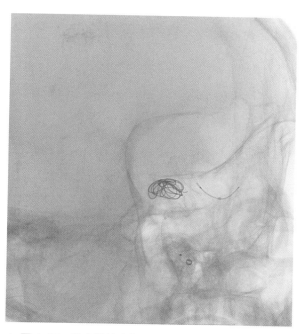

▲ 图 4-25　完全释放支架，见支架打开良好，支架贴壁良好。将弹簧圈完全填入瘤腔

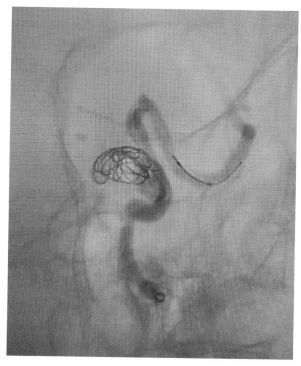

▲ 图 4-26　不减影下行脑血管造影，见支架贴壁好，瘤腔内对比剂充盈明显变少

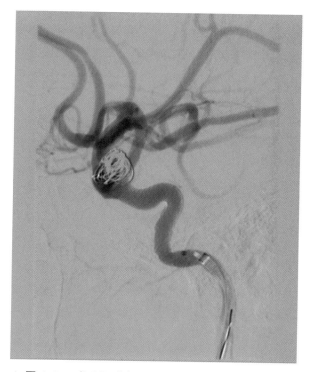

▲ 图 4-27　术后即时造影见载瘤动脉通畅，远端血管显影好

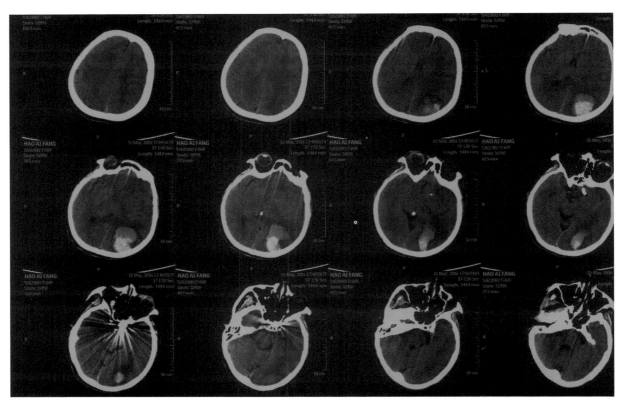

▲ 图 4-28 术后 10 天行头部 CT，见左侧枕叶出血，出血量约 14ml。出血周围水肿

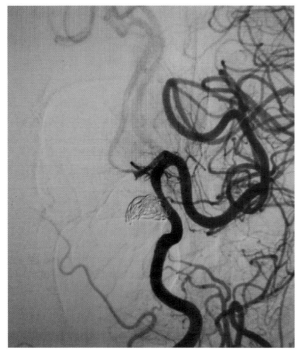

▲ 图 4-29 术后半年复查动脉瘤完全不显影，载瘤动脉通畅，瘤颈处轻度狭窄 < 20%。远端血管显影好

例少量的出血，均给予保守治疗恢复好。对有些出血量比较小、非功能区、患者症状不太典型的往往会漏诊，患者术后如有轻微的头痛症状，容易会被认为是大型动脉瘤术后常见的瘤腔内血流动力学变化导致。因此，对于 FD 术后，除常规在 DSA 机器上扫描 CT 外，术后 3～7 天均应该复查头 CT 以期早发现早治疗。

不管有没有进行外科开颅治疗，出血后的核心关切点是是否需要减少抗血小板药物或彻底停掉。诚然，抗血小板药虽然未必是脑实质出血的原因，但抗血小板药物的应用确实可能是血肿扩大的重要因素。抗血小板药物的应用在不同的中心本来就是千差万别，对 FD 后脑实质出血后怎么调整更是没有统一的规范。笔者中心是综合考虑再出血和支架内血栓形成之间的平衡，给予 50% 常规抗血小板的剂量。这 4 例患者均没有因为减少抗血小板药物应用量而引起缺血的。关于给药途径，对于保守治疗的患者还是经口服单抗氯吡格雷或阿司匹林，对于外科开颅的患者围手术期给予替罗非班。替罗非班的优势是给药剂量容易控制且半衰期短，若再出血需要再次开颅的可以尽快手术。

三、支架内血栓形成

病例 49 患者，女性，60 岁，以右侧大脑脑梗死起病，检查发现右侧大脑中动脉闭塞，左侧颅内动脉瘤。mRS 评分 0 分。

【病变部位】左侧颈内动脉 C_5 段动脉瘤。

【病变特点】动脉瘤大小约 10mm×8mm，瘤颈宽 7mm，载瘤动脉局部血管迂曲并合并轻度狭窄（图 4-30）。

【手术方案】Pipeline+coil 疏松填塞。

【手术过程】右侧股动脉入路，穿刺置入 8F 动脉鞘，泥鳅导丝协同 8F MPD 指引导管，引入 115cm 的 6F Navien 指引导管，导管头端置于左侧颈内动脉海绵窦段平直部。微导丝 Synchro 200 配合 Marksman 支架导管尝试通过动脉瘤段，反复调整，微导丝通过瘤颈时困难，反复多次尝试后才顺利通过，导丝通过后 Marksman 导管经过瘤颈时仍困难并不能通过。将 Marksman 导管塑形并更换 Traxcess 微导丝并反复尝试通过瘤颈后将头端到达 M_3 末端加强支撑后才顺利通过。Marksman 头端置于左侧大脑中动脉 M_2 段以远；微导丝配合微导管 Echelon-10 置于动脉瘤内，依次填入 Axium 9mm×20cm、7mm×20cm、6mm×20cm，在动脉瘤体内填塞顺利，造影显示动脉瘤栓塞可，手推

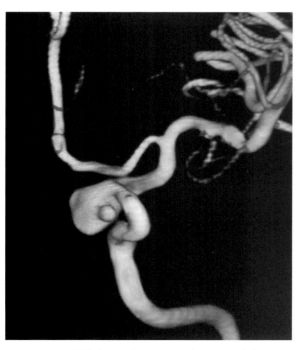
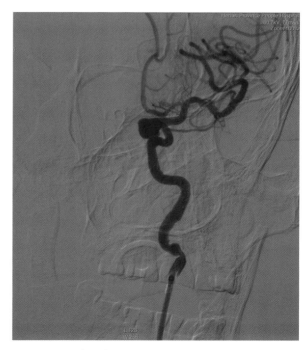

▲ 图 4-30 术前造影见左侧颈内动脉 C_5 段动脉瘤，大小约 **10mm×8mm**，瘤颈宽 **7mm**，合并有子瘤，载瘤动脉局部血管迂曲并合并轻度狭窄。颈内动脉整体较为迂曲

造影显示远端血流良好；沿微导管引入 3.5mm×20mm Pipeline 支架，反复造影，支架准确定位，缓慢释放支架，支架张开可，远端血流显示良好，检查 Dyan CT 颅内无出血。手术结束时造影见血流速度正常，载瘤动脉通畅但较前后端"发白"，即给予替罗非班 10ml 动脉团注并 8ml/h 静脉泵入。术后复苏顺利，回病房清醒，继续给予监护及替罗非班治疗。当天晚上约 2 时调整替罗非班 4ml/h，约 2h 后患者意识障碍并右侧偏瘫。急诊 CT 排查出血后 DSA 见左侧颈内动脉闭塞，考虑支架内血栓形成。用 Rebar-18 在导丝辅助下通过 Pipeline 支架到远端，造影证实到正常段后，引入 Solitaire 6mm×30mm 支架覆盖血栓段，造影见正向血流恢复。复流 5min 后将 Solitaire 远端收起并再次定位放置在 Pipeline 远端以内，3min 后支架拉栓造影见血流恢复，瘤颈处仍有充盈缺损。动脉内缓慢给予替罗非班 8ml，并调节 8ml/h 静脉泵入。观察 30min，多次造影见血栓稳定且有较少趋势，正向血流正常（图 4-31 至图 4-43）。结束手术，术后给予对症治疗。

【临床结局】术后 1 周患者出院时无相关临床症状。6 个月后复查见动脉瘤完全不显影，载瘤动脉通畅无充盈缺损，远端血管无异常（图 4-44）。mRS 评分 0 分。

【病例点评】缺血性并发症是 FD 支架术后最常见的并发症，发生率 3%～5%，主要是局部支架内血栓形成、穿支 / 分支血管缺血、远端栓塞等。这一例就是典型的 FD 支架内血栓形成，其发生可能与以下原因有关，如支架贴壁不良、抗血小板不足、术中长时间的血管痉挛、支架处局部动脉粥样硬化性斑块、导丝导管反复操作损失内膜等因素相关。就这个病例来讲，主要原因推测是后两种。术中已考虑到局部斑块或内膜损失的问题，因此术中术后除了常规的双抗血小板外还给予替罗非班治疗，替罗非班对抑制局部血栓形成有效，但血栓的形成和术后替罗非班剂量下调之间的关系不确定。

如果患者术后出现缺血事件，特别是伴有意识障碍的情况，影像学证实大血管闭塞后该如何处理呢？由于支架内血栓形成是血流导向装置治疗动脉瘤术后非常少见的并发症，在以往大宗使用

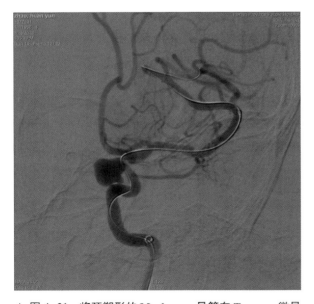

▲ 图 4-31　将预塑形的 Marksman 导管在 Traxcess 微导丝辅助下反复尝试通过瘤颈，将 Marksman 导管头端到达 M₃ 末端加强支撑，同轴跟进 Navien。此时载瘤动脉处的高密度影应该是骨头的伪影

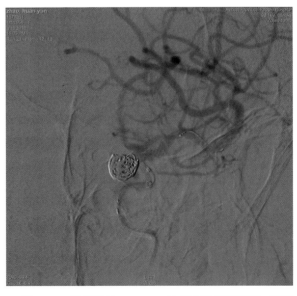

▲ 图 4-32　沿预置的 Echelon-10 填入数枚弹簧圈，造影显示动脉瘤大部分栓塞，载瘤动脉通畅。沿 Marksman 导管引入 3.5mm×20mm Pipeline 支架，支架头端打开良好，定位释放在颈内动脉分叉部

Pipeline 的文献中，鲜有具体描述出现该类并发症后该如何处理。先考虑到的处理方法可能是静脉溶栓或合并替罗非班的应用，再通率低且有出血的风险。能否按照目前急性血管闭塞的流程而采取取栓或抽吸呢？我们尝试使用了 Solitaire 支架进行支架内取栓。该支架安全有效经济，可以快速复流，尽量减少脑缺血时间。在拉栓时，主要担心是 Solitaire 和 Pipeline 头端可能发生金属丝牵绊而致 Pipeline 移位，甚至 2 个支架搅缠在一起，为了避免这样的情况发生，先将 Solitaire 整体放置在不显影节段后复流，复流数分钟后将 Solitaire 整体回收，远端收起并再次定位放置在 Pipeline 远端

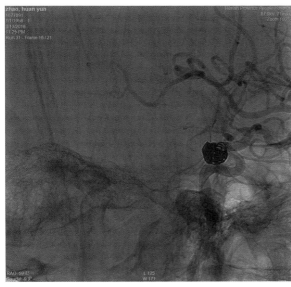

▲ 图 4-33　完全释放支架，见支架打开良好，支架贴壁良好

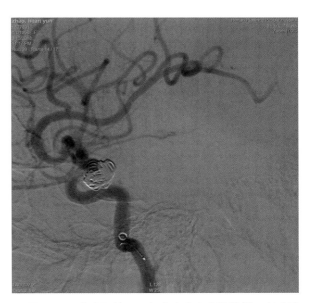

▲ 图 4-34　在瘤颈处可见部分高密度充盈缺损，考虑瘤颈处血栓

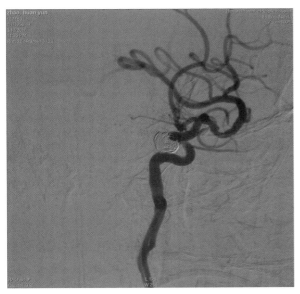

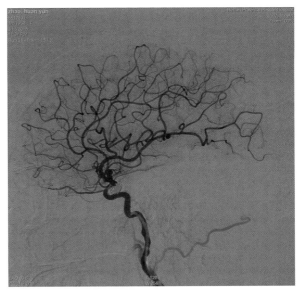

▲ 图 4-35　给予替罗非班后术后即时造影见载瘤动脉通畅，瘤颈处充盈缺损有所减少，远端血管显影好，动脉瘤无对比剂充盈

以内后再拉栓。

这里展示的病例是 2018 年 3 月的病例。在此之前未见有 Pipeline 支架内取栓的文献。搜索文献见发表于 2019 年的文献中也有类似的报道，也是 FD 术后支架内血栓形成。发病时间为 FD 支架术后 0.5～1h，他们也是使用了 Solitaire 支架进行的取栓。在总结经验时，作者也认为应该把机械取栓作为支架内血栓形成后的第一选择。技术细节包括选择较大型号的支架和支架头端放置位置，

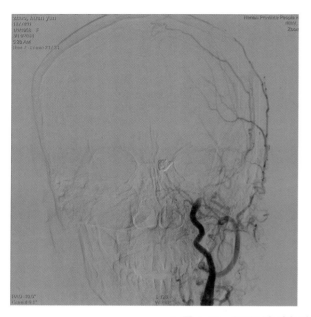

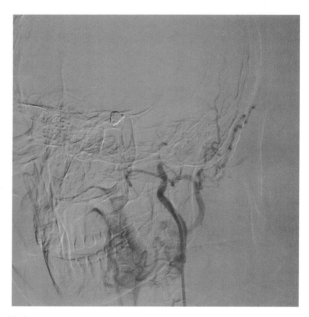

▲ 图 4-36　加重后急诊行脑血管造影见左侧颈内动脉闭塞

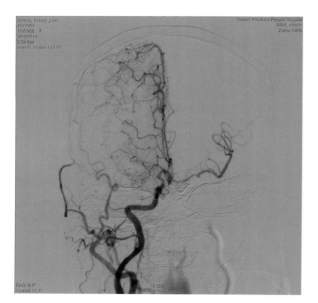

▲ 图 4-37　右侧颈内动脉通过前交通动脉向左侧大脑中动脉代偿供血

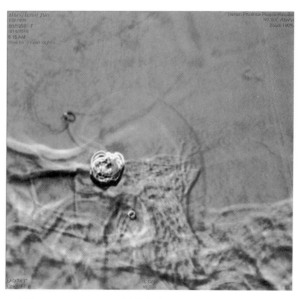

▲ 图 4-38　Rebar-18 导管在导丝辅助下通过支架内闭塞段，到达左侧大脑中动脉，微导管造影证实远端血管通畅并在正常真腔内

与该展示病例中考虑点是一致的。

　　Pipeline 支架内取栓，J. Klisch 等报道了 2 例迟发性血栓形成病例。这两例均为基底动脉动脉瘤使用 Pipeline 治疗术后。术后 12 个月随访中发现动脉瘤仍有对比剂充盈，于是停用氯吡格雷。分别于停药 5 天和 2 周后出现后循环缺血梗死症状。其中第二例采用了包括 Solitaire 在内的取栓治疗，并取得了影像学的再通。

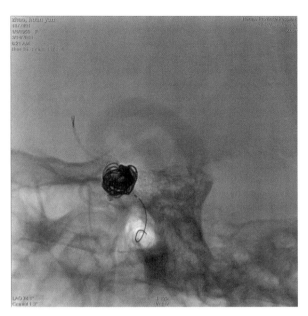 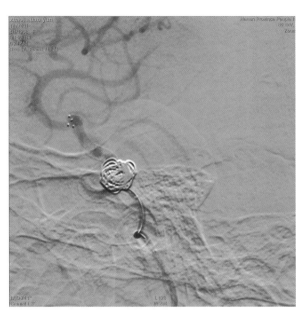

▲ 图 4-39　沿 Rebar-18 导管引入 6mm×30mm Solitaire 并释放。造影见血管再通

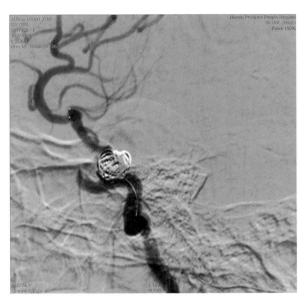 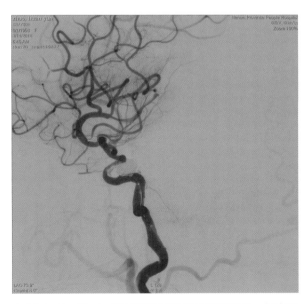

▲ 图 4-40　沿导引导管经动脉给予替罗非班，9min 后再次造影见血栓负荷量显著减小，正向血流好

▲ 图 4-41　13min 后再次造影见血栓持续减少，但在虹吸弯小弯儿侧仍有少量充盈缺损

从以上几个病例中得知，应该把机械取栓作为 Pipeline 支架内血栓形成后的第一治疗方案，且能够取得良好的再通结果。另外，局部原位血栓形成的急诊取栓治疗还是比较容易的，有多个组合拳可以使用，包括取栓、吸栓、球囊扩张、动脉溶栓和支架等，开通起来不难，关键是及时识别和尽早处理。

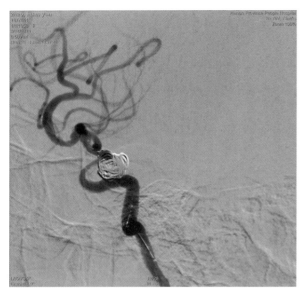
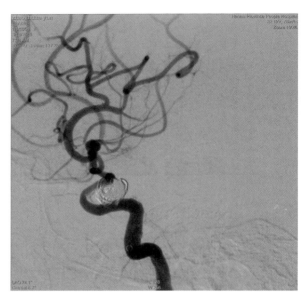

▲ 图 4-42　将 Solitiare 头端收到 Pipeline 支架头端以内，在释放 Solitiare 后取栓一次，取栓后见充盈缺损明显减少，但在虹吸弯小弯儿侧仍有少量充盈缺损

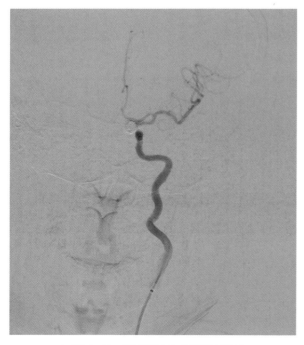
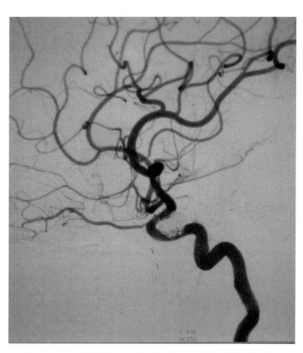

▲ 图 4-43　观察后正向血流保持稳定

▲ 图 4-44　术后半年复查动脉瘤完全不显影，载瘤动脉通畅，远端血管显影好

四、支架内狭窄或闭塞

病例 50　患者，女性，41 岁，以视物不清、视野变小主诉入院，检查发现颅内动脉瘤。mRS 评分 0 分。

【病变部位】左侧颈内动脉 $C_{5\sim6}$ 段动脉瘤。

【病变特点】动脉瘤巨大，大小约 25mm×20mm，瘤颈约 10mm（图 4-45），同侧大脑前动脉正向血流差，为瘤腔盗血所致。患者临床症状考虑系巨大动脉瘤占位效应压迫视神经。

【手术方案】Pipeline+coil 疏松填塞。

【手术过程】右侧股动脉经 7F 长鞘引入 5F Navien 和 Echelon-10 两路系统。将 Marksman 支架导管头端放置在左侧大脑中动脉 M_2 段，根据血管直径测量和长度选择了 4.0mm×30mm 支架。引入并释放 PED。支架头端在大脑中动脉 M_1 起始部覆盖了大脑前动脉开口，尾端落在海绵窦段（图 4-46 至图 4-48）。经预置的 Echelon-10 疏松填塞弹簧圈数枚。手术后造影见载瘤动脉通畅，支架贴壁可但非完全贴壁。远端血管显影好（图 4-49 和图 4-50）。

【临床结局】麻醉苏醒后患者无不适，术后给予激素和脱水药物应用，适当控制血压。半年后随访见动脉瘤瘤体完全不显影，瘤颈处有部分对比剂充盈。瘤颈处载瘤动脉有狭窄约 90%（图 4-51 和图 4-52）。临床视物不清症状明显好转，遗留左眼偏盲，其他无不适，继续双抗血小板保守治疗。术后 1 年复查患者活动后会有头痛，神志语音正常，无肢体运动障碍；DSA 见动脉瘤完全不显影，瘤颈处载瘤动脉有狭窄约 90%（图 4-53 和图 4-54）。mRS 评分 1 分，继续保守治疗。

【病例点评】该动脉瘤临床症状主要由动脉瘤占位压迫所致，治疗方案考虑血流导向装置结合疏松弹簧圈栓塞是较好的方案，一方面可以改善预后提高治愈率降低复发率，另一方面较疏松的弹簧圈可以使术后动脉瘤体积有效减小，减少占位压迫症状改善临床症状。

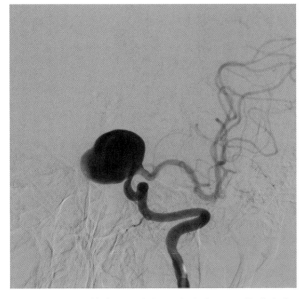

▲ 图 4-45　术前造影见左侧颈内动脉 $C_{5\sim6}$ 段动脉瘤，动脉瘤大小约 25mm×20mm，瘤颈约 10mm

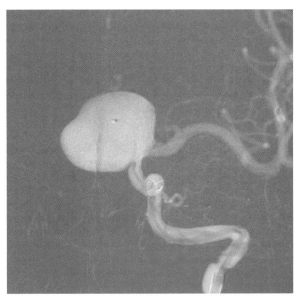

▲ 图 4-46　将 Marksman 导管和预塑形的 Echelon-10 导管到位

　　Pipeline 支架内狭窄（in-Pipeline stenosis，IPS）或闭塞（parent vessel occlusion，PVO）是 PED 术后远期并发症之一。多数学者认为发生的机制主要是两方面：①进行性内膜增生（通常是自限性和可逆性的）导致支架相关的狭窄和闭塞；②急性或迟发血栓形成。后者可能与抗血小板量不足或抗血小板药物抵抗有关。Chalouhi N. 等在一组 139 例进行 FD 治疗的患者在平均 6.7 个月的

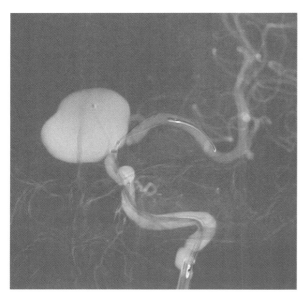

▲ 图 4-47　沿 Marksman 导管引入 4.0mm×30mm Pipeline 支架，支架头端打开良好，定位释放在 M₁ 起始端，覆盖大脑前动脉开口

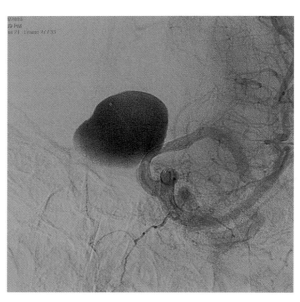

▲ 图 4-48　完全释放支架，见支架打开良好，支架在瘤颈处近端贴壁欠佳

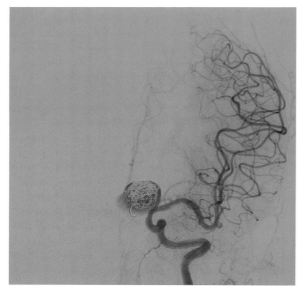

▲ 图 4-49　动脉瘤瘤腔内疏松填塞弹簧圈。术后正位造影见载瘤动脉通畅，瘤腔内部分弹簧圈填充，大脑前动脉显影好

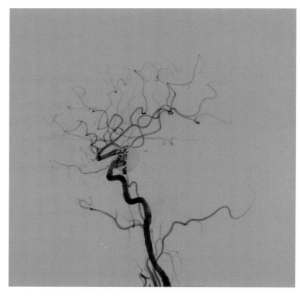

▲ 图 4-50　侧位图像显示术后即时的动脉瘤颈内动脉

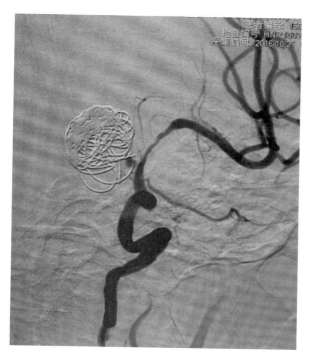

▲ 图 4-51　术后 6 个月复查，见动脉瘤体内近全不显影，瘤颈处有少量对比剂充盈。支架内在动脉瘤瘤颈及以远处有狭窄约 **90%**

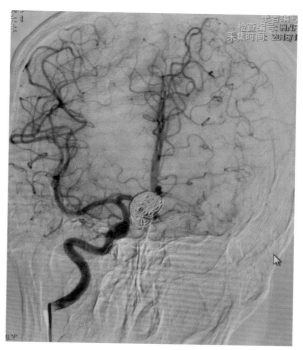

▲ 图 4-52　术后 6 个月复查右侧颈内动脉通过前交通动脉及其远端软脑膜支向左侧大脑中动脉供血区代偿供血

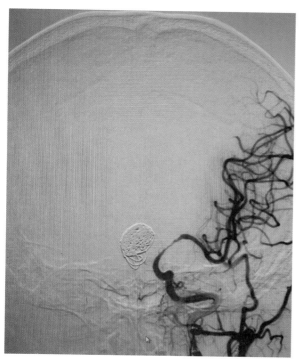

▲ 图 4-53　术后 1 年复查，见动脉瘤体内完全不显影，支架内在动脉瘤瘤颈及以远处有狭窄约 **90%**

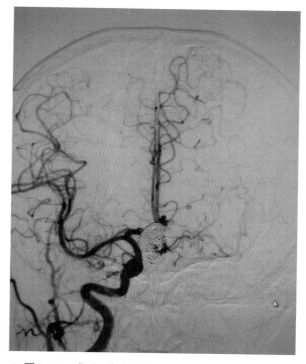

▲ 图 4-54　术后 1 年复查右侧颈内动脉通过前交通动脉及其远端软脑膜支向左侧大脑中动脉供血区代偿供血

随访中发现约 15.8% 发生不同程度的支架内狭窄。从 DSA 影像上观察在这些狭窄中，50% 为轻度狭窄（狭窄度 < 50%），约 25% 为中度狭窄（狭窄度 50%～75%），约 25% 为重度狭窄（狭窄度 > 75%）。从临床上这些 IPS 均为无症状性且不需要额外的手术治疗，均给予继续双抗血小板治疗。Sweid A. 等在另一组更大样本量的病例中发现 IPS 发生率约为 6.3%（34 例 IPS），其中 20 例为轻度狭窄，中重度狭窄率为 2.6%，只有 2 例有相应临床症状需要球囊扩张治疗。PUFS 试验中中重度狭窄发生率为 1.2%。Potts MB. 等报道在一组 224 例患者中有 8 例发生了载瘤动脉闭塞，这些闭塞主要发生在术后 6 个月至 3 年，其中 6 例为无症状性闭塞。该组病例 PVO 发生率较高，主要是该组均为大型动脉瘤，平均动脉瘤（14.8±9.7）mm，瘤颈（8.2±7.7）mm，其中巨大型动脉瘤占 67.9%，平均使用 PED 数为 2 个（1～16 个）。而发生 PVO 的病例直径平均（22.3±8.9）mm，瘤颈（13.1±9.4）mm，平均使用 PED 数为 3.5 个（2～10 个）。这个数据虽不能反映真实世界中 PVO 的发生率，但也提示宽颈的巨大型动脉瘤，在使用多个 PED 支架治疗时容易发生载瘤动脉闭塞。哪些因素会容易发生 IPS 或 PVO？分析结果不尽相同，研究易发生的因素可能包括前循环、低龄、大型动脉瘤、多支架、术中球囊扩张、抗血小板不足、结合弹簧圈、动脉瘤愈合等。

结合该病例，笔者认为发生 IPS 的原因是低龄和支架位置。低龄患者内皮增生能力较强，容易发生 IPS。比较该患者支架放置前后血管的形态学特征可以看出，该患者在颈内动脉末端 $C_{6～7}$ 是有一个较大的转弯，而在支架放置后，该弯曲基本被支架拉直，这种情况下，支架和血管壁之间会有较大的张力，进而刺激内膜增生。如果把支架头端放的更远，在拐弯处更好的推支架让支架更好地贴壁的同时让血管完全回归到原来的状态，可能会好一些。但这也是笔者的推测，需要更多的观察才能证实。

该患者还是有临床症状，劳累后头痛，除了继续双抗血小板治疗外行球囊扩张改善灌注可能会更好，但患者要求继续保守治疗。电话随访患者症状稳定，自觉不影响日常生活，未进一步处理。

至于这种术后支架内狭窄是不是再需要手术干预治疗，还是继续药物保守治疗，从文献和笔者的经验，主要还是以保守治疗为主。主要是考虑这种狭窄多数为缓慢发生，有良好的侧支代偿而无明显的缺血症状。但是在我们最近的一个病例中，患者出现缓慢的支架内狭窄，无明显临床缺血症状。而在继续药物治疗随访的过程中发生了失明症状，再复查 DSA 见载瘤动脉（颈内动脉眼动脉段）闭塞。两者之间的因果关系不是非常明确，但仍然有一定的风险。那么是否可以考虑球囊扩张的办法来处理这种看似没有临床症状的重度狭窄呢？目前没有更多的文献报道 PED 术后狭窄球囊扩张治疗的结果，我们不知道扩张后是否会再次发生支架内狭窄，因为动脉瘤载瘤动脉壁的病理结果和动脉粥样硬化病理还是有本质区别的，因此需要大家积累更多的经验和随访研究结果来提供答案。

参 考 文 献

[1] Kallmes DF, Hanel R, Lopes D, et al. International retrospective study of the pipeline embolization device: a multicenter aneurysm treatment study. Am J Neuroradiol,2015,36(1):108-15.

[2] Oishi H, Teranishi K, Yatomi K, et al. Flow diverter therapy using a pipeline embolization device for 100 unruptured large and giant internal carotid artery aneurysms in a single center in a japanese population. Neurol Med Chir (Tokyo), 2018,58(11):461-467.

[3] Ikeda H, Ishii A, Kikuchi T, et al. Delayed aneurysm rupture due to residual blood flow at the inflow zone of the intracranial paraclinoid internal carotid aneurysm treated

with the Pipeline embolization device: Histopathological investigation. Interv Neuroradiol,2015,21(6):674–83.

[4] Zhou G, Su M, Yin YL, et al. Complications associated with the use of flow–diverting devices for cerebral aneurysms: a systematic review and meta–analysis. Neurosurg Focus,2017,42(6):E17.

[5] Gory B, Berge J, Bonafé A, et al. DIVERSION investigators. flow diverters for intracranial aneurysms: the DIVERSION national prospective cohort study. Stroke,2019,50(12):3471–3480.

[6] Zhou Y, Wu X, Tian Z, et al. Pipeline embolization device with adjunctive coils for the treatment of unruptured large or giant vertebrobasilar aneurysms: a single–center experience. Front Neurol,2020,11:522583.

[7] Kulcsár Z, Houdart E, Bonafé A, et al. Intra–aneurysmal thrombosis as a possible cause of delayed aneurysm rupture after flow–diversion treatment. Am J Neuroradiol, 2011,32(1):20–5.

[8] Hou K, Li G, Lv X, et al. Delayed rupture of intracranial aneurysms after placement of intra–luminal flow diverter. Neuroradiol J,2020,33(6):451–464.

[9] Rouchaud A, Brinjikji W, Lanzino G, et al. Delayed hemorrhagic complications after flow diversion for intracranial aneurysms: a literature overview. Neuroradiology,2016,58(2):171–7.

[10] Brunozzi D, Shakur SF, Hussein AE, et al. Middle cerebral artery flow velocity increases more in patients with delayed intraparenchymal hemorrhage after Pipeline. J Neurointerv Surg,2018,10(3):249–251.

[11] Shakur SF, Aletich VA, Amin–Hanjani S, et al. Quantitative assessment of parent vessel and distal intracranial hemodynamics following pipeline flow diversion. Interv Neuroradiol,2017,23(1):34–40.

[12] White AC, Kumpe DA, Roark CD, et al. Patterns, Predictors, and Outcomes of Postprocedure Delayed Hemorrhage Following Flow Diversion for Intracranial Aneurysm Treatment. World Neurosurg,2018,115:e97–e104.

[13] Hu YC, Deshmukh VR, Albuquerque FC, et al. Histopathological assessment of fatal ipsilateral intraparenchymal hemorrhages after the treatment of supraclinoid aneurysms with the pipeline embolization Device. J Neurosurg,2014, 120(2):365–74.

[14] Mitha AP, Mynard JP, Storwick JA, et al. Can the Windkessel hypothesis explain delayed intraparenchymal haemorrhage after flow diversion? a case report and model–based analysis of possible mechanisms. Heart Lung Circ,2015,24(8):824–30.

[15] Brinjikji W, Lanzino G, Cloft HJ, et al. Risk Factors for Hemorrhagic complications following pipeline embolization device treatment of intracranial aneurysms: results from the international retrospective study of the pipeline embolization device. Am J Neuroradiol,2015,36(12):2308–13.

[16] Benaissa A, Tomas C, Clarençon F, et al. Retrospective analysis of delayed intraparenchymal hemorrhage after flow–diverter treatment: presentation of a retrospective multicenter trial. Am J Neuroradiol,2016,37(3):475–80.

[17] Sim SY, Song J, Oh SY, et al. Incidence and characteristics of remote intracerebral hemorrhage after endovascular treatment of unruptured intracranial aneurysms. World Neurosurg,2016,95:335–340.

[18] Son W, Kang DH. Risk factor analysis of delayed intracerebral hemorrhage after coil embolization of unruptured cerebral aneurysms. Front Neurol,2020,11:584596.

[19] Becske T, Kallmes DF, Saatci I, et al. Pipeline for uncoilable or failed aneurysms: results from a multicenter clinical trial. Radiology,2013,267(3):858–68.

[20] Brinjikji W, Lanzino G, Cloft HJ, et al. Risk factors for ischemic complications following pipeline embolization device treatment of intracranial aneurysms: results from the intrePED study. Am J Neuroradiol,2016,37(9):1673–8.

[21] Tan LA, Keigher KM, Munich SA, et al. Thromboembolic complications with pipeline embolization device placement: impact of procedure time, number of stents and pre–procedure P2Y12 reaction unit (PRU) value. J Neurointerv Surg, 2015,7(3):217–21.

[22] Fiorella D, Hsu D, Woo HH, et al. Very late thrombosis of a pipeline embolization device construct: case report. Neurosurgery,2010,67(3 Suppl Operative):onsE313–4; discussion onsE314.

[23] Chiu AH, Marotta TR. Pipeline embolization device thrombosis induced peri–construct collateral channels. J Neurointerv Surg, 2016,8(11):e47.

[24] Sise AB, Osher JM, Kolsky MP, et al. Pipeline embolization device: a new source for embolic retinal vascular occlusion. J Neuroophthalmol, 2013,33(4):373–6.

[25] Potts MB, Hurley MC, Ansari SA, et al. Mechanical thrombectomy for delayed thrombosis of pipeline embolization device. World Neurosurg,2020,140:237–240.

[26] Klisch J, Turk A, Turner R, et al. Very late thrombosis of flow–diverting constructs after the treatment of large fusiform posterior circulation aneurysms. Am J Neuroradiol,2011,32(4):627–32.

[27] Samaniego EA, Dandapat S, Roa JA, et al. Mechanical thrombectomy of acutely occluded flow diverters. Oper Neurosurg (Hagerstown),2019,17(5):491–496.

[28] Chalouhi N, Polifka A, Daou B, et al. In–pipeline stenosis: incidence, predictors, and clinical outcomes. Neurosurgery, 2015,77(6):875–9; discussion 879.

[29] Becske T, Brinjikji W, Potts MB, et al. Long–term clinical and angiographic outcomes following pipeline

embolization device treatment of complex internal carotid artery aneurysms: five-year results of the pipeline for uncoilable or failed aneurysms trial. Neurosurgery,2017,80(1):40-48.

[30] Potts MB, Shapiro M, Zumofen DW, et al. Parent vessel occlusion after pipeline embolization of cerebral aneurysms of the anterior circulation. J Neurosurg,2017,127(6):1333-1341.

[31] Ravindran K, Salem MM, Enriquez-marulanda a, et al. quantitative assessment of in-stent stenosis after pipeline embolization device treatment of intracranial aneurysms: a single-institution series and systematic review. World Neurosurg,2018,120:e1031-e1040.

[32] John S, Bain MD, Hui FK, et al. Long-term follow-up of in-stent stenosis after pipeline flow diversion treatment of intracranial aneurysms. Neurosurgery,2016,78(6):862-7.